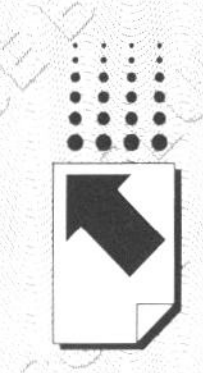

权威·前沿·原创

皮书系列为

“十二五”“十三五”国家重点图书出版规划项目

北京市哲学社会科学研究基地智库报告系列丛书

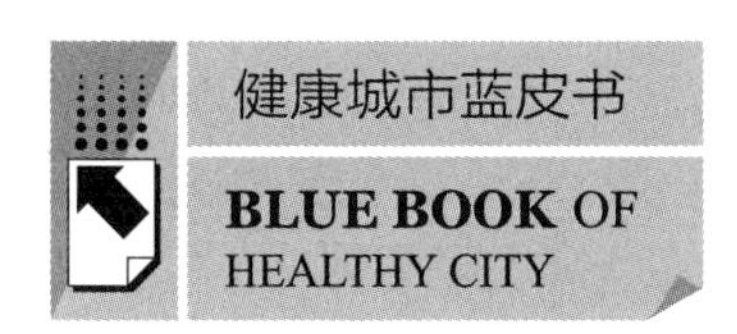

北京健康城市建设研究报告（2019）

ANNUAL REPORT ON HEALTHY CITY CONSTRUCTION IN BEIJING (2019)

主　编／王鸿春　盛继洪
副主编／曹义恒 等

社会科学文献出版社
SOCIAL SCIENCES ACADEMIC PRESS (CHINA)

图书在版编目(CIP)数据

北京健康城市建设研究报告. 2019 / 王鸿春，盛继洪主编. -- 北京：社会科学文献出版社，2019. 11

（健康城市蓝皮书）

ISBN 978 - 7 - 5201 - 5773 - 5

Ⅰ. ①北… Ⅱ. ①王… ②盛… Ⅲ. ①城市卫生 - 研究报告 - 北京 - 2019 Ⅳ. ①R126

中国版本图书馆 CIP 数据核字（2019）第 238589 号

健康城市蓝皮书

北京健康城市建设研究报告（2019）

主　　编 / 王鸿春　盛继洪

出 版 人 / 谢寿光
责任编辑 / 曹义恒
文稿编辑 / 陈　静

出　　版 / 社会科学文献出版社 · 社会政法分社（010）59367156
地址：北京市北三环中路甲 29 号院华龙大厦　邮编：100029
网址：www. ssap. com. cn
发　　行 / 市场营销中心（010）59367081　59367083
印　　装 / 天津千鹤文化传播有限公司

规　　格 / 开 本：787mm × 1092mm　1/16
印 张：19. 75　字 数：302 千字
版　　次 / 2019 年 11 月第 1 版　2019 年 11 月第 1 次印刷
书　　号 / ISBN 978 - 7 - 5201 - 5773 - 5
定　　价 / 168. 00 元

本书如有印装质量问题，请与读者服务中心（010 - 59367028）联系为贯彻落实中共中央和北京市委关于繁荣发展哲学社会科学的指示精神，北京市社科规划办和北京市教委自2004年以来，依托首都高校、科研机构的优势学科和研究特色，建设了一批北京市哲学社会科学研究基地。研究基地在优化整合社科资源、资政育人、体制创新、服务首都改革发展等方面发挥了重要作用，为首都新型智库建设进行了积极探索，做出了突出贡献。

围绕新时期首都改革发展的重点热点难点问题，北京市社科联、北京市社科规划办、北京市教委与社会科学文献出版社联合推出“北京市哲学社会科学研究基地智库报告系列丛书”，旨在推动研究基地成果深度转化，打造首都新型智库拳头产品。

本书是北京市社会科学基金研究基地重点项目“北京健康城市建设研究报告（2019）”的研究成果，项目编号：18JDGLA048。

《北京健康城市建设研究报告（2019）》编辑委员会

组织编写单位

中国医药卫生事业发展基金会
北京市健康促进工作委员会
首都社会经济发展研究所
北京健康城市建设促进会
北京民力健康传播中心
北京健康城市建设研究中心

主要编撰者简介

王彦峰　中国医药卫生事业发展基金会创始人，中国城市报中国健康城市研究院名誉院长，国际健康与环境组织创始主席，北京师范大学北京文化发展研究院兼职教授，中国健康城市蓝皮书和北京健康城市蓝皮书编委会主任。曾长期在中央宣传理论部门工作，主要编著有《社会主义初级阶段理论探索》《社会主义在中国的实践》《世界动荡之源》《民族复兴之路》《中国国情辞书》《健康是生产力》《中国健康城市建设实践之路》等。经国务院批准成立中国医药卫生事业发展基金会后，他首先向北京市政府申请参加奥运会筹办等多项工作，并建议将奥运会筹办和健康城市建设结合起来，得到北京市委、市政府的大力支持，于 2007 年 4 月 27 日正式启动“健康奥运、健康北京——全民健康活动”，此举不仅为北京奥运会成功举办创造了健康安全的社会环境，而且将人民健康促进活动同党和政府的领导融合成建设“健康北京”的巨大物质力量。2009 年北京市政府制定发布《健康北京人——全民健康促进十年行动规划》，他被聘为健康促进活动总顾问。中国医药卫生事业发展基金会在推动“健康奥运、健康北京——全民健康活动”中做出突出贡献，并将“健康北京”建设经验及时传播到全国。同时，他积极倡导的中国医药卫生扶贫活动已扩展到全国 14 个省市自治区，受益人口达到 1.4 亿人以上。他提出的“健康是生产力”这一科学理念相继在国家重要报刊、网站上发表，引起广泛社会反响。他先后荣获地方政府、国务院业务主管部门及联合国有关组织颁发的奖牌和证书，包括“健康城市建设杰出人物”和“健康中国年度十大人物”等荣誉称号。

雷海潮　博士，现任北京市卫生健康委党委书记、主任。曾任卫生部政策法规司处长，北京市卫生局副局长，北京市卫生计生委副主任，北京市卫生计生委党委书记、主任，北京市医院管理局党委书记。两次参加中央政治局集体学习材料的编研工作，参与全国深化医药卫生体制改革政策的研究过程，负责起草2005~2010年全国卫生工作会议报告等重要文件，主持制定“健康北京发展建设规划”，参与制定全国卫生事业“十五”“十一五”“十二五”“十三五”发展规划和“2020年全国卫生服务体系规划”。担任全国人大“基本医疗卫生法”起草咨询委员会委员、国家卫生计生委公共政策专家咨询委员会委员、世界卫生组织卫生人力资源科学指导委员会委员。在国内外杂志发表学术论文200余篇。

王鸿春　中共北京市委研究室办公室原主任、首都社会经济发展研究所原所长，现任中国城市报中国健康城市研究院院长、北京健康城市建设促进会理事长、北京健康城市建设研究中心主任、首席专家，研究员、高级经济师，北京师范大学北京文化发展研究院兼职教授。近年来主持完成决策应用研究课题60余项，其中世界卫生组织委托课题、省部级项目共9项，主编或合作主编决策研究书籍23部。主持决策研究课题获国家及北京市领导批示20余项，“转变医疗模式政策研究”等课题获北京市第九届优秀调查研究成果一等奖等市级奖项共11项。著有《凝聚智慧——王鸿春主持决策研究成果文集》《有效决策》，并先后主编《人文奥运研究》《北京健康城市建设研究》《2012北京健康城市建设研究报告》《2013北京健康城市建设研究报告》，2015~2018年的《健康城市蓝皮书：北京健康城市建设研究报告》，2016~2018年的《健康城市蓝皮书：中国健康城市建设研究报告》等，其中《健康城市蓝皮书：北京健康城市建设研究报告（2017）》获得中国社会科学院第五届皮书学术委员会颁发的第九届“优秀皮书奖”一等奖。

盛继洪　首都社会经济发展研究所所长、北京市决策学学会常务副理事长，中国城市报中国健康城市研究院特约研究员，高级政工师。曾担任《2013北京健康城市建设研究报告》《首都安全战略研究》副主编，《首都全面深化改革政策研究》《建设国际一流的和谐宜居之都研究》《北京经济高质量发展研究》《健康城市蓝皮书：中国健康城市建设研究报告（2016）》《健康城市蓝皮书：中国健康城市建设研究报告（2017）》《健康城市蓝皮书：北京健康城市建设研究报告（2017）》《健康城市蓝皮书：中国健康城市建设研究报告（2018）》《健康城市蓝皮书：北京健康城市建设研究报告（2018）》主编，其中《健康城市蓝皮书：北京健康城市建设研究报告（2017）》获得中国社会科学院第五届皮书学术委员会颁发的第九届“优秀皮书奖”一等奖。长期在北京市委从事决策应用研究工作，为市委、市政府领导科学决策服务。近年来主持课题24项，其中省部级课题9项，获北京市调查研究成果奖二等奖3次、三等奖1次，曾参与组织起草北京市第十一次党代会报告。

曹义恒　博士，副编审。2006年毕业于武汉大学政治与公共管理学院，获硕士学位；2017年毕业于武汉大学马克思主义学院，获博士学位。现为社会科学文献出版社社会政法分社总编辑，兼任政治学与公共管理编辑室主任，主要负责马克思主义理论、政治学、公共管理、健康城市建设等领域的组稿审稿工作。在《马克思主义与现实》《经济社会体制比较》《学习与探索》《武汉理工大学学报》（社会科学版）等期刊上发表论文及译文10余篇，出版译著2部。

摘 要

2019 年是新中国成立 70 周年，也是决胜全面建成小康社会的关键之年。为了深入贯彻实施健康中国战略，国务院出台了《关于实施健康中国行动的意见》等一系列文件。在此背景下，健康北京建设已进入全面推进的快速发展时期。

本书由总报告、健康环境篇、健康社会篇、健康服务篇、健康文化篇、健康产业篇、健康人群篇七个部分组成。所有报告均基于北京市相关职能部门的权威数据，组织研创力量开展决策应用研究，具有很强的学术理论和决策参考价值。

总报告聚焦《北京市“十三五”时期健康北京发展建设规划》，对健康北京建设过程中主要任务的完成情况进行分析与评价，并针对“十三五”规划后期工作的全面完成提出对策建议。

健康环境篇通过构建北京市水与社会经济系统指标体系，对北京市 2017 年水与经济社会协调发展情况进行综合分析与评价；分析北京市垃圾分类的现状，并对垃圾分类中存在的问题提出针对性建议；对首都 2018 年园林绿化满意程度进行调查研究，并提出做好下一步园林绿化工作的对策建议。

健康社会篇对北京市“健康融入所有政策”进行可行性以及实施路径的研究，并在管理体制、实施机制、工具方法、优先领域等方面提出政策建议；分析社区服务养老驿站在功能定位、服务供给、专业能力和场地设施等方面的问题并提出相应对策；针对慈善事业中存在的问题，提出构建健康社会的对策建议。

健康服务篇通过研究北京地区医院营养风险筛查和营养支持治疗应用的

状况，提出建立营养管理的路径；基于“互联网+运动干预”，总结我国体医融合现阶段的工作进展及成果并进行思考；通过电话调查北京社区公共服务现状，从“七有”角度分析北京市社区服务中的短板及问题并提出改善建议；通过研究北京市公共卫生从业人员的健康状况，从而进一步完善从业人员的健康规范管理。

健康文化篇采用分层多阶段整群随机抽样方法对北京市城乡居民当前的健康素养水平和变化趋势进行分析并得出结论；通过研究中医药文化与健康北京的关系，进一步促进北京中医药文化建设，并为其他省市起示范作用。

健康产业篇以北京市场为研究对象，分析新能源汽车的发展现状、政策效应和存在的问题，建议从引导、赋能、协调、规范等方面促进新能源汽车产业持续发展；对北京市的再生水利用的发展历程、再生途径、管网现状和管理情况进行分析并提出有利于北京再生水利用产业发展的政策建议。

健康人群篇探索工作场所职工身心一体化健康管理模式；分析 2017 年北京地区体检人群的健康状况；研究威胁全体国民的公共健康问题——成人超重肥胖，并提出抑制北京市成年居民超重肥胖蔓延的主要措施。

关键词： 健康北京　健康城市　健康行动

目　录

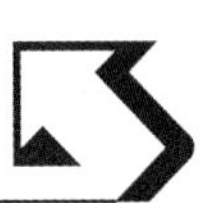

Ⅰ　总报告

Ⅱ　健康环境篇

Ⅲ 健康社会篇

Ⅳ 健康服务篇

Ⅴ 健康文化篇

Ⅵ 健康产业篇

Ⅶ 健康人群篇

皮书数据库阅读使用指南

总 报 告

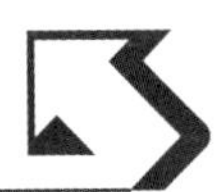

General Report

B.1

健康北京“十三五”发展建设规划中期评估报告

王鸿春　刘泽军　郝中实　汤伟民　刘福森　范冬冬　夏吴雪*

摘　要：《北京市“十三五”时期健康北京发展建设规划》实施以来，健康北京发展环境不断优化，政策体系日趋完善，社会保障制度和体系有明显改善，城乡居民养老保险和医疗保险覆盖率持续提升，健康北京建设成效显著。一是“健康北京”建

* 王鸿春，中国城市报中国健康城市研究院院长、北京健康城市建设促进会理事长、北京健康城市建设研究中心主任及首席专家，研究员、高级经济师，北京师范大学北京文化发展研究院兼职教授，研究方向：健康城市、决策应用研究；刘泽军，北京市卫生健康委员会副巡视员，北京市爱国卫生运动委员会办公室主任；郝中实，北京日报社机关党委原专职副书记，高级记者，中国城市报中国健康城市研究院特约研究员，研究方向：健康城市建设；汤伟民，北京市卫生健康委员会爱国卫生工作推进处（健康促进处）处长；刘福森，北京市卫生健康委员会爱国卫生工作推进处（健康促进处）干部；范冬冬，北京健康城市建设促进会副秘书长兼办公室主任，研究方向：城市管理和健康城市研究；夏吴雪，北京健康城市建设促进会副秘书长兼宣传部主任，研究方向：健康城市研究。

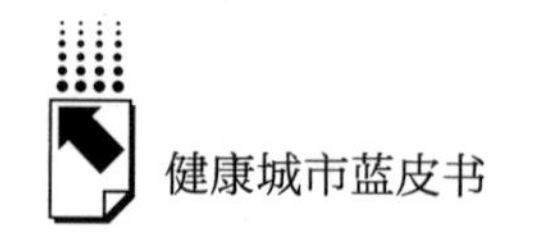

设工作机制不断完善；二是通过实施健康素养提升行动、全民健身普及行动、健康场所建设行动、慢病防控促进行动、心理健康关爱行动、无烟环境深化行动、中医健康特色行动，培育健康人群的行动不断深入；三是通过优化孕产妇健康服务、婴幼儿健康服务、青少年健康服务、老年健康服务，健康服务水平不断提升；四是通过构建安全稳固的食药环境、生态安全的水体环境、自然优美的园林环境、干净清洁的大气环境、和谐宜居的市容环境、安全绿色的交通环境、健康友好的社会环境，构建健康环境的力度不断加大。在规划后期，需要总结前期成功创建经验，查找薄弱环节，有针对性地落实规划确定的主要任务指标，确保规划全面实现，完善“健康北京”建设管理长效机制，在京津冀协同发展框架下加强生态文明建设，深化医药卫生体制改革、增进民生福祉，坚持新时代卫生与健康工作方针，落实大健康理念，抓住契机补齐短板。

关键词： 健康北京　健康城市　健康环境　绿色发展

开展健康北京建设，是落实健康中国战略、打造国际一流和谐宜居之都的重要举措，体现了“创新、协调、绿色、开放、共享”的发展理念。“十二五”期间，政府主导、部门协作、社会组织推动、全民共同参与的健康北京工作格局初步确立，“四个中心”的首都城市战略定位深入贯彻落实，北京进入全新的发展阶段。中共北京市委、北京市人民政府先后印发《关于促进卫生与健康事业发展的意见》《“健康北京2030”规划纲要》，北京市人民政府制定《北京市关于进一步加强新时期爱国卫生工作的实施意见》，“健康北京”各项工作得到全面推进。2016年6月，经北京市政府同意，北京市卫生和计划生育委员会、北京市发展和改革委员会正式印发

《北京市“十三五”时期健康北京发展建设规划》（以下简称《规划》）。《规划》明确“十三五”期间健康北京建设的指导思想、基本原则、发展目标、主要任务和保障措施，体现“将健康融入所有政策”。《规划》实施以来，北京市各级政府、各有关部门和医药卫生系统广大干部职工，紧紧围绕《规划》中提出的健康人群、健康服务和健康环境三个方面，以提升城市基础设施水平、改善城乡环境条件、治理影响健康主要因素、普及健康生活方式等方面的30项具体指标为标尺，将培育健康人群、优化健康服务、构建健康环境的19项重点任务层层落实，有序推进，从而为健康北京建设国际一流的和谐宜居之都、率先全面建成小康社会打下良好基础。

当前，在党的十九大精神鼓舞下，北京市上下以习近平新时代中国特色社会主义理论为指导，坚持新发展理念，紧扣我国社会主要矛盾变化，按照高质量发展要求，统筹推进“五位一体”总体布局，协调推进“四个全面”战略布局，首都各项事业在加快发展，健康北京工作也在全面落实，《规划》中设定的各项指标有明显进展。北京健康城市建设促进会作为第三方评估单位，在本次评估中重点将分析“十三五”以来健康北京主要指标的实现情况以及主要任务的完成情况，并依据客观实践提出的要求，对下一步推进《规划》全面完成提出建议。

本次评估所依据的材料主要有以下来源：①北京市委、市政府印发的关于爱国卫生运动、健康北京建设的相关文件、规划；②北京市政府年度工作报告；③北京市主管领导关于北京市深化医药卫生事业改革的讲话和北京市卫生计生委关于健康北京建设的进展情况报告；④北京市卫生计生委相关处室和承担健康北京发展规划主要任务的有关委办局提交的自评报告；⑤与相关单位、部门座谈及实地考察情况。经本课题组专家梳理分析研究，共同撰写《健康北京“十三五”发展建设规划中期评估报告》。

一　主要指标的实现情况

《规划》明确提出了“十三五”时期健康北京建设的主要指标，分为三个大类共30项。现就中期主要指标实现情况汇总如下（截止时间为2017年底，特别注明除外），具体如表1所示。

表1　中期主要指标实现情况

类别	序号	指标	目标	实现情况	属性
健康人群	1	人均期望寿命(岁)	≥82.4	82.2	预期性
	2	5岁以下儿童死亡率(‰)	≤5	2.64	预期性
	3	孕产妇死亡率(1/10万)	≤11	5.68	预期性
	4	居民健康素养水平(%)	≥40	28	预期性
	5	成人吸烟率(%)	≤20	22.3	预期性
	6	四类慢性病过早死亡比例(%)	30左右	29.68	预期性
	7	国民体质监测合格率(%)	≥93	89.2	约束性
	8	经常参加体育锻炼的人数(万人)	≥1000	900	预期性
健康服务	9	中医馆社区建设覆盖率(%)	100	100	约束性
	10	平均院前急救呼叫反应时间(分钟)	城区≤15 郊区≤20	15	约束性
	11	居民电子健康档案规范化建档率(%)	≥80	79.17	预期性
	12	药品抽验合格率(%)	>99	99.9	约束性
	13	重点食品安全监测抽检合格率(%)	>98	99.16	约束性
	14	人均体育场地面积(平方米)	≥2.25	2.25	约束性
	15	每千名老年人拥有养老床位数(张)	40	38	预期性
	16	新增劳动力平均受教育年限(年)	>15	14	预期性
	17	城镇登记失业率(%)	<4	1.43	预期性
	18	城市市政供水合格率(%)	100	100	约束性
	19	农村饮用水卫生合格率(%)	≥90	—	约束性
	20	全市污水处理率(%)	>95	92	约束性
健康环境	21	细颗粒物(PM2.5)浓度下降程度	达到国家要求	达到国家要求	约束性
	22	环境卫生指数	8.9	8.841	预期性
	23	生活垃圾无害化处理率(%)	>99.8	99.88	约束性
	24	二类以上公厕比例(%)	≥46	49.50	约束性
	25	森林覆盖率(‰)	44	43	约束性

续表

类别	序号	指标	目标	实现情况	属性
健康环境	26	人均公园绿地面积(平方米)	16	16.2	约束性
	27	中心城绿色出行比例(%)	75	72.1	预期性
	28	中心城路网拥堵指数	≤6.3	5.6	预期性
	29	年万车交通事故死亡率(%)	1.62	2.33	约束性
	30	单位地区生产总值生产安全事故死亡率降低(%)	20	48.9	约束性

至今，在《规划》设定的30项主要核心指标中，16项指标已提前达到预期，10项指标已趋近《规划》目标值并有望在“十三五”末期实现，4项指标与“十三五”目标还存在一定差距，需要进一步加大落实力度，确保“十三五”目标全面实现。

就存在差距的指标而言，在健康人群方面有2项，分别是居民健康素养水平和经常参加体育锻炼的人数；在健康环境方面有2项，分别是农村饮用水合格率和年万车交通事故死亡率。

二　主要任务的进展情况

《北京市“十三五”时期健康北京发展建设规划》实施两年多以来，健康北京发展环境不断优化，健康北京政策体系日趋完善，社会保障制度改革和社会保障体系有明显改善，城乡居民养老保险和医疗保险覆盖率持续提升，健康北京环境建设成效显著，北京市居民健康水平稳步提高。与“十二五”时期相比，健康北京建设有了新的飞跃。对照党的十九大的明确部署和北京市十二次党代会、《北京城市总体规划2016—2030年》的有关要求，健康北京建设乘势而上，五年规划目标稳步实现。其中，15个约束性的指标绝大部分有望全面完成，有些已经提前实现，健康北京“十三五”发展建设规划中期答卷亮点很多。健康环境建设、和谐宜居市容、安全绿色交通等体系高质量发展的指标都有可圈可点的地方，实现了预期进度。

经过调查分析研究，我们认为，各相关委办局在落实30项主要任务上，能够直面首都发展中面临的困难和挑战，突出建设和改造的重点，努力解决“大城市病”，着力解决人民群众最关切的突出问题，在不断优化首都功能上取得了新进展。

（一）“健康北京”建设工作机制不断完善

北京市把促进全民健康作为政府的重要职责，打造政府主导的健康北京工作格局，建立健康北京工作机制，统筹协调各方面共同推进健康北京建设，2016 年 11 月全球第九届健康促进大会召开，北京市在大会上介绍《健康北京人——全民健康促进十年行动规划》和《北京市控制吸烟条例出台与实践》，并列入大会优秀案例。2017 年，为落实全国卫生与健康大会精神，推动健康中国战略实施，北京市委、市政府下发《“健康北京 2030”规划纲要》，标志着北京健康城市建设走向持续发展的道路。

在健康中国战略引领下，坚持新时代卫生与健康工作方针，以改革创新为动力，预防为主，中西医并重，切实落实“将健康融入所有政策”原则，人民共建共享，健康北京建设工作机制得到完善。政府领导及统筹协调能力进一步加强，建设资源整合度得到提高，健康北京宣传及舆论引导力度不断加大，全民参与的热情得到充分调动。北京市明确由北京市爱国卫生运动委员会和北京市健康促进工作委员会共同推进健康北京建设，由主管副市长任主任，市爱卫会（市健康促进委员会）统筹协调 59 个成员单位，共同推进健康北京建设，逐步实现了健康北京建设一个工作平台和一个工作网络。北京市各区也相继成立相应工作机构，建立“政府主导、部门协作、社会动员、群众参与”的健康北京工作机制。健康北京，共建是路径，共享是归途。北京市已经建立了多个协同工作机制，如首都医疗卫生协调委员会、爱国卫生运动委员会、深化医改领导小组、艾滋病防控委员会、公民无偿献血委员会等，这些组织正在切实发挥作用，从改善民生和公共服务的角度，每年都在积极研究推动群众反映突出的大问题得到有效解决，增强群众的获得感，卫生部门在搭好平台、理顺机制上不断做出新的努力。在健康北京政策环境营造上，北京市先后颁布了《食品安全条例》《大气污染防治条例》

《控制吸烟条例》《居家养老服务条例》《院前医疗急救服务条例》等一系列法规，实施了《北京市关于进一步加强新时期爱国卫生运动工作的实施意见》《北京市关于促进健康服务业发展的实施意见》《关于进一步加强首都环境建设的工作措施》等一批与健康城市建设相关的政策、规划，有力地推动了健康北京建设。在健康北京目标体系建设上，从《健康北京人——全民健康促进十年行动规划》的11项人群健康指标，到《“健康北京2030”规划纲要》的28项综合指标，全市初步建立了健康北京指标体系。近几年，除了以市政府名义发布上一年度人群健康状况报告外，每年还对各区政府开展卫生发展综合评价，从资源投入、过程评价和健康结果三个维度，综合考察市及各区在卫生筹资、卫生人力、服务提供以及质量安全、医疗控制、健康水平等方面的发展状况，从而客观衡量北京市卫生发展状况，明确各区政府健康责任与核心任务，有效促进了各区依据评价结果比学赶超，形成协同发展的良好局面。

（二）培育健康人群，行动不断深入

没有全民健康，就没有全面小康。在培育健康人群方面，通过广泛开展多部门合作的健康素养提升行动、全民健身普及行动、健康场所建设行动、慢病防控促进行动、心理健康关爱行动等，把培育健康人群的责任落到实处。

1. 实施健康素养提升行动

落实国家卫生计生委《全民健康素养促进行动规划（2014—2020年）》的工作要求，完善“健康北京”主流媒体和新媒体宣传机制，大力营造健康文化氛围，普及健康生活方式正在从卫生部门单一行动向多部门全社会协同行动转变，从政府导向向“人民共建共享”转变。广泛开展健康知识普及行动，在各类媒体开办健康北京专栏专版，《养生堂》《健康北京》《我是大医生》等栏目，由科普专家讲述医疗和保健知识，受到百姓普遍欢迎。以“将健康融入所有政策”为重点，全面推进全国健康促进区建设，建立健康促进管理协调机制。

2. 实施全民健身普及行动

积极完善城乡公共体育健身设施建设，打造以“15 分钟健身服务圈”为基础的全民健身设施格局。全民健身设施多元化发展，北京市 100% 的街道（乡镇）、100% 的行政村和有条件的社区建有体育设施，全民健身路径工程 8261 套，北京市人均体育场地面积提前达到 2.25 平方米，形成了品种齐全的立体化健身设施格局。目前各类健身步道有 1240 多公里，经常参加体育锻炼的人数超过 900 万人。北京市卫生计生委与北京市体育局签署《体医融合战略框架》，开出健康北京建设的第一张“运动处方”。全民健身活动载体日益丰富，京津冀三地体育交流不断发展，群众体育与文化传承、休闲旅游在深度融合。社会志愿者参与全民健身持续深入，现在本市获得技术等级证书的公益社会体育指导员近 5.3 万人，职业社会体育指导员有 7000 余人。市民体质和健身意识普遍提升，北京市民达到《国民体质测定标准》合格标准的比例为 89.2%，优秀率为 19.2%，全民健身和全民健康逐步融合。

3. 实施健康场所建设行动

实施健康场所建设行动，组织和鼓励全市各类社区广泛开展健康细胞建设，推广健康生活方式。在居民社区，广泛开展健康社区和健康促进示范村建设；在功能社区，针对在职人群开展健康示范单位建设，针对在校学生开展健康促进学校建设，都初见成效。已经建成各类示范机构 302 家，包括示范社区、示范食堂、示范超市等。目前，全市已经累计创建 2488 个健康社区（村），276 个健康示范单位，1547 所健康促进学校（占全市中小学校的 85%），175 个健康促进医院。北京市卫生计生委、北京市质监局和北京市商务委开展合理膳食行动，推广限盐控油，全市创建的健康食堂、健康餐厅达到 500 个。健康场所建设初见成效，建成健康主题公园、健康步道等各类健康支持性设施 70 余处。

4. 实施慢病防控促进行动

以慢病综合防控示范区建设为重点，不断健全政府主导、部门协作、动员社会、全民参与的慢性病综合防治机制。目前，已经建成 9 个国家级、4

个市级慢性病综合防控示范区。加强健康宣教，利用各种“卫生日”广泛普及慢性病防治知识，聘任100名各领域专家通过微博开展科普宣传。全面推进全民健康生活方式行动，启动并开展“三减三健”（减盐、减油、减糖，健康体重、健康骨骼、健康口腔）专项行动60余项，制作“三减三健”工具包并向全市市民发放。以“万步有约”健步活动为抓手，促进职业人群参加健康减重行动，累计有7600多人参加。开展成人慢性病及危险因素、恶性肿瘤和心脑血管疾病监测，掌握全市人群慢性病流行趋势。开展重点慢性病高危人群筛查和干预管理，完成重点癌症、心脑血管高危人群筛查16万人，对筛出的高危人群进行综合干预。每年开展不同主题的“营”在校园——北京市平衡膳食校园健康促进行动，并通过微信公众号开展知识宣传和互动，促进中小学生平衡膳食、健康运动的理念和技能的提升，每天喝饮料的学生比例由2015年的52.7%降低到2017年的26.1%。全市四类慢性病过早死亡比例已经控制在30%以内（29.68%）。此外，近两年又强化培养出4万余名“家庭保健员”（累计达到21.8万名），可以在家庭全面提升社区居民慢性病自我健康管理的模式。

5. 实施心理健康关爱行动

根据心理健康标准，制作北京市居民心理状况自评工具包，并开发成线上测评工具，调研北京市居民心理健康需求和自我认识状况，了解首都居民心理健康水平。截至2017年底，完成测评1.6万份，涵盖大中小学生、老年人、孕产妇和职业人群等。在此基础上，制定《社区心理健康宣传与教育技术指南（试行）》，选拔组建心理卫生科普讲师团，现有科普专家79名，招募组建心理志愿者服务队伍，现有557名有心理学背景的志愿队员。以他们为主力共同开展进学校、进医院、进社区、进家庭等社区心理健康促进活动880余场，心理健康大讲堂活动58场，总受众达6.2万人次。积极开展常见心理问题个体化干预项目，直接惠及990人，间接惠及2970人，服务满意率达90%以上。依靠北京安定医院的专业技术优势，探索适合于北京本土化的社区主动式治疗技术服务模式，并在16个区进行应用和推广，为900名患者提供专业化连续性服务。培训320名康复治疗师，为1600名患者开展专业规范的康复服务48000人次，康复治疗前后患者六类不良事件（自杀、自伤、毁物、伤人、外跑、其他）发生率都呈下降趋势。利用广播、电视、热线电话、网站、新媒体等搭建心理健康平台，强化公众心理健康促进和精神障碍预防意识。制作《生命阳光　心理健康》《了解抑郁症》等科普动漫和精神卫生法宣传动漫片，推送到北京精神卫生微信公众号，产生阅读量上万人次。利用“精神卫生日”“睡眠日”“痴呆日”“世界卫生日”等不同宣传活动节点，不断扩大宣传影响。

6. 实施无烟环境深化行动

从2015年6月1日以来，北京市实施史上最严格的《北京市控制吸烟条例》，通过不断强化“政府管理、单位负责、个人守法、社会监督”的社会共治控烟体系建设，效果明显。通过加强控烟工作顶层设计，将建设首都无烟工作环境作为普及健康生活方式的重要手段，确保政府责任落到实处。在北京市爱卫会内成立控烟工作领导小组，不断完善组织协调机制，统筹协调全市控烟工作，全面开展监控评估，强化属地管理责任和单位主体责任，加大监督执法力度。同时，开展控烟志愿者队伍建设，对控烟的重点难点场所开展针对性的工作督导和宣传，对各区控烟工作起到积极的支持作用。通过开展宣传教育，进一步提高全社会控烟法律意识，加强未成年人宣传教育，开展多层次戒烟服务，多管齐下，收效明显。全市成人吸烟率降为22.3%，比《北京市控制吸烟条例》实施前下降了1.1个百分点，吸烟人群减少了20万人，首都控烟志愿者达1.5万人，控烟成效得到国际社会广泛认可。

7. 实施中医健康特色行动

北京是全国中医药资源特别是中医专家学者最集中的城市，2017年又评选出100多位首都国医名师。北京市在继承好、发展好、利用好传统医学，促进传统医学和现代医学融合方面得天独厚。在实施中医健康特色行动上，加强中医健康推广力度，引导优质中医药资源下沉基层，全市中医馆社区建设覆盖率近两年快速上升，从2015年的32%上升到2016年的78%，2017年实现100%覆盖。北京市卫生计生委和北京市体育局、北京市中医局合作，共同推进首都市民习练健身气功，宣传、推介气功和中医养生、保健、康复知识和方法，推动市民树立科学养生理念，收到了良好效果。

（三）优化健康服务，水平不断提升

建立从孕育到出生、成长、死亡全生命周期的健康服务体系，是提高健康服务水平的标志。近几年，北京市医疗卫生服务持续优化，公共卫生服务保障日益增强。

1. 优化孕产妇健康服务

一是多措并举保障孕产妇安全。建立孕产妇危重症报告评审制度。加强妊娠风险评估和高危孕产妇专案管理。优化危重孕产妇抢救绩效考核，严格孕产妇死亡评审。二是启动孕产期保健人才培养计划。分层分类培养产科主任、产科骨干及基层妇女保健医生，促进危重症孕产妇及时发现和救治，加强危重孕产妇抢救能力和人才梯队建设。三是强化孕产妇保健服务。推进助产机构孕期营养门诊建设，覆盖率达 83. 2%，引导孕产妇合理饮食和运动，促进自然分娩。推进助产机构开展生育咨询服务。2017 年，实现建档孕妇艾滋病、梅毒、乙肝免费筛查全覆盖。

2. 优化婴幼儿健康服务

一是强化新生儿疾病筛查。加强新生儿疾病筛查、监测、防治网络建设，落实 0 ~6 岁儿童听力与耳聋基因联合筛查定向转诊制度，2017 年完成新生儿遗传代谢性疾病筛查 26. 3 万余人次，遗传代谢性疾病筛查率达到 99. 65%；全市儿童听力筛查率达到 97. 57%。二是增强危重新生儿救治能力和水平，控制儿童死亡率。2016 年，确定北京大学第一医院等 7 家医院为北京市危重新生儿抢救指定医院。通过在全市搭建危重新生儿救治网络，有效提高抢救成功率。三是加强爱婴医院及爱婴社区建设。全市爱婴医院达到 114 家，爱婴社区覆盖率达到 90% 以上。四是强化儿童早期综合发展。西城区、房山区、通州区、顺义区、海淀区、丰台区的妇幼保健院先后成为北京市儿童早期综合发展示范基地；房山区、通州区、顺义区的妇幼保健院成为国家儿童早期发展示范基地。五是深化儿童保健服务。2017 年，印发

《关于开展北京市儿童口腔保健、眼及视力保健、心理保健项目工作的通知》，搭建儿童口腔保健、眼及视力保健、心理保健转诊网络，不断提升儿童保健工作质量和服务内涵。

3. 优化青少年健康服务

以健康促进学校为抓手，切实提高学校师生的健康意识和健康水平。在中小学校开展“保护视力、保护牙齿和阳光体育1小时”等行动，大力提高中小学生身体素质，中小学生视力不良检出率上升趋势得到遏制，中小学生肥胖检出率也逐步降低；加强无烟校园建设，将学校的室内公共场所列为控烟重点之一。各级烟草专卖管理部门让校园周边100米内共计1459户零售户退出卷烟经营，新办申请的57户不予许可，以有效促进学生吸烟率和尝试吸烟率水平的降低。开展中小学生健康营养状况及饮食行为监测，启动中小学校健康食堂创建工作，目前已经有45所学校食堂通过市级验收。组织修订《北京市中小学生健康膳食指引》，编印《营养与健康小常识》，引导学生养成健康的饮食行为和习惯。为50多万名学生免费提供窝沟封闭防龋服务，降低学生患龋风险。

4. 优化老年健康服务

一是老年健康管理体系不断完善。2016年，制定《北京市推进医疗卫生与养老服务相结合的实施意见》，确定11项重点任务并细化为51项具体任务，多部门协作推动医养结合，老年健康服务体系框架基本形成。二是为老年人医疗服务能力不断提高。2016年全市老年健康管理率达到65%以上。探索连续医疗服务模式。2017年，遴选确定北京市隆福医院等15家医疗机构为首批临终关怀试点单位。积极推广跌倒、痴呆、便秘、尿失禁、衰弱、营养不良等适宜技术，对全市基层卫生服务机构专业人员进行培训、指导。三是医养结合工作不断深入。确定东城、朝阳、海淀三个区为国家级医养结合试点区，给予一定经费支持。在北京市及各区建成17家老年综合评估中心，开展经济困难的高龄和失能老年人居家养老服务试点区老年人能力评估工作。探索开展居家上门医疗服务试点。东城、西城、丰台等区，试点为居家老年人提供健康服务。四是初步建立康复治疗师的培养和管理机制。遴选

25家三级医院为北京市康复治疗师培训医院。五是积极推动部分公立医疗机构向康复功能转型。2016～2018年，分三批推动15家公立医疗机构向康复机构转型。市级财政为每家转型机构补助1500万元。

聚焦人群突出的健康问题，做好精准化服务，大力推行预约挂号、分时段就诊、双休日门诊、即时结算等创新服务，累计预约挂号2150万个。在稳定家庭医生签约服务率基础上，多措并举提升基层医疗服务水平，重点人群家庭医生签约501.38万人，社区慢性病患者健康管理人数达到315.9万人。医药分开综合改革以来，全市261所社区卫生服务中心实施“先诊疗、后结算”的惠民便民服务方式，对60岁以上老年人减免医事服务费2665万人次，高血压、糖尿病等慢性病患者可在社区获得105种常用药品，开出2个月药品长处方4万余张，减少患者往返医疗机构的次数，群众就医获得感明显加强。加快推进养老服务设施建设，积极构建具有首都特色的养老服务体系，完善医养结合顶层设计，制定综合福利政策，“十三五”期间建成社区养老服务驿站目标为1000家，正在积极推进中。每千名老年人拥有的养老床位数为38张，接近规划指标。截至目前，已经建成并运营的社区养老服务驿站有380家，街乡镇养老照料中心有252个，投入运营的养老床位有10.3万张。此外，卫生应急组织管理体系的预案管理及法制、机制、体制建设更加完善，三年来新建了23个急救站，目前全市急救站数量达到191个，还培养了一支粗具规模的航空医疗救援队，能够同时执行多架次应急保障任务。突发公共卫生事件监测预警能力、各类突发事件处置能力和卫生应急综合能力得到加强，城市公共卫生安全保障更加巩固。平均院前急救呼叫反应时间缩短至15分钟。输入性传染病例实现全过程监控，有效应对了人感染H7N9禽流感、埃博拉出血热等国外新发传染病疫情，艾滋病病人从发现到治疗的时间显著缩短。

（四）构建健康环境力度不断加大

1. 构建安全稳固的食药环境

食品和药品监管是保障人民群众身体健康的关键环节。北京市目前已经建立了全程可追溯的食品供应监管机制，初步完成药品票据追溯系统建设，推进餐饮服务单位明厨亮灶、量化分级管理工作，推进药品生产、经营企业GMP和GSP认证工作及重点食品安全监测抽检和药品抽验。截至目前，实现阳光餐饮的单位超过25000家，药品批发和零售企业全部加入药品票据追溯系统。2017年重点食品抽验合格率为99.16%，药品抽验合格率为99.90%。

2. 构建生态安全的水体环境

全面推行河长制，以截污治污为基本手段，解决城市污水直排问题。连续实施两个污水处理行动方案，污水处理率从2015年的88%提高到2017年的92%，再生水利用量达到10.5亿立方米。目前城市市政供水合格率保持在100%，供水安全系数为1.1，重要水功能区水质达标率也从2015年的57.1%提高到2017年的60.9%。

3. 构建自然优美的园林环境

截至2017年底，北京市森林覆盖率为43%，快于计划安排。人均公园绿地面积为16.20平方米，公园绿地为500米，服务半径覆盖率为77%。宜林荒山绿化、低质生态林升级和封山育林按照年度规划积极推进，同时加大园林绿化建设力度，增加市民绿色休闲空间，新增城市绿地800多公顷，围绕推进新机场大尺度绿化、围绕冬奥会和世园会场馆及沿线重点区域绿化也初见成效。

4. 构建干净清洁的大气环境

加强大气污染防治，控制施工和道路扬尘，完善空气重污染应急预案。根据施工扬尘违法行为季节性多发特点，组织全市城管系统开展“护卫蓝天”专项整治、秋冬季综合整治等多次整治行动。精准发力，持续加强道路遗撒整治工作，对道路遗撒违法行为进行捆绑执法。快速响应，积极落实空气重污染应急预案，努力实现区域空气重污染联防联控，空气质量明显改善。2017年，北京市PM2.5年均浓度为89.5微克/立方米，同比下降20%，优良天数持续增加。

5. 构建和谐宜居的市容环境

一是推动城市道路分级管理，不断完善全市城市道路清扫保洁台账，明确管理和作业责任，提高次干道机械清洗作业频次，增加冬季午间洗地作业，增加城市道路尘土残存量检测数量。二是真抓实干，主动作为、着力加强占道经营整治，持续发力、强化落实露天烧烤专项整治，同时对非法小广告的整治成果不断扩大。三是推动公厕分类管理，完善公厕分类建设，满足第三卫生间、管理间、工具间、供暖、无障碍设施、除臭设施、空调、烘手器等34项指标，2016～2017年公厕品质提升达1949座。四是推进基层垃圾分类制度落实，垃圾处理设施抓紧建设，不断提升生活垃圾、餐厨垃圾和建筑垃圾的资源化处理能力，生活垃圾无害化处理率指标已经实现，资源化率指标年年有新的提高。

6. 构建安全绿色的交通环境

贯彻落实公交优先战略，绿色出行方式大大增加。持续实施缓解交通拥堵专项行动计划，新增轨道交通166公里，总里程达到608公里，公交专用道总里程达到907公里，完成城六区次支路建设114条，堵点乱点治理240个，规范发展共享单车，中心城绿色出行比例达到72%。安全便捷绿色高效的交通环境逐步构建了起来。

7. 构建健康友好的社会环境

把以治病为中心转变为以人民健康为中心，普及健康生活方式、构建健康友好的社会环境是重要方面。北京市在推动全民健身和全民健康深度融合上进行深入探索。2017年，北京市发布《全民健康生活方式行动工作方案2017—2020年》，推进健康学校、健康小屋、健康宣传栏、健康步道、健康主题公园、健康知识一条街建设。通过多种方式引导居民愿意活动、有地方活动、活动环境良好，以促进居民身心健康，实现少得病、晚得病、不得病的公共目标。结合健康城市创建，积极开展精神文明建设活动，和谐的社会关系和健康的社会风尚已基本形成。

提高覆盖生命全周期的健康服务水平，关键在基层，重点在群众。“十三五”时期以来，北京市积极实施改善医疗服务行动，大力推行预约挂号、分时段就诊、双休日门诊、即时结算等创新服务，努力为群众提供安全有效方便价廉的公共卫生和基本医疗服务，真正解决基层群众“看病难”“看病贵”问题。2017 年实施医药分开综合改革，同步提高了城乡医疗救助水平，取得良好效果。2018 年元旦开始，北京市将城镇居民基本医疗保险制度和新型农村合作医疗制度进行整合，统一为城乡居民基本医疗保险制度，而且提高了财政补助水平，缩小了城乡居民在基本医疗保险制度方面的待遇差距。近年来实施“阳光长城计划”，开展心脑血管疾病、恶性肿瘤、口腔疾病、精神卫生防治等专项行动，建成 9 个国家级和 4 个市级慢性病综合防控示范区。这些实实在在的举措使公共卫生服务保障日益增强。

为进一步提高人民群众健康水平，北京市委、市政府下大力气改善首都生态环境，严格实施“清洁空气三年行动计划”“水污染防治工作方案”和“土壤污染防治工作方案”，促进全市环境质量改善。2017 年以来，全市城乡地区积极推进疏解整治促提升工作，整治背街小巷环境，治理开墙打洞 2.9 万处，拆除违章违规建筑 6000 万平方米。同时，将疏解整治腾退空间与改善民生和人居环境紧密结合，中心城区拆违腾退土地用于“留白增绿” 1190 公顷，居民生产生活环境质量得到新的提升。健康城市建设的深入开展，直接促使北京市居民基本健康指标持续向好。2017 年，全市居民人均期望寿命达到 82.2 岁，较 10 年前增加 2 岁，婴儿死亡率、孕产妇死亡率持续降低，已经达到高收入国家水平。更重要的是，普及健康知识、参与健康行动、提供健康保障、延长健康寿命的健康北京理念已经深入人心。

在充分肯定健康北京建设成绩的同时，我们还必须看到，健康北京发展建设还存在若干薄弱环节和不足，特别是对照健康中国战略的高标准，对照中央对北京的定位，落实北京城市总体规划，疏解非首都功能，推动京津冀协同发展的新要求，健康北京创建工作任重道远，须臾不可放松。比如，打好防治污染攻坚战，涉及治水、治土壤、治垃圾，以进一步改善首都的生态环境。生活垃圾转型处理、建筑垃圾资源化利用等都有大量文章可做，不能满足于约束性指标的初步实现。我国社会主要矛盾发生变化，集中体现在如何满足人民群众对美好生活的需要方面，在北京则突出表现为市民的需求呈现在便利性、宜居性、多样性、公正性和安全性等方面。实际上，在健康城市建设当中，无论是教育、体育设施建设，还是医疗、养老等基本公共服务水平，都有许多地方还不能尽如人意，有大量可提升的空间。健康社区、健康促进学校创建可以进一步推进，已经列入健康社区和健康促进学校行列的，也不是一劳永逸，需要通过扎扎实实的工作使这些光荣称号更加名副其实。在优化老年人健康服务方面，目前供给与需求之间差距比较大，如何优化老年人健康服务资源，规范老年人健康管理服务，提高老年人生活质量，到“十三五”末使老年人规范健康服务率达到65%以上，现在仍有很多工作要做。

三 “十三五”后期推进实施的主要建议

在健康北京“十三五”发展建设规划后期，总结前期成功创建经验，查找薄弱环节，有针对性地落实规划确定的主要任务指标，确保规划全面实现，根据调研情况，我们提出以下建议。

（一）完善“健康北京”建设管理长效机制

为推进健康中国建设，提高人民健康水平，党中央、国务院颁发了《“健康中国2030”规划纲要》，北京市委、市政府印发了《“健康北京2030”规划纲要》，为健康北京建设提供了新的机遇。目前正在制订实施健康北京规划纲要三年行动计划，各区也在制订实施本地区落实健康北京建设的具体方案，围绕《“健康北京2030”规划纲要》主要任务和核心指标，分阶段推进。“十三五”后期，要继续完善健康城市建设管理长效机制，以北京市爱国卫生运动委员会和北京市健康促进工作委员会为主要工作组织协调议事机构，要优化工作结构，创新管理机制，使城乡同步推进。健康北京建设涉及全市50多个部门和各行政区、街道（乡镇），应进一步明确各部门、各单位的权责，密切沟通，加强配合，与各自的年度规划衔接，落实到相关部门、相关人员，使“健康北京”建设管理长效机制不断完善。强化村居公共卫生委员会建设，夯实健康北京工作网底。同时，鼓励专业化、市场化建设和运行管护，发挥多主体的联动作用，将健康北京“十三五”规划各项指标有序落实，并着力引导市民树立健康的生活习惯与观念素养，共同实现健康北京创建水平的总体提升。

（二）在京津冀协同发展框架下加强生态文明建设

疏解非首都功能、推动京津冀协同发展，是北京新时期三件大事之一。在此框架下，要创新生态文明管理制度，完善资源管理与生态环境保护制度，建立资源环境承载能力监测预警机制，完善绿色考核评价机制，强化生态考核、生态约束的制度体系建设，建立健全水、大气、土壤污染防治长效机制，持续实施大气污染防治行动。加快推进全市人居环境整治，在垃圾回收、污水治理和市容市貌等主要方向上动员各方力量，整合各种资源，强化各项举措，加快补齐全市部分地区人居环境突出短板。加强大气环境、水质、食品安全等国家卫生标准监管监督与惩罚力度，完善食药品全程电子可追溯制度。

（三）深化医药卫生体制改革，增进民生福祉

增进民生福祉是发展的根本目的。而深化医药卫生体制改革与广大群众切身利益息息相关。要继续加强市民就医分级诊疗制度建设，进一步扩大医联体覆盖范围，在总结经验的基础上完善管理和运行机制。要加强对公立医院的绩效考核，促进大医院优质医疗资源下沉。健全行之有效的家庭医生制度，加强现代医院管理制度建设。借助北京地区数字网络得天独厚的优势，运用互联网＋医疗服务，探索一站式服务，使百姓就医方式更便捷。发挥首都卫生计生工作引领示范作用，形成京津冀三地在资源配置、改革举措、政策执行等多个领域的经常性有效互动，使资源整合、优势互补。其中，要从医疗卫生资源集聚于城区向京津冀更大空间布局和协同发展转变，有效地缓解因求医看病加剧中心城区人口密集、交通拥堵、环境压力等社会问题。

（四）坚持新时代卫生与健康工作方针，落实大健康理念

以基层为重点，以改革创新为动力，预防为主，中西医并重，将健康融入所有政策，促进人民共建共享。新时代卫生与健康工作方针已经为健康北京建设指明了方向。《“健康北京2030”规划纲要》明确提出，到2020年实现国家卫生区全覆盖，目前还有几个区需要努力入围。近期全国爱卫办又印发《健康城市指标体系》，各区、各部门、各医疗卫生机构要认真学习，研究吃透，积极为创建国家健康城市做出贡献。要继续推广健康细胞工程建设，普及健康理念，开展健康行动，推广健康的生活方式。要继续深入开展健康北京系列活动，引导市民更好地树立自我保健意识，进行健康风险评估系统的全面覆盖，并建立健康管理方案，对居民身体保健状况及时预警，为“健康中国”战略的实施提供有效数据。要持续加大卫生创建工作力度，紧密围绕提升基层应急能力、打造安全城市、增强市民获得感，为群众开展卫生应急防灾减灾知识服务。精准对接人民群众多样化、多层次健康需求，将中西医并重落到实处，让群众体会到中西医并重带来的好处。以实施健康中国战略为指引，倡导健康文明的生活方式，积极应对人口老龄化，加快推进健康产业改革与发展，加大健康产业宣传力度。

（五）抓住《规划》中期评估契机，补齐短板

《规划》中期评估实际上是对《规划》明确目标任务的一次全面梳理和小结，特别是要对标“两步走”战略目标，对标中央对首都工作的新要求，对标《北京城市总体规划（2016—2030年）》的新指标。就评估中发现的薄弱环节和问题而言，需要各相关委办局和相关单位高度重视，深入研究，以问题为导向，通过扎扎实实的努力，在“十三五”后期补齐短板，确保不拖后腿，全面完成规划任务。各相关委办局和相关单位，所承担的任务不同、难度不同，需要有紧迫感，相互协调、相互配合，主动作为，即使是任务指标完成比较好的，也应继续发力，不断在各自领域优化提升首都功能，为新时代首都高质量发展做出新贡献。

健康环境篇

Healthy Environment

B.2 首都城市园林绿化公众满意度调查报告（2018）*

王 军 武 军**

摘 要： 2018年首都城市园林绿化公众满意率达到78.02%，满意度较高。但仍存在以下问题：公园绿地总量不足，公园500米服务半径覆盖率不高；公园绿地生态服务功能不强，生物多样性不丰富；公园的配套设施不足，服务管理有待加强；公园绿地的精细化管理水平有待提高。建议推进“留白增绿”，着力提高公园绿地500米服务半径覆盖率；建设城市森林，着力提高城市生态服务功能，不断增强生物的多样性；推行精细化管理，着力提高城市生态资源的管理能力；完善生态

* 北京市园林绿化局研究室研究项目。

** 王军，北京市园林绿化局研究室主任，主要研究方向：园林绿化政策；武军，北京市园林绿化局研究室副主任，高级工程师。

资源保护政策，着力提高城市绿色发展和高质量发展水平。

关键词： 园林绿化　公众满意度　公园建设　生态环境

为深入了解北京市民对园林绿化的需求和对园林绿化管理工作的满意度情况，获得真实的市民倾向与期望，更好地服务于园林绿化科学决策，北京市园林绿化局委托第三方开展了首都城市园林绿化公众满意度调查。

一　调查的基本情况

首都城市园林绿化公众满意度调查采用问卷调查的方式，范围覆盖全市16个区，内容包括公园建设、道路绿化建设、生态环境建设、古树名木保护、绿化空间规划、园林绿化管理6个方面，共设计了24个满意度测评指标和16个反映市民期望偏好的指标，回收有效问卷样本量为1080份。

调查显示，北京市公众对首都城市园林绿化工作比较满意。园林绿化作为建设国际一流和谐宜居之都的绿色基础已成为市民共识，市民知晓度、支持度、关心度非常高，市民对首都园林绿化工作给予积极的评价，园林绿化建设成效显著，生态环境改善效果明显，对首都园林绿化空间规划工作达到非常满意的程度。

（一）公众满意度总体情况

2018年首都城市园林绿化公众满意率为78.02%。按功能区排名：平原新城区满意率为78.10%，最高；其次是生态涵养区，满意率为78.05%；中心城区满意率为77.97%；城市副中心满意率为77.82%。按区排名：房山区为81.90%、怀柔区为81.77%、海淀区为81.59%、密云区为80.12%、石景山区为78.97%、大兴区为78.73%、东城区为78.13%、通州区为77.82%、延庆区为77.32%、昌平区为77.17%、西城区为77.12%、丰台区为76.43%、平谷区为75.72%、朝阳区为75.59%、门头沟区为75.32%、顺义区为74.62%。

不同功能区公众对城市绿化的需求不同（见表1）。在公园建设方面，中心城区、平原新城区、生态涵养区的市民希望新建综合公园，即设施齐全，内容丰富，集休闲、游览、文体健身等多功能于一体的公园；城市副中心市民对社区公园需求最高，43.75%的市民希望新建社区公园，42.50%的市民希望建设综合公园。在公园管理提升改造方面，中心城区、城市副中心的市民希望针对不同人群的游园需求，在公园的功能设置、空间分区、分时段方面进行改善占大多数；而在平原新城区、生态涵养区，市民希望对公园的陈旧设施修缮、完善服务配套设施占大多数。在腾退空间优先补充城市绿地比例方面，虽然各功能区都希望增加城市绿地，但各功能区的需求程度不同，平原新城区有75.29%的市民希望增加城市绿地，占比最高。在公园绿地数量满意率方面，中心城区在四个功能区中最低。

表1　不同功能区市民对城市绿化的需求

单位：%

区域	新建公园需求	腾退空间优先补充城市绿地比例	公园管理提升改造需求	公园绿地数量满意率
中心城区	综合公园	64.51	完善公园功能	77.25
城市副中心	社区公园	66.25	完善公园功能	77.75
平原新城区	综合公园	75.29	完善配套设施	78.41
生态涵养区	综合公园	60.00	完善配套设施	79.07

（二）各调查指标公众满意度分析

1. 公园建设

从市民对公园建设各项指标的评价来看，各项指标满意率为70%～80%，平均满意率为77.50%，公园建设管理有待进一步提升。其中，对园林景观的评价最高，满意率为79.82%。娱乐餐饮的评价相对较低，满意率为73.42%。各项指标的满意率见图1。

在市民期望偏好方面，一是有95.09%的市民每月都去公园锻炼或休闲游玩；有57.41%的市民经常去功能丰富、设施齐全的综合公园，有

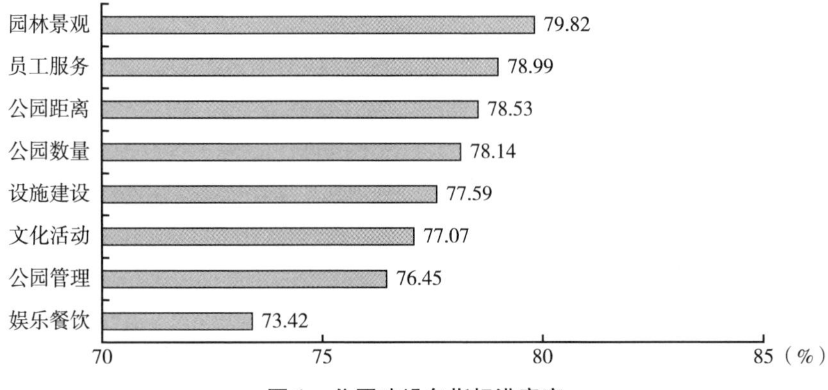

图1　公园建设各指标满意率

49.26%的市民经常去居住小区周边的社区公园。二是有56.30%的市民希望新建综合公园，需求最高；有35.37%的市民希望建设社区公园；有45.74%的市民希望增加郊野公园的配套设施。三是市民对公园服务配套设施和功能设置、空间分布满意率较低，分别为45.65%和42.13%，市民希望在未来建设中能够有所提升。四是公园500米服务半径覆盖率不高。有48.85%的市民认为公园离家距离在500～1000米，有24.44%的市民认为在500米以内，有26.71%的市民表示距离超过1000米（见图2）。

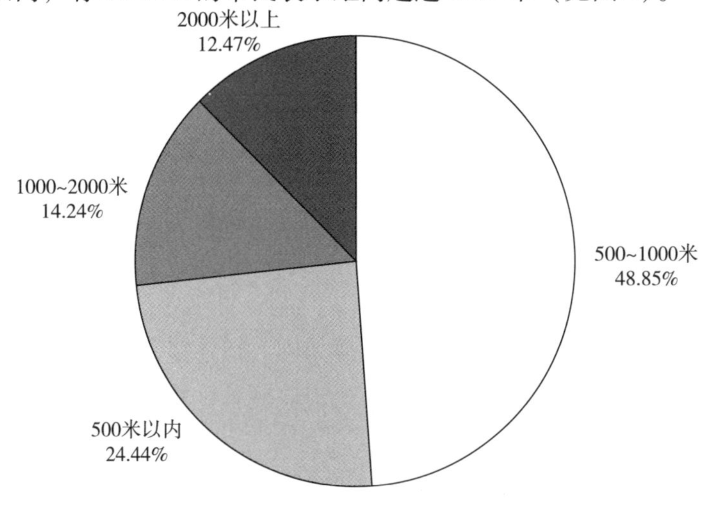

图2　公园绿地离家距离分布

2. 道路绿化建设

道路绿化建设的公众满意率为79.77%。在道路绿化树种选择方面，有58.15%的市民希望栽植抗空气污染能力强、保持水土且美化环境的生态树；有47.96%的市民希望栽植树形高大、季节性明显的观赏树。关于长安街的道路绿化，有62.96%的市民希望长安街的道路绿化应更加注重丰富道路绿化品种、突出观赏效果，形成春花烂漫、夏季浓荫、秋叶金黄、冬姿俏丽的四季植物景观；有35.65%的市民认为长安街道路绿化应庄严大气并凸显北京历史文化名城的特点；市民对增加休息设施和注重绿化景观与沿线建筑物等的整体协调的需求相对较低，分别为22.96%和16.20%。

3. 生态环境建设

生态环境建设的公众满意率为78.09%。有66.67%的市民认为园林绿化最突出的生态功能为降低PM2.5、防污染、降低热岛效应；有30.74%的居民认为园林绿化可以改善土壤与水体环境。在城市森林建设方面，有49.98%的市民希望增加长寿、高大的乔木树种；有38.61%的市民选择增加为小动物提供隐蔽空间的灌木；有36.48%的市民选择增加为动物提供水源的小型湿地；有17.31%的市民认为应增加食源植物；有16.30%的市民认为应注重绿地的连通性。在丰富动植物多样性方面，有52.22%的市民建议增加造林绿化面积，为鸟类、动物提供更多的栖息地；有48.33%的市民建议栽植浆果类、坚果类植物，为动物、鸟类、昆虫提供食物来源；有31.76%的市民认为应加强动植物保护宣传工作，提高公民环保意识（见图3）。

4. 古树名木保护

古树名木保护的公众满意率为78.16%。有51.11%的市民认为，提高日常养护管理水平，落实有害生物防治、施肥、自然灾害防范等日常工作比较重要；有38.06%的市民建议做好支撑加固、树体修复等抢救复壮工作以消除古树安全隐患；有35.37%的市民认为应完善古树名木保护管理、评价标准等法规体系；有27.87%的市民认为应设立保护标志、增加保护措施；有14.72%的市民认为通过加强宣传、介绍古树名木相关历史文化，可以提高公民对古树名木的保护意识。

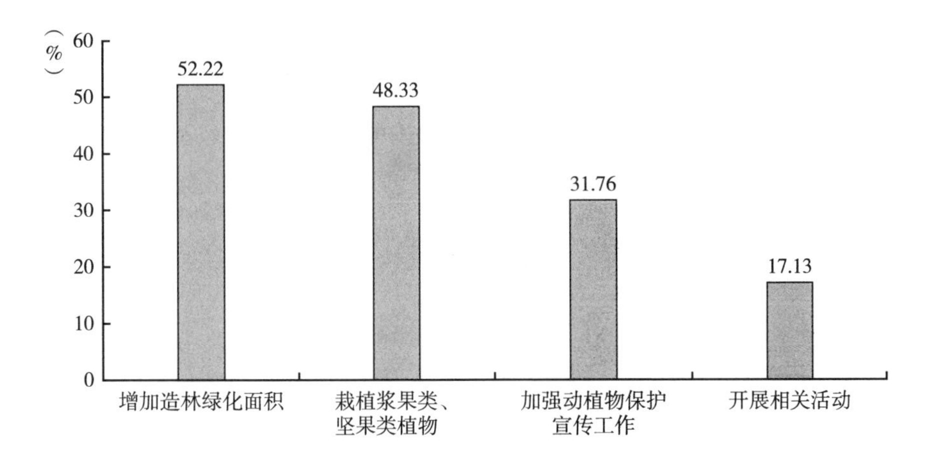

图 3　北京市民关于丰富野生动植物多样性的建议

5. 绿化空间规划

绿化空间规划的公众满意率为 80.91%。在中心城区，有 52.78% 的市民认为中心城区应见缝插绿、建设市民身边的小型公园；有 40.09% 的市民希望加强老城街巷胡同的绿化美化；有 34.26% 的市民希望补充建设以自然生态景观为主的城市森林；有 13.98% 的市民希望打造绿化精品街区（见图 4）。在城市副中心，有 54.63% 的市民认为城市副中心应增加综合休闲公园

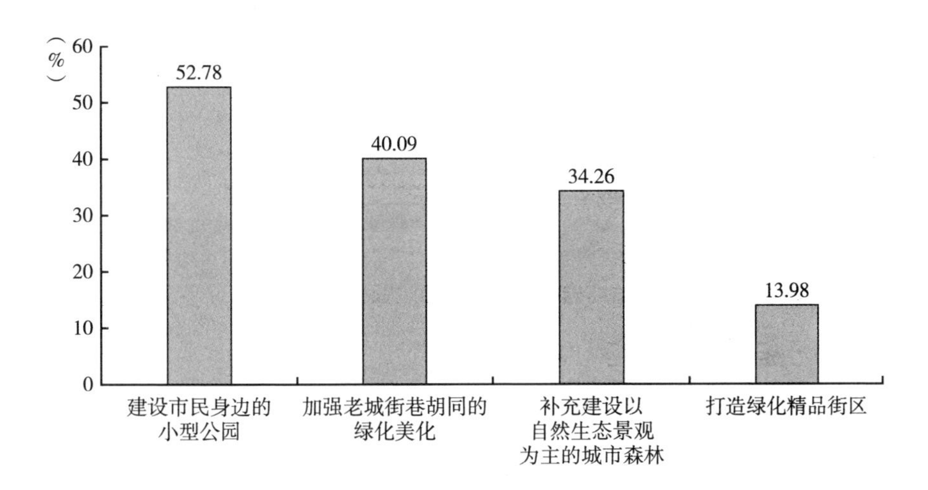

图 4　北京市民关于中心城区重点补充绿化的建议

数量，满足市民的休闲游览需求；有近四成的市民希望打造符合城市副中心定位的标志性、精品园林景观；有31.94%的市民希望加宽加厚道路沿线绿化，丰富道路两边的植物数量。在拆迁腾退空间的利用方面，有67.41%的市民认为疏解整治和背街小巷治理腾退后的空间应优先补充建设城市绿地；有33.80%的市民认为应优先补充建设便民设施。

6. 园林绿化管理

园林绿化管理的公众满意率为73.69%。在调查的园林绿化管理满意率各项指标中，园林绿化整体感知满意率最高，为78.75%；重大节日景观设计和园林绿化建设成果满意率分别为78.45%、76.15%（见图5）。在园林绿化季节性问题方面，市民认为春季杨柳飞絮较之前相比明显减少，满意率最高，为80.29%；对夏季可遮阳的庭荫植物、秋季的枯枝落叶、冬季景观等问题的满意率分别为72.23%、69.41%、68.22%。在园林绿化建设成果方面，市民认为空气改善情况（雾霾减少，蓝天变多）最为明显，满意率为78.19%；其次，市民对公园数量的增加（76.03%）和小区内、道路两旁、社区周边的绿化面积的增加（75.90%）比较满意。

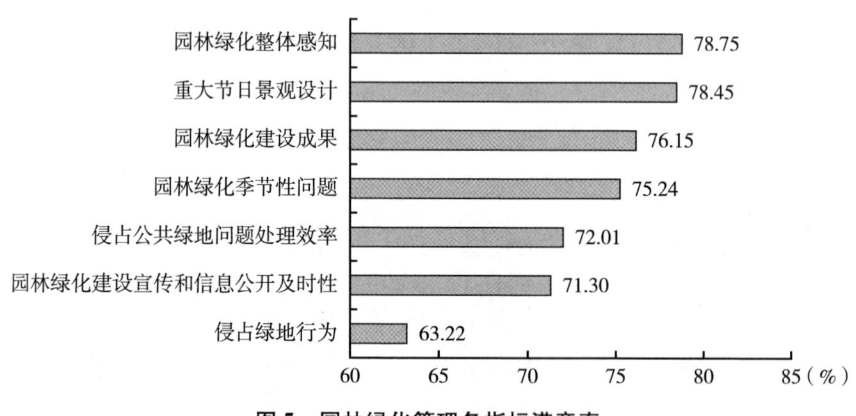

图5　园林绿化管理各指标满意率

在园林绿化日常管理方面，近一半的市民认为园林绿化管理不存在问题，其余市民认为园林绿化管理存在绿植修剪不及时、绿植枯死缺株、园林绿化垃圾清理不及时等问题（见图6），有27.87%的市民认为公园座椅脏污破损问题较为常见。在公众参与方面，有 60.37% 的市民愿意积极参与相关调查，并对城市园林的规划建设提出需求建议；有 39.17% 的市民希望通过参与义务植树造林、爱鸟日宣传等公益活动来参与城市园林绿化建设；有 32.04% 的市民希望参加志愿者服务；有 23.08% 的市民愿意认领认养树木；另外，市民也表示愿意捐款出力，共同推动城市园林绿化建设。

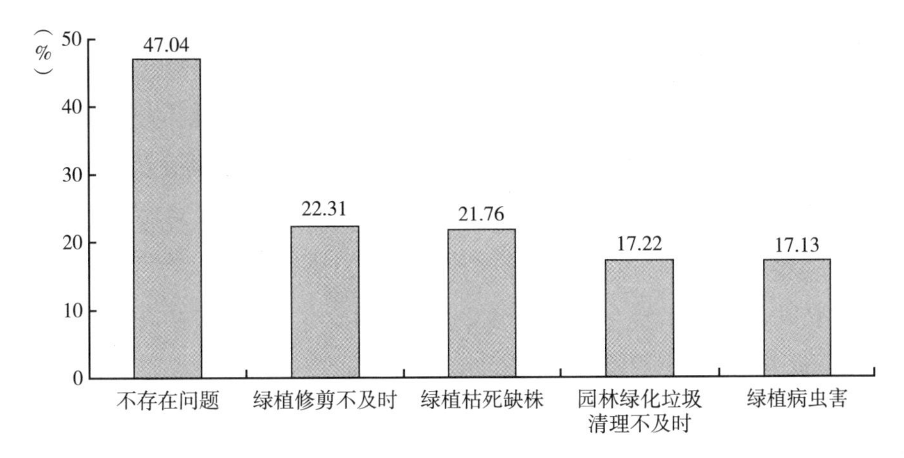

图 6　园林绿化日常管理存在的问题

二　调查反映出来的问题

（一）公园绿地总量不足，公园500米服务半径覆盖率不高

绿化空间规划指标调查显示，有 52.78% 的市民认为中心城区应见缝插绿、建设市民身边的小型公园；有 54.63% 的市民认为城市副中心应增加综合休闲公园数量，满足市民的休闲游览需求；并且有 67.41% 的市民认为疏解整治和背街小巷治理腾退后的空间应优先补充建设城市绿地，如公园、城市森林、用于骑行运动休闲的绿道等。增加公园绿地数量是市民的首选。公园离家距离调查显示，只有 24.44% 市民认为离家 500 米后可到达公园，而有 26.71% 的市民认为公园离家距离超过 1000 米。对社区周边现有的公园满意度调查显示，市民普遍反映社区周边公园数量少、密度低、可达性差，

“走到哪里都是住宅区、商场、写字楼，找到适合散步的地方比较困难”，市民对社区周边公园离家距离满意率较低。

（二）公园绿地生态服务功能不强，生物多样性不丰富

市民对冬季景观单调、常绿植物较少反映最强烈，满意度只有68.22%；同时，有48.98%的市民希望在城市森林的建设中增加长寿、高大的乔木树种；有58.15%的市民希望道路绿化树种选择抗空气污染能力强、保持水土且美化环境的生态树。在生物多样性方面，只有10.49%的市民认为目前的公园绿地能保护生物的多样性。对野生动物和植物种类和数量的满意度，低于道路绿化、古树名木保护、绿化空间规划、公园建设等指标，市民对城市的生物多样性不认可。另外，有52.22%的市民希望增加造林绿化面积，为鸟类、动物提供更多的栖息地，有38.61%的市民希望能增加灌木，为小动物提供隐蔽的空间，有36.48%的市民希望能增加为动物提供水源的小型湿地（见图7）。

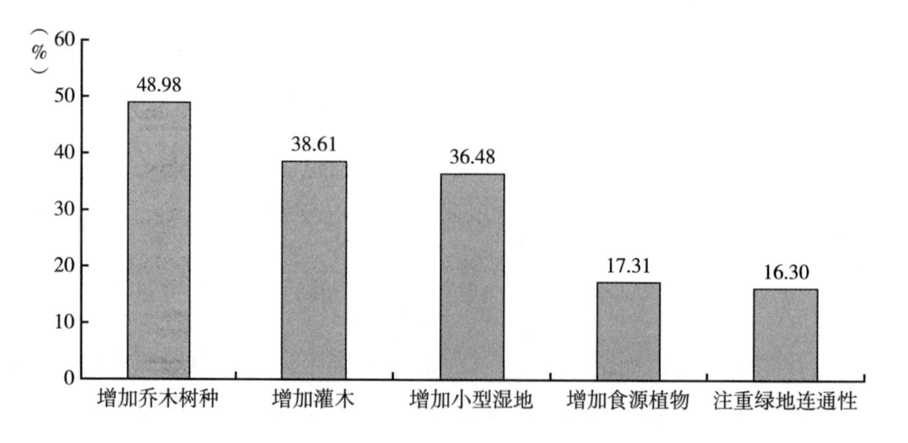

图7　市民城市森林建设的关注点

（三）公园的配套设施不足，服务管理有待加强

在公园建设的各项满意率指标调查中，公园管理和娱乐餐饮的评价相对较低，为76.45%、73.42%。在公园管理方面，主要表现为游客践踏草坪、

在禁止游泳地区游泳、公园外来商贩非法经营叫卖等不文明现象；在娱乐餐饮服务方面，主要表现为餐饮服务少，市民对娱乐餐饮供应明码标价、干净卫生以及文明经营等方面有意见。公园的配套设施的建设和管理亟须加强。在公园建设管理提升调查中，有45.65%的市民希望加强公园服务配套设施建设，对陈旧设施（座椅、路灯、道路）进行修缮更新（见图8）；在提升郊野公园服务功能方面，有45.74%的市民希望增加郊野公园的配套设施，认为郊野公园不仅配套设施缺乏，而且已有的设施由于种种原因无法发挥服务功能，如“垃圾桶太少，垃圾清理不及时”“路标指示牌过少”“公厕不方便找到”等。

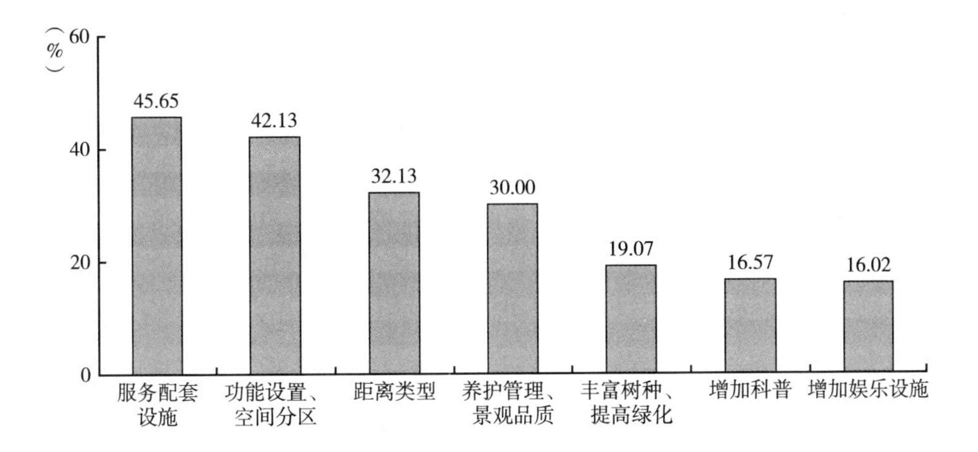

图8　市民对公园提升工作的建议

（四）公园绿地的精细化管理水平有待提高

调查显示，在公园绿地的养护管理方面，有22.31%的市民反映绿植修剪不及时，特别是市民反映乘坐公交车（尤其是双层公交车）经过树木繁茂的路段，经常会有道旁树枝剐蹭车顶和车窗的现象，存在一定的安全隐患。在公园绿地的设施维护管理方面，有27.87%的市民认为座椅脏污破损问题较为常见，夏季树木的一些油性分泌物，污染公交站台或者公园休息区座椅的问题比较突出。在古树名木养护方面，有51.11%的市民建议提高日常养护管理水平，落实有害生物防治、施肥、自然灾害防范等日常工作；有38.06%的市民建议做好支撑加固、树体修复等抢救复壮工作，以消除古树安全隐患。

三　加强城市园林绿化建设管理的意见建议

（一）推进“留白增绿”，着力提高公园绿地500米服务半径覆盖率

把“留白增绿”作为优化城市空间布局，推动生态修复、城市修补的重要途径；作为践行人与自然和谐共生的自然观，落实城市战略定位，建设国际一流的和谐宜居之都的重要措施，全力推进。一是制订疏解腾退空间的总体利用方案，争取最大限度为群众多留绿色空间。对于疏解腾退出来的空间，除明确规划用途的土地严格落实规划建设外，其余的“留白”地块全部用于扩大绿色生态空间，实现“以绿看地”。二是在核心区，结合背街小巷治理和街区生态重塑，充分利用疏解腾退地和城市边角地、废弃地、闲置地，见缝插绿，优先补充建设一批口袋公园、小微绿地，提升全市公园绿地密度，扩大公园绿地面积，增强公园的可达性。三是下决心在核心区建设一批具有一定规模的综合性公园。将一道绿隔原有公园养护管理按照城市公园绿地的管护标准进行投资，增加完善公园配套设施，逐渐改造提升为综合性公园。对目前沿城市道路、城墙、滨水等两侧修建的狭长形绿地、封闭式小区及院所等建设的附属绿地、城市片林进行提升改造，扩大规模，修建游憩设施，使其具备公园绿地的功能。四是制定城市“第五空间”立体绿化支持政策，把屋顶绿化纳入绿色建筑标准，对符合技术条件的建设项目，把屋顶绿化和立体绿化与建筑同步实施。

（二）建设城市森林，着力提高城市生态服务功能，不断增强生物的多样性

森林是陆地上生物多样性最丰富、生态服务功能最强的生态系统。“让森林走进城市，让城市拥抱森林”是人们对美好城市生活的向往。一是制

订城市森林建设实施方案。结合实施新一轮百万亩造林行动计划，统筹谋划城市森林建设，每个区的城区至少要建成1处以上一定规模的城市森林，郊区各区在城区以外要建设1处万亩城市森林公园。二是用生态系统的理念营建城市森林。注重乡土树种的使用和保护原生森林植被，要以高大乔木为框架，以木本植物为主体，乔灌草相结合，形成复层混交结构。提倡近自然的森林和绿地养护，减少人为干扰，建设能够自维持的森林。要采用乔木、灌木、藤本以及地被植物等多层垂直混交的栽种模式，展示多维空间景观的丰富多彩。要以河流或沟谷作为野生动物的迁徙或栖息地，并建设半野化灌丛和草地作为人与动物的生态过渡区，甚至通过人为架桥建设自然林带，把被道路分割的林地连接起来，为动植物迁移提供走廊。三是应用海绵城市的理念，全面推进集雨型城市森林绿地建设。充分发挥森林湿地和公园绿地对雨水的吸纳、蓄渗和缓释功能，采取多种技术手段，加快建设雨水利用型森林绿地和雨洪调蓄型森林绿地；坚持林水相依的发展理念，把城市森林建设与水系治理、湿地恢复更紧密地结合起来，着力打造湿地森林、水岸森林。四是开展公园绿地土壤修复工作。通过更换黑土、引入蚯蚓等土壤动物，进行土壤改良，为微生物的生长提供良好条件。推进园林绿化废弃物资源化利用，让植物落叶归根，尽可能提高公园绿地植物群落的自我演替和自我修复能力。

（三）推行精细化管理，着力提高城市生态资源的管理能力

要像绣花一样管理好城市的绿色家居，改善人居环境，提高城市品质。一是实行“互联网+”管理，打造智慧园林。运用空间信息技术、物联网、大数据、云计算等新一代信息技术，建立生态资源“互联网+”管理系统，制定管理标准，明确每一个生态资源管理单元的管理措施、责任人。二是实行树木管理。把建成区内的14947万株树木的管理责任到人，浇水、施肥、修剪措施明确到位。对于重点街区的道路绿化树木，要重点管理。建立重点道路绿化树木备用苗圃，因特殊情况死亡的树木，要及时更换同一树种、同一年龄、同一规格的树木，保持街道绿化和景观的统一性。制定道路绿化树

木修剪标准，重点街区统一修剪，形成一街区一特色。三是实行古树名木重点管理。按照“一树一策、一树一档”的原则，制订有针对性的保护复壮方案，加大古树名木的保护复壮力度。

（四）完善生态资源保护政策，着力提高城市绿色发展和高质量发展水平

一是完善绿化隔离地区生态资源管理政策。明确绿隔地区现有生态资源用地属性。规划为绿地的，要加快推进土地征收，并按城市公园的标准提升改造原有公园。规划为林地和耕地的，要明确公园建设园路、铺装、配套设施、管理服务建筑面积占比（分别占公园用地陆地面积的比例），统一建设标准。借鉴深圳的经验，推广朝阳区的管理模式，成立公园管理机构，明确管理责任主体，统筹管理各个公园，切实理顺管理体系。二是完善公园绿地行政执法机制。在加强公园绿地行政执法的同时，建议构建市、区两级城管执法部门向园林绿化部门派驻专门机构、双重管理的执法体制，突出执法的专业性、技术性。三是完善资源保护制度。建立严格的绿线管理制度，把更多的绿地划入城市绿线，并建立一批永久性公共绿地。要借鉴伦敦、东京、上海等国际城市制定专门法规的经验，研究制定公园环公园管理办法，严格保护绿隔地区的生态资源。

B.3

北京市垃圾分类的现状、问题及建议

梅家伟*

摘 要： 党的十九大提出建设美丽中国，垃圾分类行动是贯彻落实新发展理念的重要举措。北京作为首善之都，其开展垃圾分类的经验和做法对全国具有重要的指向作用。从北京市开展垃圾分类的迫切性，以及电话问卷调查的情况来看，当前北京垃圾分类存在的问题是：垃圾分类的制度基础薄弱、市场机制尚未形成、源头减量缺乏有力的政策支撑、居民习惯尚未形成、示范片区创建工作处于制度覆盖推广阶段、居民生活垃圾混装混运现象并存、快递包装一次性用品源头减量措施统筹不够。推动北京市垃圾分类实践，要依托社会治理、财政政策、现代科技、执法强制、检查考核、法制保障六大手段，着力做好构建垃圾分类减量制度体系、培养居民垃圾分类习惯、健全垃圾分类的市场运行机制、形成垃圾分类多元共治格局、加强垃圾分类的法治建设，典型引路、以点带面，推进垃圾分类工作，加大垃圾分类宣传力度。

关键词： 垃圾分类　健康环境　北京

垃圾分类行动是深入学习贯彻党的十九大精神、建设美丽中国、落实新发展理念的重要一环。自习近平总书记2016年12月21日在中央财经领导

* 梅家伟，硕士，中共北京市委研究室助理研究员，主要研究方向：社会治理、社会建设。

小组第十四次会议上强调要普遍推行垃圾分类制度①以来，北京市高度重视并全力支持本市垃圾分类工作。2017年10月30日，北京市政府办公厅印发了《关于加快推进生活垃圾分类工作的意见》（京政办发〔2017〕44号）（以下简称《意见》），同时发布了《北京市生活垃圾分类治理行动计划（2017—2020年）》。其内容涉及体制机制建设、创建示范片区、大类分类管理、开展宣传动员、政策资金保障等多个方面，对全市各委办局和各区提出了明确的要求和目标，是推进垃圾分类工作的纲领性和指导性文件。根据这两个文件提出的工作目标，到2020年底，北京市将基本实现公共机构和相关企业生活垃圾强制分类全覆盖，全市垃圾分类制度覆盖范围达到90%以上，进入垃圾焚烧和填埋处理设施的生活垃圾增速控制在4%左右；垃圾分类相关制度和标准体系基本建立，市民基本养成垃圾分类习惯，垃圾处理减量化、资源化、无害化水平明显提高。

作为较早开展垃圾分类的超大城市，北京的经验和做法对于推动垃圾分类在全国更好展开，具有十分重要的指向作用。本文将从成本角度出发，深入分析北京市开展垃圾分类的迫切性，进而结合电话问卷调查，剖析北京垃圾分类的现状和问题，并提出相应的意见建议。

一　北京市开展垃圾分类的迫切性

近年来，北京市的城市垃圾清运量不断提高，生活垃圾清运量从2005年的454.6万吨增长到2014年的733.8万吨，生活垃圾焚烧量也由2005年的7.4万吨迅速增至2015年的156.1万吨，垃圾处理和由此带来的环境污染压力剧增。

目前，垃圾焚烧是北京市处理生活垃圾的重要途径，但这种做法不仅需要付出高昂的经济成本和社会成本，而且会给环境带来“不可承受之重”。

① 《中央财经领导小组第十四次会议召开》，中国政府网，http：//www.gov.cn/xinwen/2016－12/21/content_5151201.htm，最后访问日期：2019年9月1日。

根据中国人民大学国家发展与战略研究院对北京市目前运营的三座焚烧厂和规划中的八座焚烧厂的生活垃圾焚烧社会成本进行的研究和评估显示，北京市生活垃圾焚烧全过程的总成本高昂，其中包括财政补贴、健康损失、灰渣处理补贴等在内的社会成本巨大，占生活垃圾全生命周期全部成本的重要部分。

（一）经济账不划算：垃圾焚烧总成本高，焚烧处置的社会成本受忽视

根据相关测算，北京市目前垃圾管理全过程的总成本为1904元/吨，其中既包括收集转运过程产生的成本1164元/吨，也包括焚烧造成的社会成本740元/吨。而在焚烧处置的社会成本中，二噁英致癌健康损失415元/吨，电价补贴、底灰处理补贴、税收优惠等在内的各类补贴325元/吨，共占据了总成本的38.9%。这些成本通过公共补贴和健康损失转移到公众身上，在决策时往往受到忽视，不仅容易让政府形成对“低价”焚烧的过度依赖，而且刺激了焚烧企业对垃圾增量和扩张投资的需求，造成政府公共投资过程中的决策扭曲。

（二）环境账不划算：新建垃圾焚烧厂，将加大环境污染风险

相关数据显示，仅2018年，北京就有8座焚烧厂投入运行。据测算，这些新建焚烧厂将推动全市二噁英浓度进一步提高，每年由于焚烧垃圾致癌人数将可能达到1157人，造成社会健康损失达81.85亿元，即每吨垃圾产生的健康成本为1370元，远高于今天的415元/吨。由于这些焚烧厂建立后将长期运行，可能变成城市中的持久性污染源，控制污染、维护健康的目标将无从实现。

由于北京市现有的生活垃圾分类工作尚未很好展开，运往焚烧厂的垃圾往往只是经过转运站的简单筛分，不仅产生量大、增长量大，而且有厨余比例大、含水量大、发热量低、资源回收率低等特点。根据相关测试，如果采用垃圾源头分类，将会有效降低焚烧处置的社会成本和垃圾全过程处理的总

成本。一方面，厨余等垃圾的减量，将有效减少垃圾的含水率和含氯率，降低二噁英排放量，由此带来的渗沥液处理成本、辅助燃料成本、健康损失成本降低，将使每吨生活垃圾焚烧社会成本降低 154.73 元，降幅达到 21%。另一方面，通过焚烧处置成本的降低、收运成本的降低以及资源回收创造的价值，原来每吨垃圾处理的全过程成本可以降低 1157 元，至 747 元，各类的成本均降低至原来的 1/3 左右。

可见，实施垃圾源头分类，有利于降低垃圾处理的社会成本和总成本，为北京带来巨大的经济社会价值和生态环境价值。通过垃圾分类而节约下来的成本，可用于支持生活垃圾分类回收的法律法规建设、政策研究、宣传教育、设施建设、设备购置以及运行维护等，带动资源再利用和环境保护的良性循环。因此，垃圾分类减量既是减少公共财政支出的理性选择，也是打赢首都蓝天保卫战的必由之路。北京在垃圾处理问题上，必须紧紧牵着分类减量这个“牛鼻子”，坚定实施源头分类的减量政策，降低焚烧量，直至实现“全分类、零焚烧”。

二　北京市垃圾分类基本情况

在行动计划正式施行一段时间后，我们于 2018 年 4 月，通过电话问卷的形式，对全市垃圾分类实施情况及居民遵守情况进行了摸底调查，具体结果如下。

（一）垃圾分类行动实施效果堪忧，仅一成多居民认为效果很好

从调查结果来看，北京市垃圾分类行动的实施效果并不尽如人意，仅有 14.0% 的受访者认为垃圾分类行动的实施效果较好。有近四成（39.9%）的受访者认为垃圾分类行动实施效果一般。此外，有 27.3% 的受访者认为所在社区的垃圾分类行动完全没有效果。甚至有 16.5% 的受访者表示没有听说过垃圾分类行动（见图 1）。

分区来看，核心区垃圾分类行动实施效果相对较好。东城区有 20% 的

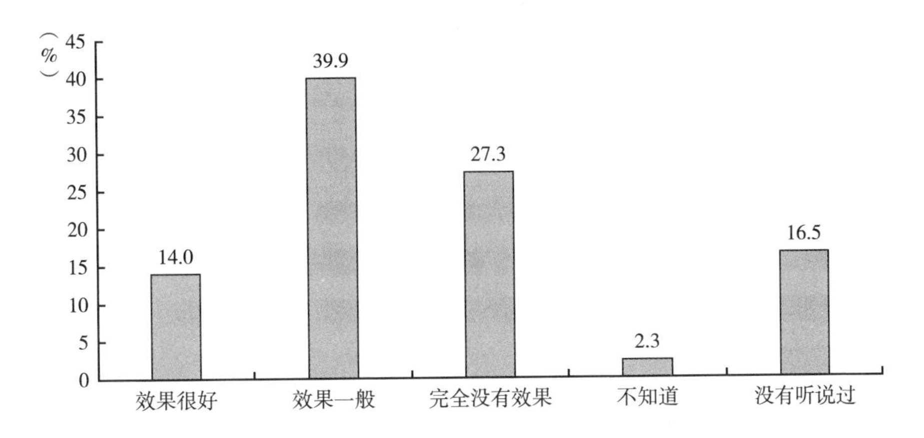

图1　垃圾分类行动实施效果

受访者认为所在社区垃圾分类实施效果很好，满意度全市最高。西城区受访者认为所在社区垃圾分类完全没有效果的占21.3%，为全市最低。但值得注意的是，东城区有38%的受访者认为所在社区垃圾分类完全没有效果，这个比例在全市也是最高，居民评价趋于两极。

朝阳区和海淀区的实施效果相对要差一些，分别仅有11.8%和11.7%的受访者认为垃圾分类实施效果很好。另外，这两个区的受访者认为所在社区垃圾分类完全没有效果的分别占31.4%和29.6%，仅次于东城区，高于其他各区。

在垃圾分类宣传方面，东城区宣传工作做得较好，仅有14.0%的受访者没有听说过垃圾分类行动。丰台区则有近1/5（19.7%）的受访者表示没有听说过垃圾分类行动，宣传工作有待提升（见图2）。

（二）居民遵守垃圾分类的情况不佳，有近七成受访者认为只有少数人遵守或者无人遵守

从整体来看，受访者普遍认为目前北京市居民遵守垃圾分类的情况不太理想。有42.6%的受访者认为所在社区垃圾分类遵守的人不太多，还有27.0%的受访者认为所在社区基本无人遵守垃圾分类。认为所在社区居民普遍遵守的受访者仅占25.1%（见图3）。

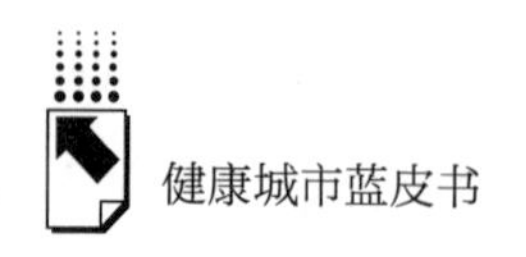

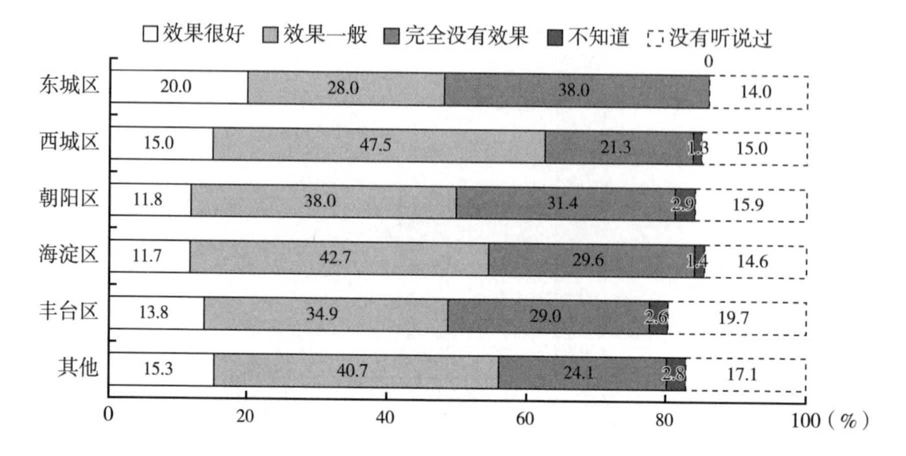

图 2　各区垃圾分类行动实施效果

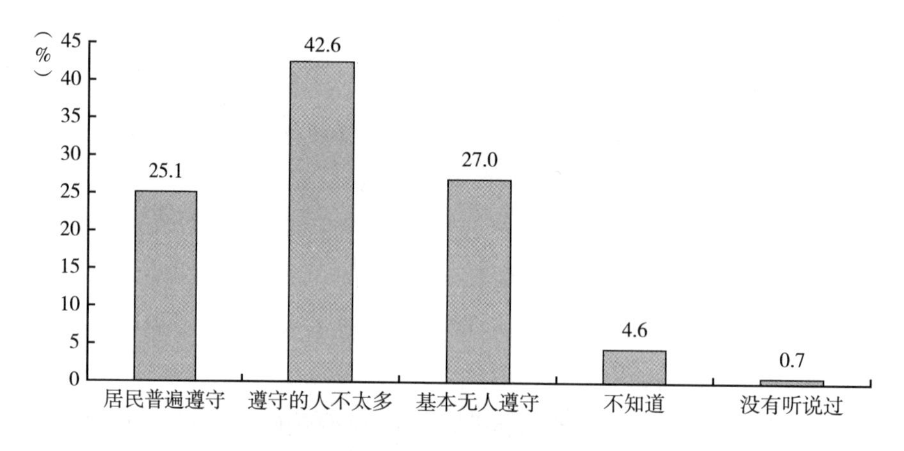

图 3　居民遵守垃圾分类情况

分区来看，东城区的垃圾分类行动居民遵守情况相对较好。有近 1/3 的受访者（31.0%）认为所在社区居民普遍遵守垃圾分类。西城区居民遵守垃圾分类情况也相对较好，有超过一半的受访者（51.5%）认为遵守的人不太多。另外，西城居民认为所在社区居民基本无人遵守垃圾分类的比例为全市最低（23.5%）。

丰台区和朝阳区的居民遵守情况相对差一些，分别只有 21.3% 和 22.3% 的受访者认为本社区居民普遍遵守垃圾分类，在全市处于较低水平。

同时，丰台和朝阳分别有 29. 5% 和 29. 1% 的受访者认为所在社区内基本无人遵守垃圾分类，高于其他各区（见图 4）。

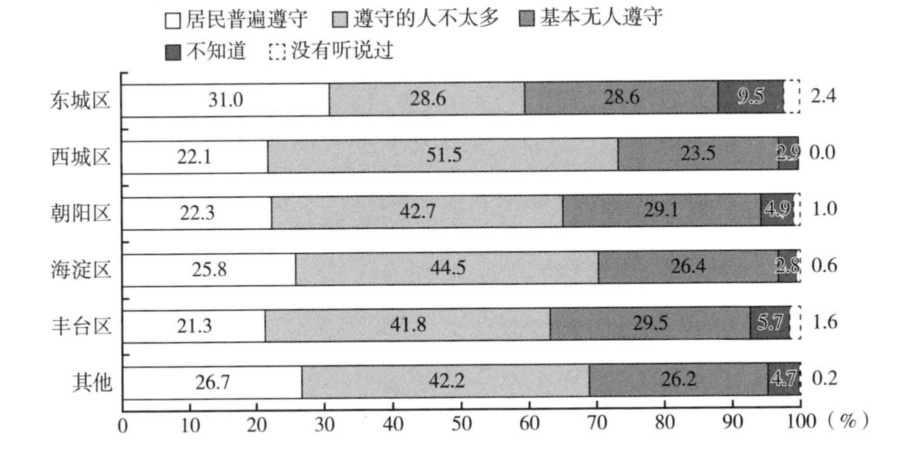

图 4　各区居民遵守垃圾分类情况

三　北京市垃圾分类方面存在的问题

电话问卷调查结果暴露出北京市在垃圾分类方面还存在不少问题，还有很长的路要走。从实际情况来看，在促进源头减量和强化生活垃圾分类方面北京市还存在以下问题。

（一）全民参与垃圾分类的制度基础依然薄弱

目前，北京市已有的法规中规定了生活垃圾分类管理责任人的责任和罚则。但是，物业等管理责任人对居民个人参与垃圾分类缺乏有效的管理手段，压力传导不够。对居民个人参与垃圾分类只有鼓励和倡导，缺乏约束和强制，导致垃圾分类居民参与率增长缓慢。同时，居民源头垃圾分类质量不高，影响到末端资源化处置。

（二）垃圾分类的市场机制尚未形成

提高厨余垃圾和可回收物分出量，是实现垃圾减量的主要途径。其中可回收物作为垃圾分类的基本品类，具有废物和资源双重属性。由于生活垃圾和再生资源尚未实现真正“两网融合”，专业规范的回收企业与“低、小、散”的游商在市场竞争中不具备优势，导致回收渠道不畅通，需要在垃圾向资源转换的过程中，城市管理部门和市场管理部门共同发力，建立基于市场机制的可回收物专营政策，在规范收运环节的许可方式，再生资源分拣中心的设施规划、项目投资机制、运营管理模式，以及对分拣后形成的再生资源的市场监管政策等方面加以明确。

（三）垃圾源头减量还缺乏有力的政策支撑

不论是落实生产者责任延伸，还是污染者付费，既涉及中央政府和地方政府的权限划分，又涉及相关政府部门的协同机制建立。目前仅依靠城市管理部门的呼吁、倡导和宣传，难以形成贯穿生产、流通、消费各领域的综合政策。在这个方面，发达国家普遍采用的包装物押金返还等垃圾源头减量措施，尚未成为相关部门的研究和关注重点，在北京市应用还缺乏有力的政策法规支撑。

（四）垃圾分类尚未成为居民的普遍行动和生活习惯

目前，北京居民分类投放的自觉性和参与率仍然较低，对厨余垃圾的准确投放率仅有两成。居民垃圾分类还处于“理念上认同，行动上滞后”的阶段。

（五）垃圾分类示范片区创建工作还处于制度覆盖推广层面，与实际覆盖差距较大

我们从北京市城管委提供的开展垃圾分类示范片区创建工作小区名单中随机抽查了7个区的12个居民小区，其中厨余垃圾分出率较好的5个小

区，基本靠的是“绿袖标”的现场督导和二次分拣，人力成本较高。垃圾分类如果没有更加广泛的群众参与，就会出现“试点成功，推广困难”的现象。

（六）居民生活垃圾分类不到位和混装混运现象并存

一方面，混装混运现象影响了居民开展垃圾分类的积极性；另一方面，居民垃圾分类不到位，也影响了分类收运和分类处理的效果，造成了垃圾投放主体和收运主体之间互不信任、互相推责的恶性循环。

（七）关于快递包装回收和限制一次性用品使用等源头减量措施统筹不够，没有得到落地推广

现有的源头减量政策制度，由于缺乏政府相关部门之间的协同机制和实施的具体措施，难以贯穿落实到生产、流通、消费等各个环节中去。

四　推动垃圾分类的六个主要手段

面对各种问题和调整，北京市在坚定不移推动垃圾分类的实践中，逐渐总结出六大手段。

（一）社会治理

垃圾分类是实现社会治理的重要内容，社会治理是促进垃圾分类的重要手段。为凝聚社会治理合力，全市共招募垃圾分类宣传员、指导员、分拣员、监督员和楼门长等专职和志愿人员 27869 人，充实了基层动员力量。东城区将垃圾分类工作纳入百街千巷环境整治提升项目，发动街巷长和小巷管家参与垃圾分类共计 2600 余次。同时，北京积极创立垃圾分类的形象品牌，面向全市中小学生征集产生了北京市垃圾分类代言人——章鱼宝宝“分小萌”卡通形象，载有“分小萌”卡通形象的垃圾分类公益平面广告、宣传片、系列动画，在各类媒体投放，形成了良好的社会效应。

（二）财政政策

2018 年，北京市相关部门印发了《北京市生活垃圾处理调控核算平台资金核算管理办法》和《北京市生活垃圾分类、减量以奖代补资金管理办法》。具体有以下举措：一是对生活垃圾处理调控核算平台的“数据统计、物流调控、资金结算和督查考核”统筹功能进行了优化，要求今后各区的垃圾处理费都通过市级平台结算。二是对落实“分类垃圾少收费、混合垃圾多收费”原则，扩大收费价差，对厨余垃圾给予 300 元/吨补助和进入市级设施的混合垃圾提价到 400 元/吨的政策予以明确。三是对各区垃圾减量部分，给予 100 元/吨的市级以奖代补；同时，鼓励各区在市级以奖代补的基础上，由区级对示范片区的减量部分额外给予以奖代补，提高基层垃圾分类减量的积极性。四是明确了示范片区创建达到考核验收标准规定的优秀和合格档次的，分别给予每个示范片区 300 万元和 240 万元的以奖代补。一方面明确资金是分三年给付，目的是让示范片区的创建成果得以巩固，让居民真正养成垃圾分类习惯，而不是一阵风式的搞运动；另一方面是鼓励区级对示范片区创建过程中示范引领作用突出的社区（村），在奖励政策上给予倾斜。五是暂时保留 100 元/吨的垃圾焚烧补贴，以鼓励各区加快推进设施建设，缓解目前全市垃圾处理运行紧平衡、缺弹性的状况。六是已建立全流程精细化管理（排放登记）系统的街道（乡、镇），且通过市级验收的给予一定的市级资金补助。

（三）现代科技

按照“一图、一库、一网”的标准化设计，北京市搭建起市 - 区 - 街 - 企业四级联动的生活垃圾治理全流程精细化管理系统，通过对小区垃圾桶、垃圾篓、转运车辆加装身份识别和称重计量设备，利用信息化数据传输、物联网技术应用以及信息采集平台，实现对垃圾产生主体（居民小区、餐饮单位、党政机关、商场、写字楼等）各类垃圾的全流程实时监管，实现各类垃圾产生主体的排放量统计，垃圾分类效果监控，为全市垃圾分类精细化管理提供了支撑，为全市垃圾分类财政资金支付提供了依据，为下一步实现全市设施布局、物流调控、成本控制、垃圾付费奠定了数据基础。目前，该系统已在延庆区百泉街道、东城区崇外街道和建国门街道、怀柔区泉河街道、丰台区东高地街道、石景山区八宝山街道、西城区新街口街道、海淀区海淀街道苏州桥西社区等开始推广并应用。

（四）执法强制

为更好促进垃圾分类，北京市制定了《生活垃圾分类联合执法检查工作方案》，建立市区街三级执法体系。自2017年以来，全市城管执法系统对1.7万家单位开展强制分类执法检查，宣传教育1800余起，对生活垃圾乱堆乱放、违规倾倒等行为，累计立案处罚8105起，罚款1134.3万元。

（五）检查考核

为确保示范片区创建实现预期的目标，北京市制定了垃圾分类示范片区创建验收标准《垃圾分类示范片区创建验收考评办法（试行）》，明确了示范片区创建的工作流程和验收考评标准，督促推动各区主动开展垃圾分类示范片区创建工作。同时，出台《垃圾分类日常运行管理检查考评办法（试行）》，按照“日抽查、月报告、季考评、年汇总”的方式，对各区基础管理情况进行检查考评，综合每月运行管理检查结果及自查管理情况定期通报。

（六）法制保障

北京市人大主动开展《北京市生活垃圾管理条例》执法检查工作，邀请人大代表和政协委员听取全市垃圾分类工作进展汇报，调研党政机关、餐饮单位垃圾强制分类工作，考察社区和农村地区垃圾分类治理情况。目前，《北京市生活垃圾管理条例》修订工作已列入“2018～2020年立法规划”，将同步完善垃圾分类管理配套制度，为普遍推行垃圾分类制度奠定法治基础。

五 关于进一步做好北京市垃圾分类工作的建议

垃圾分类是一场持久战，不可能一蹴而就。北京市在继续用好六大手段的基础上，还要着重做好以下工作。

（一）着力构建垃圾分类减量制度体系

1. 建立权责一致的分类回收管理部门

应以节约资源使用、减少废弃物产生、促进物质回收再利用、实现可持续发展为主线，确定环保部门为生活垃圾减量和资源回收负责部门，改变当前有关部门“运动员”和“裁判员”不区分的尴尬局面。同时，应当基于生产者延伸责任制建立资源回收基金，建立多元开放、特许经营的资源回收利用网络。

2. 探索实施固定源排污许可制度

对生活垃圾焚烧厂实施固定源排污许可证制度，尤其是建立焚烧厂的二噁英等危险空气污染物的排污许可证制度，通过实施危险空气污染物的剩余风险评估，确保北京市二噁英类危险空气污染物的健康风险低于百万分之一，将额外的减量落实到排污许可证制度中。

3. 建立生活垃圾管理信息统计平台

建立生活垃圾管理统计信息平台，逐步推进信息公开。通过平台建设，综合统计生活垃圾管理的全生命周期物质数据、支出调查数据，统计全市各区生活垃圾特性数据。以平台建设促进社会对垃圾处理服务的监督，为资源回收基金政策、计量收费政策提供决策依据，方便市民查询相关政策信息，加强社会对源头分类和计量收费等政策的理解与支持，促进公众环保事业的发展。

（二）培养居民垃圾分类习惯

1. 用奖励涵养习惯

通过“绿色积分”“以物换物”、对垃圾分类表现突出的家庭及楼门折抵部分物业费等方式，增强居民主动进行垃圾分类的积极性。在此基础上，可尝试建立全市统一的积分管理制度，建立居民垃圾分类的信用账户，通过建立投放垃圾的行为约束机制，逐步改变居民随意投放垃圾的习惯。

2. 用教育塑造习惯

垃圾分类从娃娃抓起，将垃圾分类知识和要求纳入学前及义务教育课程体系，开展“小手拉大手”等社区共建活动，使学生和家庭成员垃圾分类情况与学校和社区形成“双反馈”，让孩子从小形成垃圾分类的意识和习惯。

3. 用制度改变习惯

抓好生活垃圾分类治理行动计划各项措施的落实和督察，建立和完善垃圾分类监管、奖励支持、责任追究等日常管理制度，改革小区垃圾清运费等税费机制。

（三）健全垃圾分类的市场运行机制

完善垃圾分类价格机制，试点探索餐厨垃圾全量收费改革。完善定额标准体系，实行事企分开，开放市场，建立国有企业与社会企业公平竞争的机制。按照准公益性定位，研究基于市场的再生资源专营政策，以及再生资源分拣中心的投资政策，打开通道，欢迎社会专业垃圾收购等力量参与垃圾分类工作，使愿意参与、有能力参与、规范参与垃圾分类的企业“进得来、收得着、出得去”。

（四）形成垃圾分类多元共治格局

习近平总书记强调：“垃圾分类工作就是新时尚。”① 目前，政府层面推动垃圾分类的力度很大，但仅依靠政府还远远不够。建议进一步发挥市场和社会的作用，形成自上而下和自下而上的双向推动，形成全民参与的共治机制。一是以社区党组织为领导核心，通过党建引领发动居民委员会，组织居

① 《习惯养成全民参与引领新时尚》，《法制日报》2019 年 6 月 12 日。

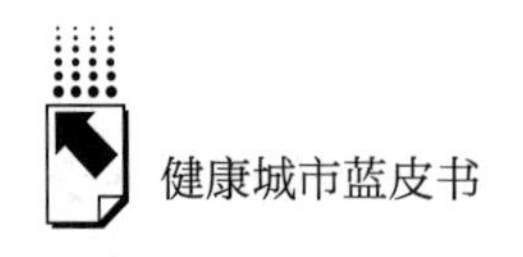

民参与垃圾分类。二是畅通社会组织的社区参与渠道，将垃圾分类纳入志愿服务行动，发挥“一长四员”日常的入户宣传、现场指导、投放监督作用，强化“绿袖标”的指导功能，弱化二次分拣功能。

（五）加强垃圾分类的法治建设

要严格落实《北京市生活垃圾管理条例》，进一步明确执法案由、执法依据和执法标准，完善执法文书，规范调查取证和自由裁量行为。健全垃圾分类日常执法检查机制，体现强制分类的强制性，加大对垃圾分类管理责任人未分类收集储存生活垃圾、将生活垃圾交由未经许可或者备案的企业和个人进行处置等违法行为的执法检查力度。严格查处收运企业“混装混运”行为，对情节严重的要逐出市场。强化管理与执法的联动，探索建立“不分类，不收运”的倒逼机制，对未实行垃圾分类或分类不符合要求的单位，管理部门要提出整改意见，对多次违规拒不整改的，拒绝收运并移交执法部门处罚。

（六）典型引路，以点带面推进垃圾分类工作

居民对于垃圾分类效果的评价两极化现象，部分是由垃圾分类示范片区带动作用不明显造成的。从 2017 年起，北京市开展了垃圾分类示范片区创建，取得了显著实效。目前，示范片区内居民垃圾分类执行情况相对较好，但未能对周边社区形成示范带动作用，导致区里区外大不一样，进而造成区里和区外居民的评价两极化。为此，建议在继续加强垃圾分类示范片区建设的基础上，进一步强化示范片区的辐射带动作用，采用结对子等方式促进示范区好的做法和经验向周边社区扩散，逐步形成典型引路、以点带面的工作格局，真正做到“墙内开花墙外也香”。

同时，要持续推动公共机构实施垃圾强制分类。各类公共机构要在垃圾分类方面做标杆、做表率。要持续深化市区两级党政机关及学校、医院等公共机构垃圾强制分类。推动商业办公楼宇、旅游景区、酒店等经营性场所开展垃圾强制分类。

（七）加大垃圾分类宣传力度

一方面，要充分发挥“一长四员”（楼门长，垃圾分类宣传员、指导员、分拣员、监督员）和社区志愿者的作用，积极开展入户动员和社区宣讲，带动更多社区居民投身垃圾分类行动。另一方面，要创新宣传方式，用好新媒体。在这个方面，北京市可借鉴其他城市的有益经验。例如，广州市城管委设立“广州市垃圾分类”微信公众号，定期向市民推送垃圾分类常识和垃圾回收相关便民信息，引起了不错的社会反响。宁波市鄞州区利用年轻人用户居多的抖音 App，制作并推送有关垃圾分类的短视频，很好地唤起了当地年轻人参与垃圾分类的积极性。

B.4

2017年北京市水与经济社会发展协调度评价

马东春　王宏伟　朱承亮　高晓龙　于宗绪*

摘　要： 对北京市2017年水与经济社会协调发展情况进行综合分析，特别是根据2005～2017年时间序列对水与经济社会协调发展程度进行研究可以看出，北京市水与经济社会协调发展程度经历了一个由“轻度失调”向“微度失调”演变的近“V”型过程，总体上仍处于失调状态，但2010年开始整体不断趋好，2017年延续了这种发展趋势，2017年协调度指数比上一年有4.8%的改善。随着发展，北京市水资源短缺与经济社会快速发展的矛盾将更加尖锐，不仅要解决历史欠账问题，而且面临新形势新要求。为此，建议适应新时代要求，加快治水观念理念转变；坚持“四定”原则，推进水资源精细化管理。

关键词： 水资源　协调发展　水资源承载力　北京

---

* 马东春，北京市水科学技术研究院副总工程师，博士，教授级高工、高级经济师、注册咨询工程师、水利部发展研究中心特约研究员，研究领域：生态经济、公共政策与水资源管理、水务发展战略等；王宏伟，中国社会科学院数量经济与技术经济研究所数量金融研究室主任、研究员、博士生导师，研究领域：科技政策与创新发展、水利经济、项目评估等；朱承亮，中国社会科学院数量经济与技术经济研究所，博士，副研究员，硕士生导师，研究领域：创新创业与经济发展；高晓龙，中国科学院生态环境研究中心在读博士研究生，经济师，研究方向：生态系统服务评价与规划、生态产品价值实现；于宗绪，河海大学水利水电学院在读硕士研究生，研究方向：水资源规划与水利经济。

一 引言

北京作为水资源匮乏的超大型城市，全市总面积为16410.5平方公里。多年平均降水量为585毫米。北京降雨时空分布不均和连旱连涝、旱涝交替发生。北京多年平均地表水入境水量为21.1亿立方米，出境水量为19.5亿立方米。2017年北京市降雨量为592毫米，人均水资源占有量只有137立方米，不足全国人均值的1/10和世界人均值的1/50。北京市水资源现状不容乐观，水环境和生态平衡受到严重威胁。要实现水资源与经济社会的协调可持续发展，就需要建立水资源与经济社会协调发展系统，坚持以水定城、以水定地、以水定人、以水定产，理性可持续发展。

水与经济社会系统之间不是彼此独立的，而是相互作用、彼此影响的。水资源系统支撑着经济社会系统的平稳运行，而经济社会系统通过投入、制约等途径反作用于水资源系统。[①] 水资源系统与经济社会系统之间的协调发展是以水资源承载力为基础的。

水与经济社会协调度是度量水与经济社会系统和系统内部要素之间在发展过程中彼此和谐一致的程度，体现了水与经济社会两大系统之间由无序走向有序的趋势，是衡量水与经济社会协调状况好坏程度的定量指标。研究区域的水与经济社会协调发展问题，对制定与水资源承载力相协调的区域经济社会发展战略，促进区域人口、经济、社会与环境的协调发展具有重要的意义。

2017年北京市水与经济社会发展协调度评价是在构建北京市水与经济社会协调发展评价指标体系的基础上，确定指标权重，通过核算水与经济社会协调度系数，在2005～2016年评价基础上，研究得出北京市2017年水与经济社会发展协调度。

① 彭静、廖文根：《水环境可持续承载评价方法研究》，中国水利水电科学研究院，2005。

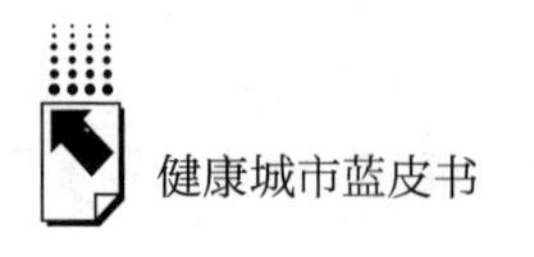

二 北京市水与经济社会发展协调度评价指标体系构建

（一）构建原则

水与经济社会协调发展评价指标体系应遵循科学性、系统性、独立性、相对性、可操作性等原则。

1. 科学性原则

根据系统结构和功能特征，科学地选择评价指标和评价方法，所选择的指标应能准确地反映北京市水与经济社会发展协调度评价体系的本质特征，运用科学的方法对各指标进行评级，得出评价结果，评价结果应能客观地反映各项评价指标的大小。

2. 系统性原则

北京市水与经济社会发展协调度评价指标体系的本质是评价水与经济社会协调发展程度，以及各子系统之间协调统一的互动关系。因此，其评价对象系统应是相对完整的水与经济社会系统，包含水资源系统和经济社会系统，以充分体现两大系统之间的相互影响和相互制约的作用。选取的指标应能综合反映水与经济社会协调发展程度以及影响其发展程度的主要因素。

3. 独立性原则

水与经济社会系统是一个相对开放的系统，始终保持着与外界动态进行物质、能量和信息的交换状态。从具有可操作性的角度出发，在进行协调程度评价时，假设所评判的对象是一个独立的系统，即在一定的时空范围内，确定该独立区域内水与经济社会协调发展的程度。

4. 相对性原则

北京市水与经济社会发展协调度评价结果，只是反映“协调程度”或“不协调程度”，不能以“协调”或“不协调”单纯进行衡量，评价结果也只具有相对意义，不具有绝对意义。

5. 可操作性原则

水与经济社会协调发展评价指标体系构建过程中选用的评价指标应现实可行，在充分考虑科学性和完备性的基础上，评价指标要结合基础数据的可得性、评价方法的适宜性、评价指标的简约性、评价结果的可比性等特点来进行选择。

（二）评价指标体系的构建

北京市水与经济社会发展协调度评价指标体系分为三级指标。一级指标分别为经济社会系统指标和水资源系统指标，一级指标细化为 12 个二级指标，整套指标体系一共包括 30 个三级指标。其中，经济社会系统指标体系主要反映北京市经济发展水平、经济结构转型升级、人民生活质量、社会保障、社会发展水平和人口状况等情况；水资源系统指标体系主要反映北京市的水资源禀赋条件、供水状况、用水结构和效率、生态环境保护、水利投入和防洪效果等情况（见表 1）。

表 1　北京市水与经济社会协调发展评价指标体系

<table>
<tr><th>一级指标</th><th>二级指标</th><th>三级指标</th><th>单位</th><th>指标性质</th></tr>
<tr><td rowspan="15">经济社会系统 A1</td><td rowspan="3">经济发展水平 B1</td><td>人均 GDP C1</td><td>元</td><td>正</td></tr>
<tr><td>城镇人均可支配收入 C2</td><td>元</td><td>正</td></tr>
<tr><td>农村人均纯收入 C3</td><td>元</td><td>正</td></tr>
<tr><td rowspan="4">经济结构转型升级 B2</td><td>第二产业占比 C4</td><td>%</td><td>正</td></tr>
<tr><td>第三产业占比 C5</td><td>%</td><td>正</td></tr>
<tr><td>高耗水产业占比 C6</td><td>%</td><td>逆</td></tr>
<tr><td>固定资产投资占比 C7</td><td>%</td><td>正</td></tr>
<tr><td rowspan="3">人民生活质量 B3</td><td>城镇居民人均住房建筑面积 C8</td><td>平方米</td><td>正</td></tr>
<tr><td>人均公园绿地面积 C9</td><td>平方米</td><td>正</td></tr>
<tr><td>每万人拥有公共交通运营车辆数 C10</td><td>辆</td><td>正</td></tr>
<tr><td>社会保障 B4</td><td>每千人拥有医院床位数 C11</td><td>张</td><td>正</td></tr>
<tr><td rowspan="2">社会发展水平 B5</td><td>城镇化率 C12</td><td>%</td><td>正</td></tr>
<tr><td>每万人拥有普通高等学校在校学生数 C13</td><td>人</td><td>正</td></tr>
<tr><td rowspan="2">人口状况 B6</td><td>常住人口 C14</td><td>万人</td><td>逆</td></tr>
<tr><td>常住外来人口占比 C15</td><td>%</td><td>正</td></tr>
</table>

续表

一级指标	二级指标	三级指标	单位	指标性质
水资源系统A2	水资源禀赋条件B7	人均水资源量 C16	立方米	正
		降水量 C17	毫米	正
		地下水埋深 C18	米	逆
	供水状况B8	供水总量 C19	亿立方米	正
		南水北调调水量 C20	亿立方米	正
		再生水供水占比 C21	%	正
	用水结构和效率B9	农业用新水量 C22	亿立方米	正
		人均年生活用水量 C23	立方米	正
		工业用水重复利用率 C24	%	正
		万元 GDP 水耗 C25	立方米	逆
	生态环境保护B10	重要水库河道湖泊水功能区水质达标率 C26	%	正
		生态清洁小流域水质达标率 C27	%	正
		环境用水量 C28	亿立方米	正
	水利投入B11	水利投资强度 C29	%	正
	防洪效果B12	洪涝灾害直接经济总损失 C30	亿元	逆

根据指标性质，可将指标分为正指标和逆指标。在 30 个三级指标中，仅高耗水产业占比、常住人口、地下水埋深、万元 GDP 水耗和洪涝灾害直接经济总损失 5 个指标是逆指标。需要说明的是，本研究之所以将常住人口作为逆指标，主要考虑的是北京大城市病问题，将常住外来人口占比指标作为正指标，考虑的是北京发展的开放包容性问题。

三 评价方法与数据来源

（一）权重与评价指数的计算

本文采用算术平均法。①

① 采用主成分分析法计算加权平均和采用简单算术平均所得到的结果没有显著差别。参见樊纲、王小鲁、朱恒鹏《中国市场化指数——各地区市场化相对进程 2009 年报告》，经济科学出版社，2010，第 255 ~ 256 页。

1. 根据指标不同属性，对数据进行无量纲化处理

对于正指标，计算公式为：

$$\bar{x_i} = \frac{x_i - \min(x_i)}{\max(x_i) - \min(x_i)} \quad （式1）$$

对于逆指标，计算公式为：

$$\bar{x_i} = \frac{\max(x_i) - x_i}{\max(x_i) - \min(x_i)} \quad （式2）$$

其中，max（x_i）为指标 x_i 的最大值，min（x_i）为指标 x_i 的最小值。经过处理后的各指标数值取值范围为［0，1］，指标数值越接近于1，则说明该指标得分越高；指标数值越接近于0，则说明该指标得分越低。

2. 计算各指标权重

各指标权重系数 W_i 的计算公式为：

$$W_i = \frac{\overline{x_i}}{\sum_{i=1}^{n} \overline{x_i}} \quad （式3）$$

3. 根据各指标权重，结合无量纲化数据，计算相关指数

指标 x_i 对应的指数值 Q_i 的计算公式为：

$$Q_i = x_i \times W_i \quad （式4）$$

则经济社会系统的评价指数 E（e）的计算公式如下（其中 m 表示经济社会系统包含的指标个数）：

$$E(e) = \sum_{i=1}^{m} (x_i \times W_i) \quad （式5）$$

水资源系统的评价指数 W（w）的计算公式如下（其中 k 表示水资源系统包含的指标个数）：

$$W(w) = \sum_{i=1}^{k} (x_i \times W_i) \quad （式6）$$

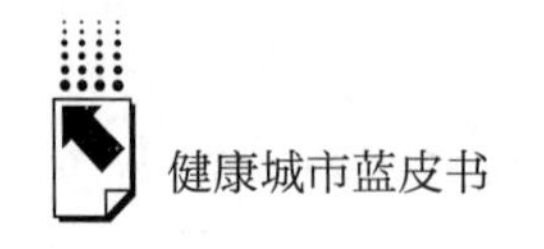

（二）协调度系数的计算

水与经济社会系统的协调度系数[①]计算公式如下（其中 D 为协调度系数，C 为耦合度，T 为经济社会系统和水资源系统的综合协调指数）：

$$D = \sqrt{C \times T} \tag{式7}$$

耦合是指 2 个或者 2 个以上的系统通过各种相互作用而彼此影响的现象，而耦合度则反映了系统之间彼此影响程度的大小。[②] 水与经济社会系统的耦合度计算公式如下：

$$C = \left\{ \frac{E(e) \times W(w)}{[E(e) + W(w)]^2} \right\}^{\frac{1}{2}} \tag{式8}$$

其中，C 为耦合度，处于［0，1］区间。当 C＝0 时，表明 2 个系统之间处于无关状态且发展方向和结构呈无序性；当 C＝1 时，表明 2 个系统之间达到了良性共振耦合且向有序方向发展。

T 为经济社会系统和水资源系统的综合协调指数，反映了两个系统之间的整体协同效应，计算公式如下：

$$T = aE(e) + bW(w) \tag{式9}$$

其中，a，b 为待定系数。本研究将经济社会系统和水资源系统看做两个平等的系统，不存在孰轻孰重的问题，故本研究取 a＝b＝0.5。

（三）数据来源及获取

所有原始数据均来源于 2006～2018 年的《北京统计年鉴》《北京市水务统计年鉴》《北京市环境状况公报》。相关研究表明，农林牧副渔业、食品制造业、纺织业、造纸和纸制品业、化学原料和化学制品制造业、黑色金

---

① 熊建新、陈端吕、彭保发：《洞庭湖区生态承载力系统耦合协调度时空分异》，《地理科学》2014 年第 9 期。

② 高翔、鱼腾飞、程慧波：《西陇海兰新经济带甘肃段水资源环境与城市化交互耦合时空变化》，《兰州大学学报》（自然科学版）2010 年第 5 期。

属冶炼和压延加工业、电力热力生产和供应业这七大行业属于高耗水行业，本文采用该七大行业增加值与GDP的比值核算高耗水产业占比。

四　结果与分析

（一）研究结果

为能更直观地展示北京市水与经济社会的耦合度和协调度，我们根据已有文献研究成果，并结合相关专家经验，将耦合度按照低水平到高水平的演进路径划分为4个等级（见表2），将协调度按照失调到协调的演进路径划分成了10个等级（见表3）。

表2　水与经济社会耦合度等级划分标准

等级	耦合度	耦合等级
1	0.0~0.3	系统处于低水平耦合阶段
2	0.3~0.5	系统处于颉颃阶段(不相上下,相互抗衡)
3	0.5~0.8	系统处于磨合阶段
4	0.8~1.0	系统处于高水平耦合阶段

表3　水与经济社会协调发展协调度等级划分标准

等级	协调度系数	协调等级	等级	协调度系数	协调等级
1	0.0~0.1	极度失调	6	0.5~0.6	微度协调
2	0.1~0.2	重度失调	7	0.6~0.7	初级协调
3	0.2~0.3	中度失调	8	0.7~0.8	中级协调
4	0.3~0.4	轻度失调	9	0.8~0.9	良好协调
5	0.4~0.5	微度失调	10	0.9~1.0	优质协调

本文计算出了2017年水与经济社会发展协调度系数为0.479，并根据协调度等级划分标准，也对2005~2017年北京市水与经济社会发展协调度进行了评估和判断，结果见表4。

表 4　2005～2017 年北京市水与经济社会协调发展程度

年份	耦合度 C	综合协调指数 T	协调度系数 D	协调程度
2005	0.498	0.430	0.463	微度失调
2006	0.500	0.373	0.432	微度失调
2007	0.500	0.320	0.400	微度失调
2008	0.499	0.316	0.397	轻度失调
2009	0.495	0.324	0.401	微度失调
2010	0.494	0.272	0.367	轻度失调
2011	0.498	0.282	0.375	轻度失调
2012	0.497	0.298	0.385	轻度失调
2013	0.497	0.318	0.397	轻度失调
2014	0.500	0.371	0.431	微度失调
2015	0.500	0.400	0.447	微度失调
2016	0.499	0.419	0.457	微度失调
2017	0.500	0.459	0.479	微度失调

（二）结果分析及讨论①

研究结果显示，2017 年与 2016 年相比北京市水与经济社会发展协调度趋好，改善度为 4.8%。总体来看，北京市水与经济社会系统的耦合度处于颉颃阶段。2005～2010 年，北京市水与经济社会发展协调度系数从 0.463 下降至 0.367，由“微度失调”到“轻度失调”；2010 年开始到 2017 年从 0.367 逐年上升至 0.479，由“轻度失调”转向“微度失调”。总体上而言，从 2005～2017 年北京市水与经济社会发展协调度处于不同程度的失调状态（见图 1）。

1. 2005～2010年，北京市水与经济社会协调度呈现下降趋势

总体来讲，在 2005～2010 年，北京市坚持“民生水务、科技水务、生态水务”的治水理念，水务体制机制逐步完善，基础设施建设规模不断扩

① 马东春、朱承亮、王宏伟、高晓龙、汪元元、王凤春：《北京市水与经济社会协调发展程度研究（2005～2015 年）》，载《北京水问题研究与实践（2018）》，中国水利水电出版社，2019，第 273～283 页。

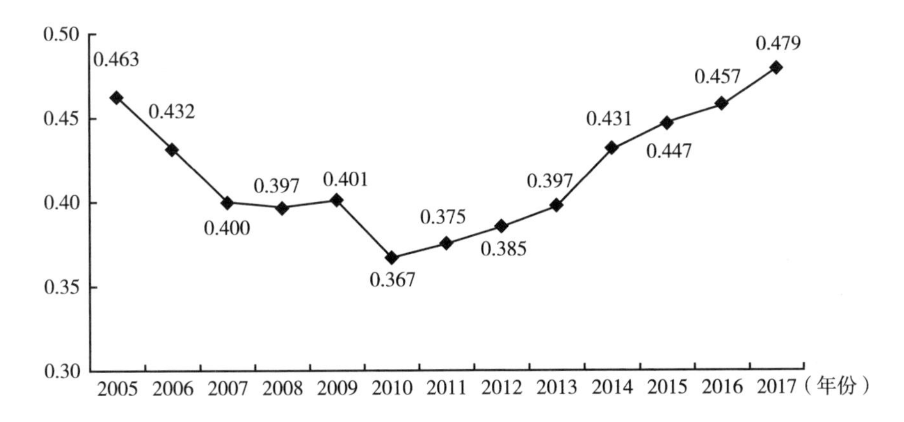

图1　2005～2017年北京市水与经济社会协调度系数演变过程

大，服务管理水平不断提升，水安全保障能力稳步提高。尽管如此，其间北京水务发展依然面临诸多难题。一是连续干旱和南水北调引江水进京推迟，水资源风险不断加剧，经济社会发展用水需求量刚性增长，水源安全得不到有效保障。二是上游来水骤减，地下水过度超采，部分河湖水体污染，无力保证水生态安全。三是防洪、供水、排水等水务基础设施建设仍显滞后，服务和保障能力严重不足。四是行业指导与监督机制不健全，统筹城乡水务发展的体制不完善，流域与区域相结合的管理模式尚不成熟，水务管理服务社会的能力缺失严重。这些因素导致在此期间北京市的水资源供需矛盾更加尖锐，水资源支撑经济社会快速发展的能力有所减弱，给北京市水资源系统带来了巨大压力，最终使水与经济社会系统协调程度下降。

2. 2010～2017年，北京市水与经济社会协调度呈现好转趋势，向改善方向发展

“十二五”时期特别是党的十八大以来，北京水务系统坚持以习近平总书记视察北京和关于保障水安全的重要讲话精神为统领，深刻认识和准确把握首都发展的阶段性特征，认真贯彻新时期治水方针，紧紧围绕落实首都城市战略定位、推进京津冀协同发展和有序疏解北京非首都功能，着力提升水务支撑保障能力，不断强化水务约束引导作用，推动出台一系列涉及水务长

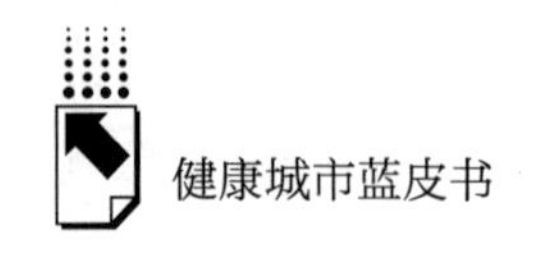

远发展的相关政策，推进实施一系列强基固本的攻坚举措，解决了许多多年来想解决却没有解决的难题。南水北调市内配套工程、中小河道治理、污水处理及再生水利用设施建设等一大批重大工程取得显著成效，水务基础设施承载能力大幅提升，“硬骨架”进一步完善；水务行政审批制度、水务投融资体制机制、水价制度等一批水务改革取得重大突破，“软脉络”进一步畅通。这一系列举措使水务支撑保障首都经济社会发展的能力大幅提升，水与经济社会协调程度明显呈现好转趋势。

3. 新时代下北京水与经济社会协调发展面临的新形势新要求新任务

现阶段北京市水资源短缺的局面尚未得到根本扭转，“大城市病”中的水问题还未得到根本解决。尤其是党的十九大以来，中央进一步就深入推进生态文明建设、全面实行河长制湖长制、打好“三大攻坚战”、推动高质量发展、实施乡村振兴战略、整治农村人居环境等做出了新部署、提出了新要求。经过多年不懈努力，首都治水管水进入了一个新的发展阶段：水资源保障需要更加注重保障生态用水，节约用水需要着力注重结合水发展，水生态环境治理需要更加注重保持生态健康，水务建设管理需要更加注重精细化、智能化。

当前和今后一段时期，是北京率先全面建成小康社会的决胜阶段，也是落实首都城市战略定位、推进京津冀协同发展、建设美丽北京、建设国际一流和谐宜居之都的关键时期。北京市经济社会发展是以对水资源的大量需求为基础的，实现北京市经济社会发展，必须妥善处理好水资源与经济社会发展之间的矛盾，不断强化水资源对经济社会发展的保障支撑作用，不断提高水资源与经济社会的协调发展水平。

在新时代背景下，北京市水资源短缺与经济社会快速发展的矛盾将更加尖锐，促进北京市水与经济社会系统从“失调”走向“协调”，进一步实现更高程度的协调发展将面临更加严峻的挑战。主要原因如下。

一是从水资源安全保障的形势来看，北京水资源“紧平衡”状态尚未得到根本改变，缺水仍是北京的基本市情。

二是从水环境治理的形势来看，北京天然降水少，河湖水环境容量十分有限，虽然实施了两个三年治污方案，但是离完成黑臭水体的消除、实现城乡水环境明显好转的目标还有一定距离。北京推进国际一流和谐宜居之都建设，特别是城市副中心的建设，对城乡水环境的全面改善提出了更高标准和更严要求。

三是从水生态修复与保护的形势来看，习近平总书记在视察北京工作和关于保障水安全的重要讲话中，针对北京特别指出了河道断流、生态退化、地下水超采、地面沉降等令人揪心的问题。要逐步解决这些历史遗留问题，北京市水生态修复与保护的任务艰巨。

四是从水务基础设施建设的形势来看，受历史等综合因素影响，二环内还存在500多公里雨污合流管线，部分区域还存在“断头管”，城镇供水“最后一公里”水质安全问题尚未全面消除。

五是从防汛安全保障形势来看，洪水管理和精细化调度水平有待进一步提升，城市防洪排涝系统还需进一步完善，特别是部分铁路立交桥等区域依然存在积水隐患，如遇极端暴雨天气极易发生内涝。

六是从水务管理和改革形势来看，水务规范化精细化管理程度还不够，特别是农村管水、治水、节水短板较为突出，政策法规还有落实不到位的情况。

五　结论与建议

作为人口超过2100万人的特大型城市，水务在首都生态文明建设、城市安全运行和经济社会持续健康发展中的基础性、全局性、战略性地位和作用不可言喻。尽管近年来水资源对北京经济社会发展的保障支撑作用不断增强，水与经济社会协调发展水平不断提升，但是我们可以从研究结果中看到，2017年北京市水与经济社会协调度系数仅为0.479，总体上仍处于失调状态。

在新时代，北京水务高质量发展不仅要解决历史欠账问题，而且面临新形势新要求，北京市水资源短缺与经济社会快速发展的矛盾将更加尖锐，促进北京市水与经济社会系统从“失调”走向“协调”，进一步实现更高程度的协调发展将面临更加严峻的挑战，为实现北京水与经济社会更好协调发展，提出以下对策建议。

（1）适应新时代要求，加快治水观念理念转变。当前，首都治水管水进入了一个新的发展阶段，治水主要矛盾也已经发生了深刻变化。在新时代，北京要牢牢把握“水少”的基本市情和“水脏”的突出问题，准确把握治水管水“从改变自然、征服自然为主转向调整人的行为、纠正人的错误行为为主”的深刻内涵及其对水务的实践要求，紧紧围绕“安全、洁净、生态、优美、为民”五大发展目标，深入践行“四抓五保”和“用生态的办法解决生态的问题”的总体要求，加快推进治水管水的进程，并且实现“六个根本性转变”。

（2）坚持“四定”原则，推进水资源精细化管理。按照城市建设要“以水定城、以水定地、以水定人、以水定产”的原则要求，落实最严格的水资源管理制度，全面推进节水型社会建设。将北京城市总体规划中涉水指标分解到各区，结合分区规划和控制性详细规划，进一步明确水务要素指标，不断完善水资源需求管理制度。加快建立市与区之间、各区之间的水资源相关指标调控机制，助力疏解整治促提升，促进水与经济社会协调发展。

健康社会篇

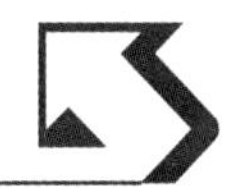

Healthy Society

B.5

北京市“将健康融入所有政策”的可行性与实施路径研究

王荣荣 张毓辉 王秀峰 王 昊*

摘 要： 近年来世界卫生组织不断呼吁各国重视健康的社会决定因素，为实施“将健康融入所有政策”策略提供组织和技术保障。北京市作为首都，各项主要健康指标已达到或接近发达国家水平。北京市推动落实“将健康融入所有政策”，从本质上看就是以习近平新时代中国特色社会主义思想为引领，构建“将健康融入所有政策”的政策法律体系，推动落实北京城

* 王荣荣，国家卫生健康委卫生发展研究中心健康经济研究部健康产业研究室，助理研究员，主要研究方向：健康产业、卫生健康规划；张毓辉，国家卫生健康委卫生发展研究中心健康经济研究部部长，研究员，博士，主要研究方向：卫生筹资、卫生经济政策、健康产业等；王秀峰，国家卫生健康委卫生发展研究中心健康战略与全球卫生研究部，副研究员，主要研究方向：卫生健康规划；王昊，助理研究员，主要研究方向：卫生健康规划。

市战略定位，做到服务保障能力同城市战略定位相适应、人口资源环境同城市战略定位相协调。从国际上看，在成功实施“将健康融入所有政策”方面有构建法律保障体系、组建跨部门治理机制、稳定的财政保障机制、卫生与健康部门发挥主导作用四大经验。基于国内外经验研究及北京市市情，建议北京市建立“将健康融入所有政策”工作机制，明确“将健康融入所有政策”实施范围等，重点聚焦健康融入所有政策的组织领导协调机制、法律法规保障、健康影响评估评价制度、公众参与机制等关键问题。

关键词： 将健康融入所有政策　健康优先　健康社会

健康是经济社会发展的基础，也是重大民生问题。从国际上看，衡量发展的指标不仅包括国内生产总值的增长，也包括公民的健康和福祉改善，以及生活质量和环境资源的可持续利用。因此，很多国家将健康纳入国家社会经济发展战略目标和政府的公共政策议程，并将其作为评价政府公共政策和社会治理现代化的重要指标。近年来世界卫生组织不断呼吁各国重视健康的社会决定因素，为实施“将健康融入所有政策”策略提供组织和技术保障。2016 年 8 月，习近平总书记出席全国卫生与健康大会并发表重要讲话，提出：“要坚持正确的卫生与健康工作方针，以基层为重点，以改革创新为动力，预防为主，中西医并重，将健康融入所有政策。”[①] 2017 年 3 月，《中共北京市委北京市人民政府关于促进卫生与健康事业改革发展的意见》发布，提出要“坚持将健康融入所有政策，统筹解决各类影响健康的问题”。[②]

---

① 《习近平谈治国理政》第 2 卷，外文出版社，2017，第 371 页。

② 《中共北京市委北京市人民政府关于促进卫生与健康事业改革发展的意见》，千龙网，http：//beijing. qianlong. com/2017/0316/1506622. shtml，最后访问日期：2019 年 9 月 1 日。

目前，“将健康融入所有政策”的理念已得到广泛认同，但国家和地方层面尚未形成将“健康融入所有政策”的长效机制，如何建立行之有效的体制机制成为当前亟须解决的问题。北京市作为首都，各项主要健康指标已达到或接近发达国家水平，为统筹解决关系人民健康的重大长远问题，全方位、多层次、高水平地推进健康北京建设，课题组在北京市卫生健康委及相关部门的大力支持下，系统开展了“将健康融入所有政策”的理论及实践研究，提出了符合北京市市情的“将健康融入所有政策”的管理体制和实施机制等对策建议。

一 “将健康融入所有政策”的概念、原则和实施路径

（一）概念和特点

根据世界卫生组织的官方定义，健康是指一个人在身体、精神和社会等方面都处于良好状态，而不仅仅是没有疾病或虚弱。健康是人们幸福快乐的核心因素，是一个人实现其目标和愿望、一个社会实现诸多社会目标的重要推动器和先决条件。“将健康融入所有政策”是一种以改善人群健康和健康公平为目标的跨部门公共政策制定方法，它系统地考虑了政策决定对健康的影响，寻求部门协作，避免对健康造成不利影响。“将健康融入所有政策”旨在促进各相关部门在实现政策目标的过程中增加健康价值理念，追求的是制度化地将健康、公平和可持续的考虑作为多部门政策制定过程的一个标准模块。

“将健康融入所有政策”是为了提高人群健康水平而将对健康的考虑融入部门决策当中的一种协作方式，有以下特点：一是以人权和社会正义为根基，聚焦于政策制定，寻求能够提高健康和其他重要社会目标的协同作用，扩大对健康的正面影响，避免对健康的负面影响。二是要确保各方面的政策制定者了解在其政策制定过程中，不同的决策对健康、公平和可持续性的影响。三是建立在长期成功的跨部门合作基础上，即为实现改善人群健康或者

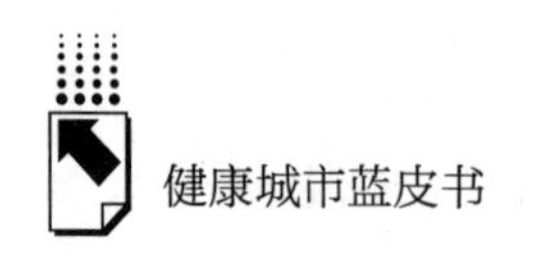

干预影响健康的决定因素等目标而开展跨部门健康行动，如在水中加氟、减少铅暴露、控烟、改善卫生设施和饮用水质量等。四是致力于多元化的政府合作和利益相关方共同努力，在增进健康的同时，推进其他目标的实现，如促进就业、稳定经济、环境可持续等。五是涵盖的活动范围广泛，包括政府两个或多个部门之间的一次性或多次合作，也包括政府与其他社会组织的合作。通常在合作超越了一次性或单一议题的情况下，“将健康融入所有政策”是最有效的实现途径。

（二）实施框架与路径

“将健康融入所有政策”的前提是形成共识和政治承诺，在具体实施层面需要强有力的领导和政治意愿。“将健康融入所有政策”实施框架一般包括“赋权/责—组织结构—推进机制—筹资保障—监测评估”等重点环节。具体来看，赋权/责是通过制定相关法律法规、共同协议、问责和政治框架等方式，对“将健康融入所有政策”及其推行主体赋以权力和责任；组织结构是为推动政策实现，根据实际需求和条件建立跨部门委员会、专家委员会、工作网络、牵头部门和公共卫生机构等；推进机制是通过政府战略、规划和项目制定、正式的咨询程序和政策对话、公共卫生政策报告和监测体系等形式来推动实现“将健康融入所有政策”；筹资保障则是为保证“将健康融入所有政策”的顺利实施，必须具备的资金支持机制或联合预算等资金保障措施；监测评估主要结合对相关法律法规、政策或项目的影响评估以及健康视角分析，实现对“将健康融入所有政策”的监督和管理。

二　北京市实施“将健康融入所有政策”的基础条件和政策环境

（一）实施环境分析

北京作为中国首都和世界知名的超大城市，具有全国政治中心、文化中心、国际交往中心、科技创新中心的城市战略定位，履行为中央党政军领导机关工作服务，为国家国际交往服务，为科技和教育发展服务，为改善人民群众生活服务的基本职责。① 建设发展好首都，是坚持以人民为中心的发展思想，牢固树立创新、协调、绿色、开放、共享的发展理念的生动体现，也是推进国家治理体系和治理能力现代化的重要内容。北京的一切工作都必须坚持全国政治中心、文化中心、国际交往中心、科技创新中心的城市战略定位，履行为中央党政军领导机关工作服务，为国家国际交往服务，为科技和教育发展服务，为改善人民群众生活服务的基本职责，要不断朝着建设国际一流的和谐宜居之都的目标前进。北京市推动落实“将健康融入所有政策”，从本质上看，就是以习近平新时代中国特色社会主义思想为引领，坚持以习近平总书记两次视察北京重要讲话精神为根本遵循的具体体现，对构建“将健康融入所有政策”的政策法律体系，推动落实北京城市战略定位，做到服务保障能力同城市战略定位相适应，人口资源环境同城市战略定位相协调，城市布局同城市战略定位相一致具有重大政治意义。

2017 年，全市户籍居民平均期望寿命为 82.2 岁，高于全国平均值（76.7 岁），常住居民孕产妇死亡率为 8.17/10 万，婴儿死亡率为 2.29‰，5 岁以下儿童死亡率为 2.67‰（2016 年），继续维持在较低水平，各项主要健康指标已达到发达国家水平（见表 1）。

表 1　2017 年北京市主要健康指标及国际比较

指标名称	北京	全国	全球	中高收入国家	高收入国家
人均预期寿命(岁)	82.2	76.7	72.23	75.50	80.55
婴儿死亡率(‰)	2.29	6.8	29.4	11.6	4.6
5 岁以下儿童死亡率(‰)	2.67（2016 年）	9.1	39.1	13.7	5.4
孕产妇死亡率(1/10 万)	8.17	19.6	216（2015 年）	41（2015 年）	13（2015 年）

① 《北京城市总体规划（2016—2035 年）》，北京市人民政府网站，http://www.beijing.gov.cn/zfxxgk/ftq11GJ20/gh32j/2019-05/17/content_1c5698489dfc415098b44d8debb17e6c.shtml，最后访问日期：2019 年 9 月 1 日。

（二）健康相关跨部门协作机制基础

目前，北京市跨部门合作的协调机制主要通过设立议事协调机构实现，与健康相关的议事协调机构有北京市爱国卫生运动委员会、首都医药卫生协调委员会、北京市防治艾滋病工作委员会、北京市人民政府老龄工作委员会、北京市大气污染综合治理领导小组，各议事协调机构组成部门及具体职责如表2所示。

表2　北京市健康相关议事协调机构

跨部门协作机制	组成部门及职责
北京市爱国卫生运动委员会	常务机构为爱国卫生运动委员会办公室，具体工作由市卫生局承担，卫生、财政、农业、水利、工业、城建、环保、文化、体育等多部门为其成员部门，下辖各县区爱卫办。主要负责组织开展国家卫生城市、健康城市、健康社区创建和社会卫生整体评价等工作；负责统筹协调有关部门开展爱国卫生工作；组织开展农村改水、改厕和卫生村镇创建工作；依法负责开展禁控烟工作和全市除“四害”的组织与监督工作
首都医药卫生协调委员会	办公室设在北京市卫生局。主要负责统筹首都医药卫生事业发展战略，组织研究中长期发展规划；协调推动首都医药卫生资源整合；研究落实首都医药卫生体制改革相关政策
北京市防治艾滋病工作委员会	办公室设在市卫生局，成员单位包括市卫生局、市教委、市公安局等12个职能部门。委员会建立协调会议制度，主要负责研究制定艾滋病防治工作方针、政策和规划，解决艾滋病防治工作中的问题，动员全社会力量积极参与艾滋病防治工作
北京市人民政府老龄工作委员会	办公室设在市民政局，主任由副市长翟鸿祥担任，成员单位包括市委宣传部、市委教育工委、市直机关工委、市老干部局、市发改委、司法局、财政局、人事局、文化局、卫生局、市总工会、市妇联、市老龄协会等
北京市大气污染综合治理领导小组	由北京市市长担任组长，具体工作由北京市环保局承担，主要负责承担本市大气污染综合治理工作的组织协调；研究拟订相关工作计划、方案并组织实施；承办市大气污染综合治理领导小组各项会议并督促落实议定事项；汇总、分析并报告大气污染综合治理工作开展情况，组织相关部门研究提出解决有关问题的意见和建议

此外，根据北京市社会组织公共服务平台信息，北京市健康相关社会团体有56个、基金会有13个、民办非企业单位有30个左右，主要涉及健

康促进、健康城市、健康保障、体育健身、营养保健、环境保护、妇幼保健等方面。

（三）跨部门健康行动基础

近年来，北京市以维护或促进人民群众健康为目标，开展了20余项跨部门协作活动。2009年，北京市发布《健康北京人——全民健康促进十年行动规划（2009—2018年）》，实施普及健康知识、开展合理膳食、控盐行动、健身行动等九大健康行动。2011年8月，北京市政府制定实施了《健康北京“十二五”发展建设规划》，正式启动了健康城市建设。2016年出台《北京市“十三五”时期健康北京发展建设规划》，持续推进健康城市建设。同年11月，北京健康城市建设促进会正式成立，是国内首个专门为推进健康城市建设而成立的跨部门民间社团组织，成员单位包括财政局、规划国土委、水务局、环保局等市委市政府20多个委办局，新华社、《人民日报》等主要媒体，以及部分专家学者、社团组织和企业等。此外，北京市还实施了一系列以促进健康为目的的跨部门行动，包括美丽乡村建设行动、全民健身运动、公共场所禁烟活动、慢病防控示范区建设行动、艾滋病防控行动、交通缓堵行动、清洁空气行动、土壤污染防治行动、地下水保护和污染防控行动、节能减排全民行动等。

三　国内外经验借鉴

（一）国际经验

从国际上看，各国在实施过程中根据社会经济等因素的不同，其组织结构，范围和参与的倡议存在一定差异。总体来看，在成功实施“将健康融入所有政策”方面有四大经验。

1. 构建法律保障体系是成功推进“将健康融入所有政策”的关键所在

各国“将健康融入所有政策”的顺利实施离不开法制保障。例如，

1972年，芬兰政府实施新的《公共健康法》，该法引入了健康促进，使医疗卫生系统从注重治疗方法转向注重预防，为卫生健康部门和其他政府部门以及非政府组织和私营部门之间的跨部门合作提出了框架①；2006年修订《公共健康法》，明确要求地方政府开展健康促进跨部门行动。2007年，《泰国宪法 BE. 2550（2007）》第67条提出："任何可能产生有害影响的项目和活动在实施前都要开展其对环境和人体健康的影响评估。"西班牙国家议会于2011年通过的《西班牙公共卫生法》中提出："各政府部门必须对可能产生重大健康影响的法规、政策、规划、项目和工程进行健康影响评估。"

2. 通过组建跨部门治理机制推动"将健康融入所有政策"的制度建设和实践应用

从实践来看，为推动"将健康融入所有政策"，各国均建立了跨部门治理机制。例如，英格兰建立了多种跨部门协调机制，成立了由副总理主持的部长级公共健康委员会，并在卫生部门设立了专门工作组推动跨部门合作；芬兰成立了由社会事务和卫生部常务秘书长牵头的跨部门的公共健康委员会，负责推动跨部门合作、制订全国公共健康计划；马来西亚成立了由总理主持、10个政府部门组成的国家发展委员会，负责推动跨部门健康促进行动。②

3. 稳定的财政保障机制是保障跨部门健康行动顺利实施的关键

"将健康融入所有政策"制度的建立以及跨部门健康行动的实施，同样离不开稳定的财政保障机制。芬兰公众健康政策的财政支出有专门的预算，用于确定部门间的行动计划，使公共卫生政策及跨部门健康促进行动的筹资可以得到特定的预算保证。泰国在2001年建立了泰国健康促进基金会，用于支持和发展健康促进计划和项目，其中，每年大约1亿泰铢的收入中有

---

① Ilona Kickbusch, Dr. Kevin Buckett, *Implementing Health in All Policies Adelaide 2010*, Department of Health, Government of South Australia, 2010.

② St. Michael's, *Report to the Ministry of Health and Long-Term Care (Ontario) Getting Started with Health in All Policies: A Resource Pack, Health in All Policies Case Studies Booklet*, http://stmichaelshospitalresearch.ca/research-programs/urban-health-solutions/resources-and-reports.

2%来自烟草消费税。[①]

4. 卫生与健康部门在“将健康融入所有政策”制度建设中发挥主导作用

从国际经验来看，卫生与健康部门在“将健康融入所有政策”制度建设中发挥了主导作用，积极有效动员立法部门和最高政府，加强倡导和沟通，积极争取形成跨部门共识，推动实施“将健康融入所有政策”，如芬兰、澳大利亚、美国也是由卫生与健康部门推动开展大量的健康影响评估项目，泰国、新西兰、爱尔兰、威尔士、加拿大、瑞士日内瓦等国家和地区也是在卫生与健康部门推动下建立了健康影响评估制度。[②]

（二）国内经验

1. 国家级层面

事实上，“将健康融入所有政策”在我国有较长时间的历史，新中国成立之初的爱国卫生运动就是“将健康融入所有政策”的实践典范。党的十八大以来，爱国卫生运动进入了新的发展时期。习近平总书记指出：“要继承和发扬爱国卫生运动优良传统，持续开展城乡环境卫生整洁行动，加大农村人居环境治理力度，建设健康、宜居、美丽家园。”[③] 爱国卫生运动始终坚持预防为主、综合治理的基本策略，从治理健康影响因素入手，推动“将健康融入所有政策”，建立健全政府主导、多部门协作、全社会参与的工作机制，加大干预力度，全方位减少健康危害，打出了保障健康的“组合拳”。2017 年 7 月，世界卫生组织向中国政府颁发“社会健康治理杰出典范奖”，以纪念中国开展爱国卫生运动 65 周年，表彰爱国卫生运动取得的辉煌成就，并指出早在“将健康融入所有政策”成为全球公共卫生界的口号前，中国已通过爱国卫生运动践行这一原则，为提高中国人民的健康水平

---

① Kimmo Leppo, Eeva Ollila, Sebastián Peña, Matthias Wismar, Sarah Cook, *Health in All Policies. Seizing Opportunities Implementing Policies*, Ministry of Social Affairs and Health, Finland, 2013.

② Morgan, R. K., “Institutionalization Health Impact Assessment: The New Zealand Experience”, *Impact Assessment and Project Appraisal*, 26 (2008), pp. 2 – 16.

③ 《习近平谈治国理政》第 2 卷，外文出版社，2017，第 372 页。

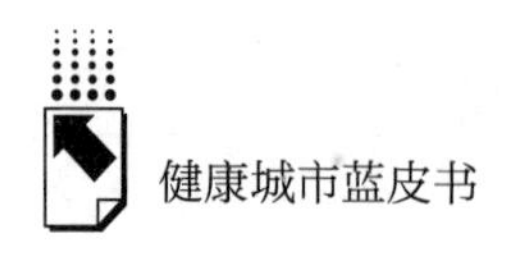

做出了巨大贡献，并在许多领域激励其他国家，为解决最紧迫的公共卫生问题提供可借鉴的模式。2016 年 10 月，中共中央、国务院印发《“健康中国 2030”规划纲要》，提出要“把健康融入所有政策。加强各部门各行业的沟通协作，形成促进健康的合力”。

2. 地方层面

自全国卫生与健康大会召开以来，各地积极推进实施健康中国战略，并在“将健康融入所有政策”方面积极探索。

在组织推动方面。陕西省成立了我国首个省级跨部门协调机构，负责健康陕西建设的组织协调工作。2018 年 6 月 20 日，根据《“健康陕西 2030”规划纲要》精神，成立健康陕西建设工作委员会，由省长任主任、副省长任副主任，成员来自各个政府部门，委员会办公室设在省卫生计生委。委员会的宗旨是构建大卫生大健康格局，负责制定健康陕西建设监测及考核办法，推动“将健康融入所有政策”，在重大政策制定、规划编制和工程项目建设等方面，守住健康“红线”，从源头上消除影响健康的各种隐患。

在制度建设方面。甘肃省在全国范围内率先建立起对规范性文件、重大公共政策和重大工程的健康影响因素合法性审查制度。2017 年 7 月 4 日，甘肃省卫生计生委联合多部门发布《关于加强“十三五”全省健康促进与教育工作的指导意见》，提出：“在制定规范性文件、重大公共政策和实施重大工程前，进行公众健康影响因素审查，防止危害公众健康的制度性缺陷。”同时，甘肃省还积极推进各地市“将健康融入所有政策”制度建设工作，如白银市委、市政府于 2017 年 3 月发布《关于推进卫生与健康事业优先发展的实施意见》，提出要建立健康影响评估制度，并首次提出要建立健全重大政策和项目健康影响监督问责和责任追究制度，对造成重大健康影响的政策和项目，坚决实行健康影响评价“一票否决”。

在工作机制方面。陕西省西乡县首次明确了“将健康融入所有政策”的责任主体、实施主体以及技术支持形式等。2016 年 6 月，西乡县人民政府印发《将健康融入所有政策工作指导方案》，明确提出要建立“将健康融入所有政策”工作机制。主要内容包括：各镇（街道）是落实“将健康融入所有政策”的责任主体；各部门是“将健康融入所有政策”的实施主体；成立县健康促进委员会，由县长任主任，县政府分管领导任副主任，各部门和镇（街道）主要负责人为成员，委员会下设办公室，办公室设在县卫计局，主要负责牵头确定当前及今后一段时期需要优先应对的健康问题，负责召集联席会议，商定参与跨部门健康行动的部门；建立健康专家委员会，为健康相关工作提供技术支持。

四 北京市实施“将健康融入所有政策”的对策及建议

基于国内外经验及北京市市情，我们建议北京市建立“将健康融入所有政策”工作机制，明确“将健康融入所有政策”的实施范围等，重点聚焦“将健康融入所有政策”的组织领导协调机制、法律法规保障、健康影响评估评价制度、公众参与机制等关键问题。

（一）管理体制和工作机制

健康涉及多个部门，部门之间职责交叉、政出多门的问题较为突出，各部门出台的政策很难协调配合、形成合力，不利于统筹各类资源配置，不利于提高工作效率，也不利于问责制的落实。目前，北京市落实健康的部门统筹协调机制刚刚起步、尚不完善，建议采取“党委领导、政府负责、多部门协作”的工作模式。

一是完善“将健康融入所有政策”的领导协调机制。统筹现有与健康相关的协调机制，充分发挥首都医药卫生协调委员会、各级爱国卫生运动委员会的作用，成立北京市实施“将健康融入所有政策”领导小组或专项委员会，由市委、市政府主要领导任领导小组组长或委员会主任，各区主要领导和相关部门负责人为成员，建立定期会议制度，负责统筹、指导、推动“将健康融入所有政策”的行动。办公室设在市卫生健康委（爱国卫生运动委员会），承担领导小组或专项委员会的日常工作，负责牵头推进、统筹协

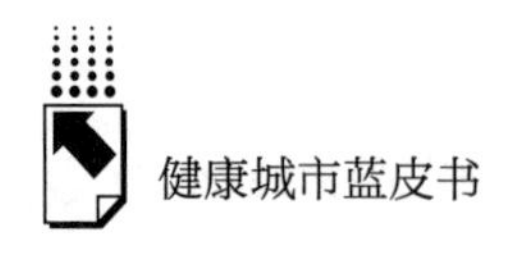

调卫生与健康事业发展。

二是建立健康工作网络，实行定期联席会议制度。建议各区和各部门明确专人负责推进“将健康融入所有政策”工作，确立专人作为联络员，负责与专委会办公室对接，完善街道（乡镇）、社区（村）公共卫生工作机制和基层协管员制度，充分发挥卫生计生专干的作用，管理和协调卫生与健康事务。同时，要发挥好相关协调机制作用，强化京津冀及周边地区在实施“将健康融入所有政策”方面的协调联动，加强在大气污染、道路交通、疾病防控、卫生监督等方面的协作，确保实施成效。

三是成立健康专家委员会或健康影响评估专业机构，负责为健康影响评估工作提供技术支持。具体可依托北京健康管理协会、北京市健康城市建设促进会等北京市现有社会组织，广泛协调相关的政府、社会、高校等力量成立健康专家委员会，依托北京市疾病预防控制中心，结合北京市环境影响评价评估中心等相关力量，开发健康影响评估工具并推广应用，积极推动建立健康影响评估专业机构。

（二）法治保障

国际经验表明，法律保障是落实“将健康融入所有政策”的重要手段。2017年12月26日，十二届全国人大常委会第三十一次会议分组审议了《基本医疗卫生与健康促进法（草案）》，这是我国卫生与健康领域第一部基础性、综合性的法律，“将健康融入所有政策”被写入新时期卫生与健康工作方针，其“第一章总则”第六条提出：“各级人民政府应当将健康理念融入各项政策制定过程，组织实施促进健康的规划和行动，建立健康影响评估制度，将本地区的公民主要健康指标的改善情况纳入政府目标责任考核。”建议北京市建立健全卫生与健康法律体系，尽快出台卫生与健康地方条例，明确“将健康融入所有政策”的法律地位和作用范围，并在条例中以专章形式提出健康影响评估的评价对象、评价主体、评价内容、评价程序等关键内容，做到有章可循、有法可依、依法管理。加强卫生执法监督体系建设，形成权责明确、责任落实、行为规范、监督有效、保障有力的卫生执法体制。同时，完善健康相关法规体系，加强中医药、环保、交通、体育等重点领域的立法工作。

（三）实施范围和触发机制

根据国内外经验，本研究提出“将健康融入所有政策”的范围及相应触发机制，但实际执行的范围界定还需由北京市各相关部门商定。

（1）各级党委、政府在城市规划建设、生态环境保护、食品安全、安全生产等涉及民生的重大公共政策、规划论证评估时，凡涉及公众健康重大问题的，都应主持召开健康影响评估会，主动听取卫生与健康相关部门和利益相关方的意见和建议，重点审查制定出台的公共政策、规划是否存在危害公众健康的制度缺失、涉及失误等，力争把影响公众健康的因素降到最低水平。各级党委、政府要梳理和修订现有与健康相关的公共政策、规划，促使政策更有利于人群健康。对涉及面广、与人民群众利益密切相关的决策事项要向社会公布，实行听证制度。在各项政策、规划效果评价中，要增加健康评价内容。

（2）市政府法制办在对行政规范性文件和重大行政决策进行合法性审查时，要会同卫生计生部门，对影响公众健康的内容进行审核；在对规章、规范性文件进行备案审查时，要将影响公众健康的内容纳入重点审查范围；对存在危害公众健康内容的，要及时予以纠正。

（3）实施任何重大项目前，均根据需要提供健康影响评估材料。

（4）当集体或个人如认为规划、政策、项目等可能会对健康产生影响时，可依照程序申请启动健康影响评估，并由专家委员会评估是否需要开展。

（5）依托专家委员会、领导小组或专项委员会办公室组织力量，深入北京市主要健康问题和影响因素及其发展趋势，遴选当前及今后一段时间内需实施“将健康融入所有政策”的优先领域和干预事项，提出应对措施和可能涉及的部门清单建议，提交领导小组或专项委员会审议。根据领导小组或专项委员会审议确定的“将健康融入所有政策”干预事项，开展跨部门健康行动。

（四）实施工具和方法

基于国内外实施“将健康融入所有政策”的工具和方法经验，以及北京市领导协调机制和健康相关领域评价评估工具，提出北京市“将健康融入所有政策”的实施路径如下。

路径一：成立健康审查跨部门协调委员会，统筹开展健康审查工作。成立健康影响评估专家委员会，为健康审查工作提供技术支持。各部门在行使工作职责时，要将健康作为各项决策需要考虑的因素之一，增加健康审查环节，在政策、规划和法规条例的制定、修订、发布等各个环节，以及重大项目立项、实施前，征求并采纳健康专家委员会和相关部门的意见和建议。

路径二：在首都医药卫生协调会（爱卫办/健促委）的领导下，对可能对人群健康产生影响的法律法规、规划、政策和重大项目开展健康影响评估，成立健康影响评估专家咨询委员会，为健康影响评估工作提供技术支持。

路径三：由北京市环境影响评价评估中心承担健康影响评估技术审核工作，完善健全环境与健康风险评估制度，加强环境对人体健康影响的研究，建立环境监测与健康风险评估有效衔接的机制，逐步完善环境健康风险评估体系。

（五）优先领域

由于健康的社会影响因素众多，为将健康因素融入其他部门的政策中，必须首先聚焦影响人民群众的主要健康问题，通过分析各优先事项与政府优先事项的一致性、政策实现可行性、部门间合作的可能性等方面，结合北京市各部门、社会组织及利益相关者调研及座谈会等意见，明确北京市实施“将健康融入所有政策”的优先领域。具体原则包括：一是危害的严重性，建议优先选择造成北京市人口主要疾病负担的重大健康问题，或影响人均预期寿命改善最为明显的疾病；二是影响的广泛性，优先聚焦政府已经做出承诺或是关系到经济发展和社会稳定、受到国内外广泛关注和重视的健康问题或疾病；三是有较为明确的干预措施，建议选择病因学清楚或危险因素比较明确，具有行之有效、成本效果好的干预和防控措施的健康问题或疾病；四是具有前瞻性，即针对未来一段时间内重大的卫生问题和影响因素，且对更远的未来有较大影响，干预措施和政策选择具有先进性和科学性；五是有较好的工作基础，优先领域应该选择当前已有较好的领导协调和工作基础。

（六）监督评价及考核问责机制

建议通过将保障人民健康纳入各级党委和政府的重要考核指标，以及在编制中长期发展规划时将主要健康指标列入其中并增加权重等方式，加强和提高各级领导对卫生与健康工作的重视和关注程度，从政策制定、经费预算、干部安排等方面系统考虑卫生与健康工作。

（七）公众参与机制

建议推进建立北京市健康政策制定公众参与机制，建立健全重大决策听证、质询、公示、论证制度，落实责任追究制度。鼓励和支持公众参与健康影响评估工作，聘请社会监督员，协助监督“将健康融入所有政策”的实施工作。注重发挥群团组织以及其他社会组织的作用，积极发挥民主党派、工商联和无党派人士的作用，最大限度地凝聚社会共识和力量，形成齐抓共管的工作局面。

B.6
社区养老服务驿站建设存在的问题及对策

宋 珊*

摘 要： 社区养老服务驿站是政府为老年人提供居家养老服务的重要平台，从建设运营情况来看，已经取得了较好的社会效益，但养老服务驿站功能定位有待进一步明确、服务供给有待进一步加强，可用于建设养老驿站的场地设施严重不足，养老服务驿站专业服务能力有待提高，养老服务市场的发展还不充分，居家养老服务购买力不足，社区养老服务设施市场主体地位不明确，养老服务信息化、智能化发展水平不高。在今后的发展中，需要进一步明确养老服务驿站的发展定位；利用疏解腾退、出资租赁等多种方式挖掘场地资源；调动更多的社会力量投入养老驿站的建设运营；融合医疗资源，增强养老服务驿站医养功能；加强养老服务驿站的服务监督与评估，提高服务质量；加强人才培训培养，不断提高养老服务业人员的专业化、职业化水平；加快养老服务信息化建设，推进智慧养老。

关键词： 社区养老服务驿站 居家养老 养老服务

* 宋珊，研究生学历，北京市委研究室社会处副调研员，主要研究方向：社会建设，以及医疗、养老、住房保障等民生和社会事业。

一　背景

养老问题是社会普遍关注的热点问题，养老服务不仅关系老年人的晚年幸福，也关系他们子女的工作生活，是涉及人民生活质量的大事。截至2018年底，全市60岁及以上户籍老年人口达到349.1万人（见表1），户籍人口老龄化程度仅次于上海（老龄化比例33.2%，2017年）排在全国第二。自1990年以来，北京的人口老龄化趋势逐渐加剧，过去五年，60岁及以上的户籍老年人口增加了70.4万人，比例增加了4.2%。预计到2020年，北京市60岁及以上的户籍老年人口将达到400万人。人口老龄化的快速发展，对传统的家庭养老模式提出了严峻挑战，也对社会养老服务提出了更高的要求。

表1　2018年底北京市户籍老年人口年龄构成

年龄段	户籍老年人口	
	人口数(万人)	所占比例(%)
60岁及以上	349.1	100
60~69岁	202.2	57.9
70~79岁	88.5	25.4
80~89岁	52.9	15.2
90~99岁	5.4	1.5
100岁及以上	0.0928	0.03

资料来源：根据北京市统计局、北京市公安局数据计算得出。

二　社区养老服务驿站建设概况

养老服务驿站是政府为社区老年人提供基本养老服务的重要载体和主要途径，作为养老服务的“最后一公里”，直接将各类服务送到老年人家里，就近为老年人提供日间照料、呼叫服务、助餐服务、健康指导、文体娱乐、心理慰藉等居家养老服务。2016 年，北京市开始通过“政府无偿提供设施、服务商低偿运营”的方式建设社区养老服务驿站，打造社区居家养老服务的“总服务台”；综合考虑地区人口密度、老年人口分布状况、服务需求、服务半径等因素，统筹规划社区养老服务驿站布局。政府在给予每个驿站平均 30 万元一次性建设补助的基础上，按照不低于服务收费 50% 比例给予服务流量补贴以及托养流量补贴、连锁品牌补贴。目前，全市已累计建成养老服务驿站 680 家，其中农村驿站 260 家，实现了对老年人口一定程度的覆盖，社区养老服务水平明显提升。2016 年度，全市在 148 个养老服务机构启动 731 个辐射服务项目，提供服务总量达 126 万人次。2017 年度，全市共开展 1135 个辐射服务项目。到 2020 年全市计划建设驿站 1000 个，其中城市社区建设 542 个，农村地区建设 458 个。目前，一些运营成熟的养老驿站已经发挥了良好的社会效益。例如，海淀颐佳养老服务驿站固定服务周边 400 多人，平均每月开展上门服务 6000 人次；朝阳明夷红心养老服务公司连锁运营 10 家驿站，发展会员（零收费）1 万多人，每月服务 3 万多人次。

三　社区养老服务驿站建设运营存在的主要问题

目前，社区养老服务驿站还处于建设初期，在实践中还不可避免地存在一些问题。有些问题是当前养老事业和养老产业发展中存在的共性问题，有些问题则是养老服务驿站立足于社区的建设运营的个性问题。

（一）养老服务驿站功能定位有待进一步明确、服务供给有待进一步加强

目前，养老服务驿站开展了很多为老服务项目，在现有的六大项功能中，日间照料、呼叫服务、助餐服务，老年人是有较大需求的。而健康指导、心理慰藉、文体娱乐功能与社区卫生服务站、社区文体活动中心的功能有所重叠交叉，应统筹协调，避免社区内部资源的闲置和浪费。此外，养老服务驿站提供的养老服务还存在供给不充分的问题，在居家养老服务条例明

确的 8 项服务中，用餐送餐、家政服务、文体娱乐 3 项发展较好；紧急救援、日间照料、精神慰藉 3 项次之；医疗卫生和家庭护理发展最难、最慢、最不充分，无法满足老年人的迫切需求。

（二）可用于建设养老驿站的场地设施严重不足

目前建成运营的社区养老服务驿站仅有 680 家，在全市 7036 个社区和村中的普及率还远远不够。而 2017 年开展的养老服务设施摸底普查结果显示，街乡和社区级能够用于建设居家养老的服务设施共计 4104 处，全市人均设施面积为 0. 17 平方米，距“2020 年人均养老设施用地约 0. 25 平方米”的规划目标还差 0. 08 平方米。老旧城区、老年人口密度越高的地区可以提供配套公共设施的反而越稀少的矛盾比较突出。

（三）养老服务驿站专业服务能力有待提高

多数运营养老服务驿站的居家养老服务机构或是新设立，或由家政等传统行业转型而来，专业运营处于初级阶段，组织化程度较低，品牌化意识较差，标准化服务内容较少，规模化、连锁化发展尚未形成，还不能很好地满足社区老年人的服务需求，特别是开展上门入户为老年人服务的能力不强，专业服务人员也明显不足。养老服务驿站就近提供养老服务和对接服务平台的商业运营模式尚不成熟，有的驿站对居家老年人的服务需求了解不够，坐等老年人上门，服务辐射老年人不多；郊区农村幸福晚年驿站大都由原来的托老所翻牌建成驿站，整合周边养老服务资源能力较差，缺乏相关运营管理经验。

（四）养老服务市场的发展还不充分，居家养老服务购买力不足

受传统消费观念和经济收入水平影响，老年人及其家庭对购买、消费居家养老服务的认识还有待加强，消费支出意愿不强。部分服务商受制于长期免费或低偿提供服务的养老服务模式，自我造血功能弱、可持续发展能力低。

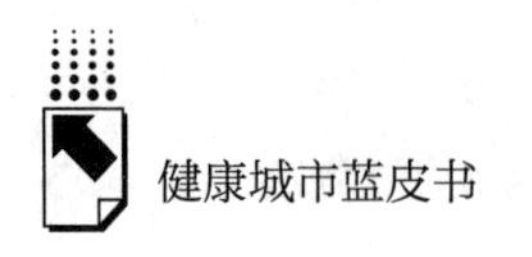

（五）社区养老服务设施市场主体地位不明确

受到规划、消防、房产等多方面原因的限制，许多社区养老服务设施没有登记注册法人主体，如诚和敬集团连锁运营了 100 多家社区养老服务驿站，但其运营设施多数没有单独注册为法人主体。由于未能单独注册法人主体，社区养老服务驿站在享受小微企业税收减免、办理护理站、餐饮资质等方面均未能享受到市场主体地位。这也直接影响了社会资本进入社区养老服务的积极性。

（六）养老服务信息化、智能化发展水平不高

目前，市级初步搭建了养老信息系统的骨架，但总体统筹不够，部分区正在重复投入搭建本区养老信息系统，很多基层单位还停留在手工填写上报数据阶段。数据开发应用、开放共享不够，各类涉老数据没有有效整合，难以充分掌握社区层面的老年人详细情况和服务需求，还不能充分为政府部门提供决策支撑，不能为社会发展养老服务提供科学参考，也还不能为服务对象获取服务提供精准支持。同时，社区养老驿站智能化服务发展水平较低，受限于成本、技术等因素的制约，为老年人发放智能手环、联网紧急呼叫系统的街道或社区寥寥无几。

四　社区养老服务驿站建设运营的对策建议

社区养老服务驿站建立时间并不长，其运营模式、服务内容、提供方式等还需要进一步探索和改进，以进一步提升专业服务能力和水平。

（一）进一步明确养老服务驿站的发展定位

养老服务驿站是老年人不离社区就近享受养老服务的“总服务台”，在“三边四级”（“三边”：周边、身边、床边；“四级”：市、区、街乡、社区）的养老服务体系中是最基础、最基本的。养老服务驿站的定位主要是

提供居家养老的服务支撑和社区就近养老照料，要做的主要是老年人日常生活服务。养老服务驿站要对所在地区老年人口的总体情况、健康水平和服务需求有一定的了解和掌握，有针对性、有所侧重地开展社区养老服务，避免“一刀切”，出现大而不全、多而不强的问题。根据相关调查，老年人最急需、最迫切的居家养老服务需求是就餐、助浴、医疗、保洁，只有重点做好这些服务，才能帮助老年人解决他们的实际生活问题。此外，在市场和社会的力量介入较少的养老服务领域，政府要依托养老服务驿站做好兜底工作，如独居老年人巡视探访、老年精神关怀服务等。要把养老服务驿站真正打造成群众家门口的民生工程、民心工程，帮助老年人过上幸福的晚年生活，给老年人子女分忧解难，不断提升群众的获得感、幸福感。

（二）利用疏解腾退、出资租赁等多种方式挖掘场地资源

城六区养老服务驿站建设场所不足的问题最为突出，应通过多种途径整合利用闲置场地资源。一是结合“疏解整治促提升”专项行动，将疏解清退的房屋优先用于养老服务驿站建设。东城区的 9 个街道（交道口、东华门、东四、朝阳门、北新桥、东花市、崇外、天坛、永外）将“疏解整治促提升”专项行动中清退出来的房屋用于驿站建设，总面积达 3405 平方米。东花市街道将 780 平方米的腾退空间全部用于建设“医养结合型”示范养老服务驿站，在一定程度上缓解了该地区驿站建设场所严重不足的问题。二是有效利用国有企事业单位所属设施补齐养老服务设施配套短板。西城区协商驻区中央机关开放所属资源建设养老服务驿站，推动建成了国家发改委三里河一区养老服务驿站。三是以政府出资租赁的方式，市场化地解决场地不足的问题。例如，石景山区年投入 380 余万元用于养老服务驿站场地租赁，向 40 家养老驿站无偿提供 14255 平方米场地。

（三）调动更多的社会力量投入养老服务驿站的建设运营

目前，政府提供土地、房屋、设施、资金方面的优惠和支持，由养老企业、社会组织来运营养老服务驿站的“公办民营”模式日益成熟。据统计，

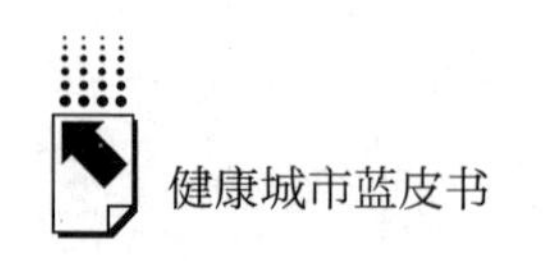

过去两年全市新增社区养老服务驿站设施面积12万平方米，其中76%的设施由政府无偿提供，这在很大程度上给社会资本运营养老服务驿站减轻了负担，吸引了大量市场主体投入养老服务驿站的建设发展，这也是这一模式取得成功的关键因素。要看到，仅仅以政府投资为主提供的居家养老服务还远远跟不上市场需求，满足不了数量日渐庞大的老年人多样化的服务需要，应全面放开养老服务市场，“放水养鱼”、培育扶持居家养老服务商，增加居家养老服务的市场供给，推动养老服务驿站连锁化、品牌化经营，撬动更多社会资本参与养老服务业的发展。

下一步，政府应继续加大扶持力度，进一步调动企业、社会组织参与养老产业的积极性，加快推进社区养老服务驿站建设进程，让更多的老年人早日享受到就近便捷的居家养老服务。除市级加大驿站建设和运营补贴力度外，鼓励区级也给予驿站租房、运营、流量等形式的补贴。例如，按照日托、短托和长托情况给予床位补贴，按照社区养老服务驿站连锁机构的数量给予连锁补贴。另外，鼓励引导养老服务驿站承接政府购买的独居老年人巡视探访服务、辅助居家服务项目，增加驿站运营收入。在农村地区积极引导村级集体、村级组织，鼓励企业、社会组织、本村农户参与运营农村幸福晚年驿站，采取“村办村营”“村办民营”“民办民营”等运营模式开展为老服务，确保农村养老服务设施正常运转、健康发展。

（四）融合医疗资源，增强养老服务驿站医养功能

医疗服务是老年人的重点服务需求。要依托养老服务驿站为平台，大力推进居家养老健康服务，鼓励养老服务驿站与周边医疗机构开展多种形式的合作，建立健全协作机制。探索驿站与社区卫生服务中心（站）衔接机制，在挂号、就诊、取药、综合诊疗、转诊等方面为老年人就医提供便利。同时，加大社区医养结合支持力度，将驿站、护理站医疗服务项目纳入服务流量补贴范畴。例如，丰台区将有条件的驿站与社区卫生服务中心对接，老年人在驿站内享受医疗服务，并为驿站周边高龄、重病、失能、部分失能以及计划生育特殊困难家庭等行动不便或确有困难的老年人提供家庭卫生服务。

密云区、怀柔区结合区卫生计生部门村级卫生机构建设，在未设置村级医疗机构的村，将村级医务室纳入幸福晚年驿站建设当中一并考虑，同步设计、同步实施，实现老人在就医和养老之间无缝对接。

（五）加强养老服务驿站的服务监督与评估，提高服务质量

政府应统一建立养老服务驿站综合管理平台，实时记录各驿站服务过程和数量，将平台数据作为加强对养老服务驿站的运营管理和服务评价的主要依据。政府还可逐步建立健全第三方评估机制，评估养老服务驿站所提供的居家养老服务质量。通过评估老年人（及家属）对服务项目设置是否满意和服务质量是否达到标准，以促进居家养老服务品质提升。加强养老服务标准化建设，出台居家养老服务如助浴、助洁、助急等服务的地方标准，为评估提供依据。在监督方面，政府可以通过地区监督机构、问卷调查、非政府组织监督等方式进行全面监督，淘汰达不到标准的服务机构。加强行业监督，构建政府、行业协会、新闻媒介、老人及家属共同参与的监管体系。加快推进养老服务业诚信体系建设，对违规收取养老服务费用、发生欺老虐老等情形的服务机构直接纳入黑名单，实行运营商禁入等惩戒措施。

（六）加强人才培训培养，不断提高养老服务业人员的专业化、职业化水平

制定养老服务人才登记管理办法，建成全市养老服务人才信息平台，对养老服务从业人员实行全市统一登记管理。建立健全从业资格认证制度和职称序列等级管理制度，完善养老护理员职业发展体系，打通初级养老护理员到养老护理师、高级养老护理师的晋级渠道。加强养老服务从业人员教育培训，建成分级分类培训体系，定期对机构管理人员、服务人员进行专业知识和服务技能再培训。探索建立职业技能等级与薪酬待遇挂钩机制、毕业生入职补贴等制度。逐步提高专业服务人员的薪酬待遇，激励他们的积极性和工作热情，吸引更多专业人才投入养老事业。

（七）加快养老服务信息化建设，推进智慧养老

要用好养老大数据，探索“互联网 + 养老”服务新模式；有效整合各类涉老数据，建立养老基础信息数据库，推动数据资源开放共享；运用互联网、物联网等技术，建立集成市场和社会资源、促进供需对接的科技助老信息平台。通过信息化管理、属地化服务，线面结合方式链接供需双方，扩大社区养老服务驿站的服务范围，提供个性、高效的智能养老服务。例如，为了有效满足老年人特别是失能老年人养老服务需求，依托互联网、物联网、有线电视网络，搭建养老“信息平台 + 呼叫中心 + 电视服务系统”三位一体服务网络，实现有求必应，打造“没有围墙的养老院”。鼓励企业和机构建立科技助老平台，研发各类适合于养老机构和老年家庭的信息产品，为老年人提供紧急援助、家政、医疗保健、电子商务、服务缴费等一站式服务。

B.7

立足慈善，关心儿童，为健康社会未来打基础

邱启明　朱欣荣　季　拓*

摘　要： 构建健康社会，不可不考虑未来，儿童无疑是未来的核心。在此方面，目前存在以下一些问题：因病致贫、因病返贫情况依然存在，医保完善度需提高；某些病症由于医疗技术不足，仍治愈困难；病症宣传、筛查政策鼓励力度不足，使得防治不到位等。同时，大气环境污染、安全隐患等问题，仍对儿童健康成长存在威胁。北京市作为首善之区，应在建设健康社会的各个方面做出示范作用，包括加强安全建设、改善环境、完善社会保障制度等，紧扣增进民生福祉这个出发点和落脚点，不仅提高宜居程度，更要考虑到可持续发展问题，为未来建设健康社会打下坚实基础。

关键词： 健康社会　慈善　贫困大病　儿童

一　背景

一个真正的健康社会，能够使城乡居民在健康、教育、安全、就业等方面的基本需求得到满足，同时不断提高人民群众生活水平，建立更加公平、

* 邱启明，本科学历，北京天使妈妈慈善基金会理事长；朱欣荣，本科学历，北京天使妈妈慈善基金会资源发展部部长；季拓，本科学历，北京天使妈妈慈善基金会新媒体运营专员。

覆盖更广的社会保障制度，使弱势群体更有尊严地生活和公平地参与竞争等。而在这些方面，我们往往首先谈到的是政府的责任，但在倡导精确化的今天，要让构建健康社会的行动真正落到实处，不仅需要政府的主攻发力，也对助攻力量的多元化、专业化有着更高要求。慈善组织在助攻方面，是一股必不可少的力量，对助推精准扶贫、打赢脱贫攻坚战、全面建成小康社会意义重大。构建健康社会需要慈善的力量，慈善也需要在构建健康社会的过程中开辟更广的天地。在近年来的工作中，北京天使妈妈慈善基金会（以下简称基金会）认识到慈善组织的力量和话语权不再渺小，正变得越来越重要，因此我们不仅在救助领域埋头苦干，也抬头展望未来，不断为儿童的生存与发展提供创新性议题。

1. 天使妈妈团队自核心团队成立至今，已在贫困儿童大病领域耕耘十年

基金会是由多年来一直活跃在儿童大病救助领域的天使妈妈团队发起的慈善组织。2005 年，天使妈妈核心团队成立，开始从事救助活动，并逐步搭建贫困重症儿童助医项目模式。至 2013 年 12 月 26 日，团队正式注册成立基金会，成为独立法人。2016 年 10 月，天使妈妈被北京市民政局认定为首批慈善组织之一，后荣获 5A 级社会组织称号。2017 年 5 月获得公开募捐资质。

基金会以汇聚爱心，保护弱势群体的生命、健康、生存、发展权利为宗旨，主要开展特殊群体的医疗救助、康复关怀和信息咨询等公益活动。通过网络渠道进行宣传和筹款，同时整合国内外各医疗机构、媒体、企业等资源，为贫困家庭大病患儿募集医疗资金、安排手术和康复援助，帮助贫困家庭大病患儿免于死亡和残疾的厄运，帮助孩子们完成手术，使患儿的生活质量得到明显改善。

此外，基金会发起建立“中国关爱地贫患儿联盟”，发布《中国地中海贫血蓝皮书》，后又参与创立“中国儿童大病救助联盟”，不断向全国两会提出关爱儿童的各项提（议）案，推动医疗技术发展及下基层，做出了一系列推动构建健康社会的重要举措。截至 2018 年底，基金会共筹集善款 3.7 亿余元，救助患儿 9000 余名，受益人遍布全国 34 个省份。

2. 自2009年起成立第一个专项救助“烙印天使”项目，至今已建立7个自主救助项目，近40个合作救助项目，全面提升儿童救助的深度和广度

加强救治专业度、提高救治效率，是重病救助的基本要求。在数次类似病例叠加后，团队决定采用树形结构，合并铺开 7 大类自主救助项目：①“烙印天使”，专门救助 0 ~ 14 岁的、预后良好的烧烫伤贫困家庭儿童和孤残儿童。②“21885（阿姨帮帮我）”，以天使妈妈贫困患儿紧急救助热线为依托，全力帮助意外伤害、重大疾病贫困家庭 0 ~ 14 岁的患儿。项目涉及多个病种，包括意外伤害造成的多种病症及脊柱侧弯、脊膜膨出等。③“血液天使”，专门救助 0 ~ 18 岁的贫困家庭血液病患者，如地中海贫血症、白血病等。④“限量天使”，专门救助患有布加氏综合征、戈谢病、肌肉萎缩等各种罕见病贫困儿童。⑤“器官移植 · 新肝宝贝”，专门救助 0 ~ 14 岁的，患有胆道闭锁、胆汁淤积等需要做肝移植的贫困患儿和孤残儿童。⑥“器官移植 · 新肾天使”，专门救助肾小球肾炎、慢性肾盂肾炎、间质性肾炎、囊性肾病及肾硬化、糖尿病肾病等需要做肾移植的贫困患儿。⑦“新生宝贝”，专门救助重度早产儿及先天性畸形新生儿，主要包含食道闭锁、肠道闭锁、肛门闭锁、巨结肠等先天性消化道系统疾病及常见先天性结构畸形新生儿。

需要救助者众，然而一个团队的力量有限，因此基金会不断吸纳其他机构力量，成立合作救助项目专项基金，对更多的儿童、人群进行救助。例如，SF 罕见病救助专项基金，专门针对 SF 这种由单基因缺陷引起的罕见的儿童中枢神经系统退化症，鼓励和支持科学家及医生进行 SF 罕见病的治疗研究；慢天使专项基金，专门救助患有脑瘫、自闭症、言语或听力障碍儿童；BCG 专项基金，致力于帮助重病特困儿童治愈疾病；天使宝贝专项基金，救助 0 ~6 岁的、因意外伤害导致的伤残儿童；菩提有爱专项基金，在关爱母婴服务从业者及亲属的帮扶、助医、助学及相关领域开展公益活动等。

二　用慈善的力量，为健康社会的未来撑开一把保护伞

构建健康社会，不应只着眼于当下，必须考虑到社会的未来。正如天使

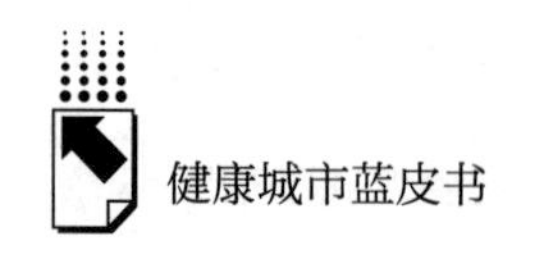

妈妈办会宗旨中所说：我们关注儿童的生命、健康、生存、发展，这些恰恰对未来社会的可持续良好运转有着极为重大的意义。因此，儿童的生命健康，可以说关系到整个健康社会未来发展的重中之重。

一个不健康的儿童，将从以下几个方面对社会造成影响。

首先，患儿医疗支出将给家庭造成经济负担，影响其他消费支出，甚至因病致贫、返贫，势必对脱贫攻坚战造成反复打击；其次，由于身体不健康，患病儿童难以接受正常的持续的教育，将对当地乃至国家未来发展带来断层隐患；最后，某些疾病如不治愈，将在未来产生严重影响高发区人口质量的遗传负荷。

随着我国医疗技术发展、经济水平提高，及某些地区儿童大病医保的设立，一些患病儿童的治疗不再艰难，但来自欠发达地区、贫困家庭的患病儿童，往往由于家中经济困难而放弃治疗，即使不放弃，也只能用少量资金维持保守治疗，使他们毫无生活质量可言。

基金会在工作中，发现以下问题。

（1）目前，因病致贫、因病返贫情况依然严峻，许多儿童一旦患病，对家庭经济仍是毁灭性打击。基金会不断努力，以慈善形式为医疗精准扶贫贡献力量，帮助逾 9000 位贫困患儿恢复健康，同时减轻其家庭负担。

在 2016 年基金会与中华思源工程扶贫基金会、北京师范大学中国公益研究院联合研究发布的《中国地中海贫血蓝皮书》中提出，地贫患者治疗有两种选择，一是输血替代治疗，年均治疗费用高达 10 万元以上；二是移植治疗，这是目前唯一能够根治地贫的方法，平均医疗费用 40 万元左右。而在我国地中海贫血患儿的家庭中，90% 家庭年收入低于 6 万元，因病致贫风险较大。从调查结果来看，因家庭贫困、医疗保障和救助水平不高，绝大部分患者得不到规范化治疗，饱受病痛折磨，甚至出现因医治绝望而将患儿遗弃街头或杀害等恶性事件。

同时，在即将与中国公益研究院慈善研究中心合作推出的《我国儿童肝移植研究报告》中的数据显示，以 2017 年为例，我国城镇家庭的年均收入不足以实施一次儿童肝移植亲属供肝类型的手术，农村家庭亦处于相同的境况，若加上移植失败或移植后的抗排异康复费用，一些家庭只得通过举借外债、变卖房产及其他亲友资助等方式筹集资金，甚至走投无路、卖无可卖、借无可借。以胆道闭锁为例，该病是以肝内外胆道闭锁和梗阻性黄疸为特点的小儿外科常见畸形，但据调查，有34%左右的患儿家庭在得知自己的孩子患有该病症后，因为资金短缺，选择拖延治疗甚至放弃治疗。

正因为看到多例因家庭贫困而被放弃治疗的患儿，多年来，天使妈妈一直坚持针对贫困家庭的儿童开展医疗救助，帮助患儿筹措医药费、开辟绿色就医通道、安排适合医疗团队，从而有效减轻患儿家庭负担，使其家庭不再为孩子的病所累，甚至转变家庭经济状况，使之摆脱贫困帽子。

以基金会2018年年报中的救助数据来看，自主项目共资助患儿1335位，救助总支出为106739369.47元。以烙印天使、新肝宝贝项目为例，前者2018年支出金额超1000万元，平均为每个烧烫伤患儿贫困家庭的医药费负担减轻约6万元；后者2018年支出金额超1600万元，平均为每个肝病患儿贫困家庭的医药费负担减轻约5万元。

在帮扶患儿完成手术后，为使患儿不再复发造成返贫，基金会及时针对患儿和家长进行术后护理及相关病症的预防宣教，同时安排定期回访，持续关注受救助患儿的发展。

（2）由于医疗技术处于发展阶段，某些小儿疾病仍属疑难杂症，救治疗程长、费用高，造成一定比例的放弃率。提升某些重症的医疗技术，提高治愈率，降低费用成本，在未来仍是一大目标。基金会在工作中致力于在医疗技术领域推动健康社会发展，资助医疗研究、建立救治中心、举办研讨会等，以期更新预防及治疗方法，有效提高治愈率。下面以基金会救助最多的三类病症进行说明。

一是地中海贫血症，基金会持续推动预防宣传与提高救治水平双管齐下。该病是一种遗传性溶血性贫血疾病，在我国广东、广西、贵州等地区多见，可在前期通过人群基因筛查和产前诊断进行干预。目前，广西个别地区已有较好范例，通过鼓励政策使个别地区基本实现地贫患儿零出生。我们在实际工作中，仍源源不断地接到地贫患儿求助，可见大部分地区地贫防治工

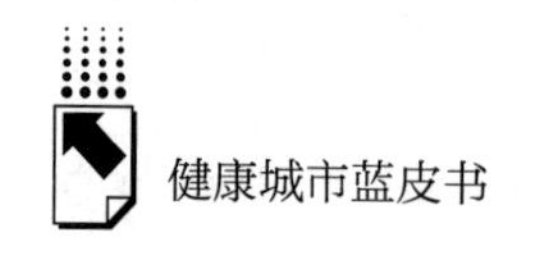

作依然任重道远。

2016年的《中国地中海贫血蓝皮书》对我国地贫预防、治疗、医疗保障和救助、社会支持等情况进行了调研分析，发现我国地贫防治中依然有很多薄弱环节，如偏远欠发达地区对该病预防宣传力度不到位，没有鼓励政策，基因检测不方便等，因此筛查和产前诊断仍有局限性，人群覆盖率低。

在防治推广方面，基金会已于2014年起举办国际地贫研讨会暨中国地贫联盟大会，目前已成功举办五届，为我国在该领域参与国际合作起到了积极的推动作用，并以大会为契机不断推广宣传地贫预防办法，希望借此进一步推动国家和地方医疗保障和救助政策的专业化调整。另外，在提升医疗技术方面，积极组织地贫医疗组赴国外考察培训，听取国外专家对我国地中海贫血防治工作提供的宝贵建议，让中国的地贫防治工作与国际接轨。

二是烧烫伤方面，建立专业康复机构，提升患儿治疗水平，缺一不可。儿童死亡的最大杀手是意外伤害，烧烫伤又是其中最易发生的情况，然而烧烫伤的治疗过程非常漫长，治疗费用非常昂贵，并且长久以来，国内都没有治疗烧烫伤患儿的专业性机构。

2010年，天使妈妈在空军总医院烧伤科设立了国内第一个烧烫伤儿童救治中心，为国内烧烫伤患儿提供了一个专业康复机构。之后又建立湖南、山东、重庆、河南等地分中心，为全国烧烫伤患儿提供专业的康复系统。

除了康复机构，康复整形治疗水平也是关系到患儿未来生存质量的重点。为了有效提升患儿康复效果，缩短康复时间，从2010年1月起，邀请美国烧伤整形、康复专家访华，举办中美烧伤康复医学论坛等，目前已形成每年两次邀请国外专家来华访问交流烧烫伤医学方面经验的惯例。

三是肝肾移植方面，尽快平衡医疗资源，将能更有效降低患儿放弃率。2019年《我国儿童肝移植研究报告》即将发布，报告中全面介绍了我国儿童肝移植现状，其中显示，全国各地医疗资源分布不均，权威移植医院在华东地区的比重大，患儿异地就医导致本就昂贵的治疗成本大幅增加。许多患儿家长因治疗费用贵、当地医疗资源不足而认为治疗无望，往往选择放弃。

实际上对于儿童器官移植来说，成功率很高，放弃实在可惜。以肝移植为例，天使妈妈新肝宝贝项目自2011年成立以来，已救助贫困肝移植（胆道闭锁症为主）患儿1300余名，占我国儿童肝移植总量的50%左右，手术成功率高达96%，远超其他重大疾病的治愈率。如能平衡医疗资源，很多患儿将能享受更完善的医保，更方便得到医治，同时减轻家庭负担，放弃率也会相应降低。

（3）以慈善推动医疗资源下沉，基金会持续关注构建健康社会不可缺失的基层地区。目前基层卫生人力资源不足和人才流失是一个突出问题，影响了基层居民获取卫生保健服务。基金会携手业界权威专家团队下基层开展学术会议、义诊活动，希望通过一系列针对基层医务人员的培训，提高他们的综合素质，降低误诊率，指明医疗方法，为患儿争取宝贵的治疗时间。

第一，在地中海贫血症方面，基金会联合中国地贫联盟在我国该病症多发的6个省市设立“国际地贫中心”，加强地贫治疗预防的进一步精准实施，并持续开展研讨会、培训会，由知名专家学者介绍治疗方法和经验，推动预防关口前移，积极防控地中海贫血出生缺陷，以减少家庭和社会经济负担和精神负担。

第二，在烧烫伤方面，与中国医师协会合作，开展全国基层医院烧伤整形医师公益培训，邀请多位国内顶尖的烧烫伤治疗康复整形方面的专家担任顾问，定期到中心讲课，目前已完成6期培训，来自全国10个省60个地市的近百名医生完成培训，把最前沿的诊疗方法带回了当地。

第三，在肝移植方面，自2017年起至今，邀请肝病领域权威医疗专家在全国开展胆道闭锁和肝移植培训活动，并得到政府大力支持。现已完成十余个省份的义诊、回访和基层医生培训，已覆盖近2000家医院，数千名医生受益。通过深入开展胆道闭锁的普及工作，使术前患儿在基层医院就能够明确及时地得到诊断，肝移植术后患儿有就近复查的机会，有效地减少了胆道闭锁患儿的误诊率和遗弃率。

（4）在关注儿童身体健康的同时，关注儿童生存环境，为未来健康社会建设打下基础。在救助孩子的过程中，不断发现法律法规及日常教育中的亟待完善之处。

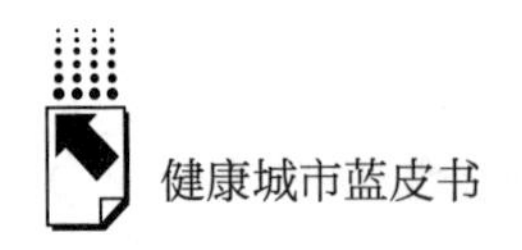

其一，近年来的全国两会期间，多次准备提（议）案，将未成年人保护、地贫患儿救助、儿童器官移植、儿童大病医保等领域相关诉求请有关人大代表和政协委员递交，为全国患儿争取保障。

2014 年，向全国两会提交关于依法处理监护人侵害儿童的提案，得到有关部门高度重视，并在当年 12 月 18 日由最高人民法院、最高人民检察院、公安部、民政部颁布了《关于依法处理监护人侵害未成年人权益行为若干问题的意见》，进一步就各部门对侵害孩子的监护人违法行为的处理方法及对受害孩子的保护措施进行了说明。这一文件下发当天，一位被养父携带在街头乞讨 10 年的患病女孩获妥善救治。之后，更多流浪乞讨、受监护人虐待的孩子根据新的处理意见得到了救助。

2016 年，基金会联合中国地贫联盟、中华思源工程扶贫基金会、北京师范大学公益研究院提交“将地中海贫血救治纳入国家精准扶贫战略”的全国两会提案，内容包括：调整民政医疗救助政策，将地贫医疗支出家庭作为大病救助对象，为地贫患者开设绿色通道等。该提案通过后，作为地贫高发地区的海南省基本上将提案原文落实，省内移植手术费用可以报销 25 万元，并将地贫患者家庭纳入低保救助对象；贵州省的医保政策在提案通过之后，也做出调整，将地贫患者跨省治疗的报销比例从 10% ~20% 提高到 50% ~60%。

2017 年，基金会联合中华思源工程扶贫基金会提交“将器官移植纳入医保”的全国两会提案，全面、系统、翔实地提出我国器官移植方面的问题及解决办法。

2018 年，委托全国政协委员丁洁及全国人大代表李晓林提交了关于将“乡村儿童大病医保纳入精准扶贫政策”的提案，得到委员们的积极响应。目前，已在全国范围内设立 11 个“乡村儿童大病医保”合作试点县，为乡村儿童提供补充医疗保障，在缓解当地儿童家庭因病致贫、返贫方面取得了良好成效。

其二，推动加强动画片内容审查力度，净化儿童观看内容，确保儿童身心健康安全。

2013 年，推动国家广电总局下发《关于加强国产电视动画片审查的紧急通知》，在暴力、低俗、危险情节和不文明语言等方面做出严格限制。某地儿童因模仿动画片《喜羊羊与灰太狼》中“绑架烤羊”剧情，致使 2 名儿童被严重烧伤，天使妈妈介入救助，并以此案件为契机，呼吁加强动画片内容审查。国家广电总局下发通知后，当年 10 月，全国 20 家动画制播机构联合发出动画含暴力迷信内容一律不播出的倡议，同时相关机构也开始了对动画片制作规范立法及内容分级的讨论。

其三，送安全教育课堂进学校，教授青少年对意外伤害预防和应对措施。

基金会联合浙江财通资管基金会、北京华远达公益基金会、天使之羽专项基金和绿野救援队建立“青少年成长安全守护计划”项目，计划在全国中小学铺开安全教育课程，帮助更多的学校、家庭、少儿获得安全常识，以期预防及减少儿童青少年的受伤害事件。该项目已于 2018 年底在四川凉山及上海的 5 所学校进行了首批试点。

三　对构建健康社会的政策建议

北京市作为首善之区，应在建设健康社会的各个方面做出示范，包括加强安全建设、环境改善、社会保障制度完善等，紧扣增进民生福祉这个出发点和落脚点，提高现阶段宜居程度，考虑可持续发展问题，为未来健康社会打下坚实基础。

1. 安全的成长环境是重中之重

近年来，多地发生少年儿童安全受威胁的恶性案件，涵盖校园暴力、家庭暴力、性侵害、食品药品安全事故、交通事故等诸多方面，这些令成年人都谈之色变的安全问题一旦发生，无疑会对孩子的成长造成毁灭性打击。

建立全面安全的健康社会，首先应进一步完善法律法规，并建立覆盖全过程的安全监管制度，加强威慑力，扼杀违法犯罪苗头，保障交通、饮食、用药等安全。同时，应重视少年儿童的安全保护，加强安全教育，社会、学

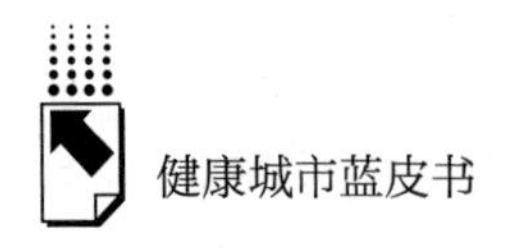

校、家长、孩子每个环节缺一不可，全面进行包括突发事件下的自我保护技能、突发疾病急救技能、性教育等方面的科普。

2. 环境治理是不变的命题

全球气候变化以及频繁的经济社会活动给人类健康带来巨大挑战，这些挑战包括雾霾、极端气候、疾病传染模式变化、食品和淡水供应问题、生态系统衰竭等，每一个风险都可能对人类尤其是还未形成强有力防御系统的儿童造成重大威胁。

打造宜居健康社会，首先应治理自然环境。在城市管理和建设规划中，应将健康作为核心，合理规划城市发展，节能减排。其次应治理生活环境，充分合理发挥市场作用，建立约束机制，促进医疗技术和卫生服务的提高，控制市场生产和销售有害健康的商品和服务。

3. 完善的社会保障制度是重要辅助

越是完善的社会保障制度，越能够全面保证物质及劳动力的再生产和社会要素的稳定。儿童是容易处于贫困的弱势群体，一旦发生儿童自身或家人患病、监护人失业等状况，如无相应的社会保障，将有一部分家庭因此致贫、返贫，进而使儿童无法得到妥善治疗或陷入较差的生存环境。

家庭是社会的基本单元，构建稳定健康社会，应保证家庭的和谐，给儿童以良好的生活环境，使他们无压力成长。因此，首先应提高社会保障水平，尤其对于弱势人群，包括老年人、残疾人、儿童、失业人口、贫困人口等，需要相应的社会保障制度支持他们度过人生艰难阶段。其次，扩大社会保险覆盖范围，尽可能涵盖更多超高费用大病、药品，并在提高报销比例等层面给予更为有效的改善措施，尽量减轻家庭负担。

健康服务篇

Healthy Service

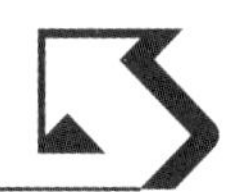

B.8 营养风险筛查与营养支持治疗改善慢性疾病患者临床结局研究

于　康*

摘　要： 到21世纪，中国肠外和肠内营养的使用量增长迅速，一方面为需要营养的患者提供了安全有效的营养支持治疗，另一方面也使营养支持治疗适应证问题日益突出。数据显示，北京地区综合性三甲医院膳食尚难以满足患者的整体营养需求，应建立和推广以营养医师为主导的医院膳食管理团队，为住院患者提供更加全面合理的营养支持治疗。要动态地、定期地对营养治疗效果进行监测，并据此调整营养计划，使患者获得最优化和最合理的管理，以改善临床结局，提高生活质量。

* 于康，北京协和医院临床营养科教授，博士研究生导师，主任医师，临床营养科主任。

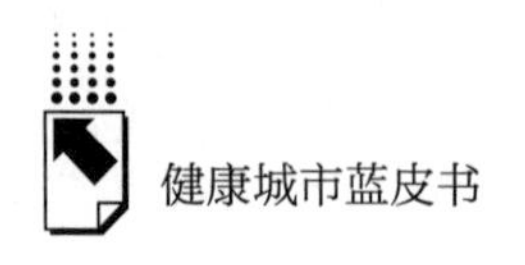

关键词： 营业风险筛查　营养支持　慢性病

一　背景

在全国卫生与健康大会上，习近平总书记强调："没有全民健康，就没有全面小康。要把人民健康放在优先发展的战略地位，以普及健康生活、优化健康服务、完善健康保障、建设健康环境、发展健康产业。"① 随着我国国民经济的快速发展，国民疾病谱和影响国民健康的诸多因素正在发生复杂变化，卫生健康工作迎来新的挑战。

合理营养是预防和治疗慢性疾病的基础。已有大量研究证明，临床营养支持治疗（clinical nutrition support therapy）可改善慢性疾病患者的临床结局（clinical outcome），提高患者的生活质量（quality of life），并改善成本效果比（cost-effectiveness ratio）。

以北京协和医院为先导的我国临床营养的应用历史已超过40年。20世纪70年代，北京地区每年接受肠外肠内营养支持治疗的病例不多，均为存在明确营养支持治疗适应证的患者。应该说，营养支持治疗的适应证问题并不突出，亦不存在所谓"该用的未用"的不合理问题。

到21世纪，我国肠外和肠内营养的使用量增长迅速。据推算，目前肠外营养的应用量已高达200万例次/年，肠内营养的应用量约为20万例次/年；肠外营养应用量年增长率达25%；肠内营养应用量年增长率达44%。如此迅猛的发展，一方面为需要营养的患者提供了安全有效的营养支持治疗，另一方面也使营养支持治疗适应证问题日益突出，即"哪些患者在何时需要营养支持治疗"。可以说，这是合理临床营养面临的首要问题。

1991年，新英格兰医学杂志（NEJM）发表的随机对照研究发现，术前无营养不足的患者接受肠外营养，其临床结局并无改善，甚至并发症发生率

① 《习近平谈治国理政》第2卷，外文出版社，2017，第370页。

更高。该研究首次对肠外营养在临床上“普遍有效”的传统观念提出了挑战；也表明首先要解决的问题是“何人及何时需要营养支持”，即如何判断患者是否具有营养支持的适应证。美国肠外肠内营养学会（ASPEN）于2017年提出以“营养风险筛查和营养状况评定”为整个临床营养支持治疗的基础，也是规范化肠外肠内营养支持治疗的前提。

2002~2005年，欧洲肠外肠内学会（ESPEN）和中华医学会肠外肠内营养学分会（CSPEN）均推荐采用营养风险筛查作为住院患者营养风险筛查的工具。营养风险筛查也是国际上第一个采用循证医学资料开发的工具。2011年，美国肠外肠内营养学会也充分肯定营养风险筛查对住院患者的重要价值，并推荐在住院患者中应用。应特别指出的是，营养风险筛查和营养状况评定是相互关联而又有区别的两个过程。营养风险筛查是为了判断有无营养支持的适应证（“要不要营养支持”），而营养状况评定则是为有营养风险的患者制定个体化处方（“如何给予营养”）。

随着医学和临床营养学的快速发展，在营养风险筛查和营养状况评定方面，不断有新的研究证据提出。同时，随着临床实践的深入，在营养筛查和营养评定的实践中，也发现了一些问题，如部分疾病的评分标准如何更加准确界定、患者进食量如何更加准确地判断和评估等。为此，需要制定规范化的营养风险筛查和营养状况评定的卫生行业标准，其目的在于使营养风险筛查和营养状况评定更加规范；更加适应现代医学和临床营养学快速发展的需要；更加适应广大医护人员，特别是临床营养工作人员的临床实践需要。同时，也对进一步规范临床营养支持治疗的临床路径，提高我国临床营养整体水平和质量具有重要意义。

二　北京地区医院营养风险筛查和营养支持治疗应用状况调查

自2005年以来，北京协和医院牵头的全国“营养风险－营养不足－营养支持－临床结局和成本效果比（NUSOC）多中心协作组”对包括北京地

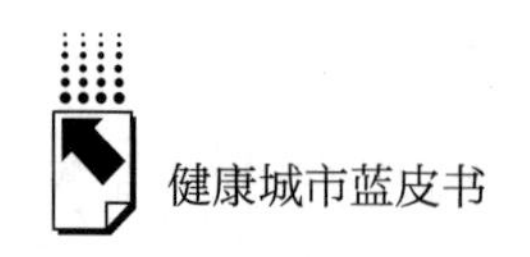

区在内的全国东、中、西部19个地区的大中小医院进行了住院患者营养风险筛查和营养支持治疗应用状况的调查。调查表明，北京地区综合性三甲医院营养风险的发生率为22.9%，低于全国平均水平（35.5%）。其中，存在营养风险的患者获得营养支持的比例为36.0%，而在没有营养风险的患者中，也有14.0%的患者接受了营养支持。肠外营养和肠内营养的比例为5.6∶1.0，较全国的6.0∶1.0更趋合理。

在对北京市教学医院外科住院患者进行的营养风险筛查中，发现入院时的营养风险发生率为30.0%，而在入院后两周增高至35.8%，均高于北京市三甲医院住院患者的平均值；存在营养风险的患者获得营养支持的比例为62.2%，明显高于北京市三甲医院的平均值。这说明，在北京地区医院中，外科患者的营养风险发生率相对非手术科室更高，而其营养支持治疗率也相对更高。

相比于外科患者，北京地区三甲医院神经内科住院患者营养风险发生率相对较低，约为21.2%；但营养支持应用率也相对较低，在有营养风险的神经内科患者中，仅有14.4%的患者获得了营养支持治疗。这说明，北京地区三甲医院神经内科住院患者营养问题较为突出，特别是营养支持应用存在较大的不合理性，应在神经内科以至于整个内科系统推广临床营养支持治疗指南和标准操作规范，以便改善此状况。

北京地区二级医院的非终末期恶性肿瘤患者的营养风险发生率为67.8%，不同肿瘤患者的营养风险发生率分别为：肺癌45.7%，胃肠道肿瘤89.4%，肝胆胰腺肿瘤81.3%，头颈部肿瘤83.3%。在有营养风险的肿瘤患者中，有61.2%的患者接受了营养支持治疗。在无营养风险的患者中，有9.1%的患者接受了营养支持治疗。研究表明，北京地区二级医院的非终末期恶性肿瘤患者的营养风险发生率较高，存在营养支持治疗应用不合理问题。应特别强化对肿瘤患者的营养筛查和营养干预，以改善肿瘤患者的临床结局和生活质量。

对北京地区综合性三甲医院8400多例老年住院患者连续90天膳食摄入量的调查显示，65~79岁年龄组老年患者通过医院膳食每日能量摄入达到推荐量标准的比例，男性为23.8%，女性仅为17.1%。男女蛋白质摄入量的达标率分别为63.2%和59.8%；钙质分别为5.0%和5.3%；维生素A分别为20.0%和21.8%；维生素B_1分别为30.4%和32.2%；维生素C分别为34.7%和37.4%。这说明，北京地区综合性三甲医院膳食尚难以满足患者的整体营养需求。应建立和推广以营养医师为主导的医院膳食管理团队，为住院患者提供更加全面合理的营养支持治疗。

三　北京地区医院建立以营养风险筛查为基础的营养管理路径

以北京协和医院为牵头单位，北京市三甲医院在全国率先引进了营养风险筛查工具，2005年即在全国率先完成了该工具在中国住院患者中应用的可行性研究。2006年，由北京协和医院提出并被中华医学会肠外肠内营养学分会正式推荐作为住院患者的营养风险筛查工具。

自2008年起，北京协和医院牵头，联合北京地区多家综合性医院及全国19个城市的大中小医院开展住院患者的营养风险筛查，目前已完成总量近5万例住院患者的营养风险筛查，完成数量居国际首位，并在此基础上，发表相关研究论文300余篇。之后，北京医院牵头组织完成了老年住院患者的多中心调查。

2013年，北京协和医院牵头制定了《临床营养风险筛查》卫生行业标准（WS/T 427－2013），并在北京地区医院率先开展住院患者的营养风险筛查。同时，也使我国成为全球第一个颁布并实施营养风险筛查卫生行业标准的国家。

以北京地区三甲医院临床调查和应用经验为基础，北京协和医院牵头制订了国民营养行动计划之“临床营养2017～2030”，其中专门提出建立并推广“营养筛查－评定－干预－监测”诊疗流程，建立以营养风险筛查为基础的临床营养管理路径，对住院患者在入院后24小时内进行营养风险筛查，对存在营养风险或/和营养不良的患者进行营养评定，制定个体化营养处方并开展营养治疗。依据营养阶梯治疗原则采用包括营养咨询、治疗膳食、口服营养补充（ONS）、肠内营养（EN）和肠外营养（PN）的序贯使用。动态地、定期地对营养治疗效果进行监测，并据此调整营养计划，使患者获得最优化和最合理的管理，以改善临床结局，提高生活质量，改善成本效果。目前，北京地区三甲医院中已有近 50% 的医院开展了住院患者营养风险筛查，并以此为基础，建立了规范合理的营养支持治疗路径，使营养支持治疗的合理性显著改善，在全国起到了良好的引领示范作用。

在上述工作基础上，2017 年，人力资源和社会保障部《国家基本医疗保险、工伤保险和生育保险药品目录》提出：参保人员使用西药部分第 234 ~ 247 号“胃肠外营养液”、第 262 号“丙氨酰谷氨酰胺注射液”、第 1257 号“肠内营养剂”，需经“营养风险筛查明确具有营养风险时方可按规定支付费用”，使我国临床营养支持治疗用药更加规范合理。

B.9

基于“互联网 +”运动干预模式在医体融合中的实践与思考

张 晗 邹 煦 安江红 王本钰 杨苗苗 杜 兵*

摘 要： 近年来，工作生活方式的转变使我国城乡居民的体质与健康状况发生明显变化，逐渐成为公共卫生问题。自互联网出现以来，先后对媒体、通信、零售、金融、教育等行业产生了巨大的影响，近几年对医疗和体育领域的影响也慢慢变大。北京市近年来一直致力于互联网背景下医疗体育有效融合的实施推进工作。在医体融合的实践过程中，医院和体育科研院所合作融洽，在多方面进行有益尝试，也取得了一定的进展。针对目前在社会心理、经济、人员等方面存在的问题，需要通过网络、电视多种信息平台渗透，向广大人民群众传授医疗体育融合知识；加大运动知识的宣传，让人们了解运动真正的含义；开展相关岗位在职人员的专业技能培训，掌握体育健身知识。

关键词： 医体融合 运动干预 互联网 +

* 张晗，北京健康管理协会体医融合分会副主任委员，北京航天总医院健康管理中心主任；邹煦，北京航天总医院健康管理中心副主任医师；安江红，北京市体育局体科所所长；王本钰，北京迈动健康体医融合服务中心主任；杨苗苗，北京迈动健康体医融合服务中心；杜兵，北京健康管理协会党委书记。

一　概览

随着国务院《“健康中国2030”规划纲要》《中国防治慢性病中长期规划2017—2025》《全民健身条例》等政策的下发，“健康中国”已上升为国家战略，其中“体育产业融合”“体医融合”“运动处方”“互联网+”等高频出现的关键词则吸引了大众的目光。

本文从分析我国体医融合的政策背景入手，围绕支撑“互联网+运动干预”的技术现状，介绍本项目执行过程中的工作进展及成果，并基于现阶段实施成果进行总结和思考。本文探讨的主要内容为干预模式、可行性与推广性、存在问题及解决方案。对这三个问题的分析，对于推动我国体医融合政策实施，推进“互联网+运动干预”技术的建设，引导后续项目的实施有着一定的借鉴意义。

二　背景

1. 国家政策背景

近年来，我国经济快速发展，GDP位居世界第二位，现代化进程中的城市化、工业化对我国国民的工作方式和生活方式产生了多重显著的影响，其中重要特征之一是体力活动明显下降。主要表现为：脑力工作强度加大、静坐时间延长、体力活动时间减少。我国居民每日活动量不足5000步的“不活动人数”增多，日常生命活动中的能量消耗大部分来自静坐或不活动状态。工作生活方式的转变使我国城乡居民的体质与健康状况发生明显变化，逐渐成为公共卫生问题。

运动作为一种非药物治疗的健康管理手段，得到医疗健康界的接受与认可。为有效控制和解决国民体质下降、慢性疾病逐渐增多的问题，国务院出台了一系列相关的政策和指导意见：

发布体育健身活动指南，建立完善针对不同人群、不同环境、不同身体状况的运动处方库，推动形成体医结合的疾病管理与健康服务模式，发挥全民科学健身在促进健康、慢性病预防和康复等方面的积极作用。

——《“健康中国2030”规划纲要》

允许依托医疗机构发展互联网医院。医疗机构可以使用互联网医院作为第二名称，在实体医院基础上，运用互联网技术提供安全适宜的医疗服务，允许在线开展部分常见病、慢性病复诊。医师掌握患者病历资料后，允许在线开具部分常见病、慢性病处方。

——《国务院办公厅关于促进“互联网+医疗健康”发展的意见》

促进康体结合。加强体育运动指导，推广“运动处方”，发挥体育锻炼在疾病防治以及健康促进等方面的积极作用。大力发展运动医学和康复医学，积极研发运动康复技术，鼓励社会资本开办康体、体质测定和运动康复等各类机构。发挥中医药在运动康复等方面的特色作用，提倡开展健身咨询和调理等服务。

——《国务院关于加快发展体育产业促进体育消费的若干意见》

鼓励日常健身活动。政府机关、企事业单位、社会团体、学校等都应实行工间、课间健身制度等，倡导每天健身一小时。鼓励单位为职工健身创造条件。组织实施《国家体育锻炼标准》。完善国民体质监测制度，为群众提供体质测试服务，定期发布国民体质监测报告。

——《国务院关于加快发展体育产业促进体育消费的若干意见》

2. 世界各国“互联网+”运动干预的发展

美国、英国、澳大利亚、加拿大等发达国家先后公布了适合本国国情的体育活动行动计划和体育活动指南，指导国民的体育健身活动，如《美国人身体活动指南2008》《加拿大身体活动指南2009》《澳大利亚身体活动指南2014》等。世界卫生组织于2010年提出，静坐少动的生活方式是导致慢病发生的第一位的独立危险因素，并公布了《关于身体活动有益健康的全球建议》。一些发展中国家也各自开展体育活动计划，如巴西的“动起来，圣·保罗”、南非的“唤醒南非：为健康而动”等。以上措施在促进各国民众科学健身、树立健康理念、倡导生活方式、推动健康关口前移方面发挥了重要作用。而目前我国体育活动的开展与民众的需求之间存在一定差距，全民健身投入与健康效益尚不平衡，体育活动在增强体质、提高健康水平方面有着更大的发展空间。

三　专业依据

1. 运动促进健康

运动是良医。大量循证医学数据表明，规律的体育活动能够预防或治疗多种慢性疾病和癌症，缓解心理压力。运动是预防和治疗疾病不可缺少的手段，是一种有效、低成本的干预策略。

首先，研究证明，运动可以改善心肺功能。而心肺耐力水平与多种慢性疾病发病率和早期死亡率有非常显著的负相关关系。[①]

其次，运动可以改善多种慢性疾病。例如，运动可以降低血压。有研究表明，运动可以降低安静时的收缩压和舒张压，一次10分钟以上、中等强度有氧运动可使收缩压降低10～25毫米汞柱，舒张压下降10～15毫米汞柱。[②] 运动可以明显降低血脂，改善血脂代谢机能；运动可以延缓糖尿病的发生，有规律的体育活动可以调节糖代谢，降低血糖，提高靶细胞

① Nauman J. , Stensvold D. , Coombes J. S. , et al. , "Cardiorespiratory Fitness, Sedentary Time, and Cardiovascular Risk Factor Clustering", *Medicine & Science in Sports & Exercise*, 2016, 48 (4), pp. 625 – 632.

② 邢文娟：《长期有氧运动改善阻力血管胰岛素抵抗延缓动脉血压升高及其机制》，第四军医大学，2016。

对胰岛素的敏感性，有效地预防与治疗2型糖尿病，延缓并发症的发生、发展。①

最后，适度运动是控制体重积极有效的手段，降低与肥胖相关疾病发生的风险。同时，积极的运动还有助于缓解焦虑与抑郁情绪，促进心理健康。

2. 互联网技术与可穿戴设备的发展

互联网自出现以来，先后对媒体、通信、零售、金融、教育等行业产生了巨大的影响。近年来，互联网对医疗和体育领域的影响也慢慢变大。

“连接”和“智能化”是互联网带给各个行业的主要作用。“连接”指的是将以往在时间和空间上隔离的信息、人流汇总并进行重新分配。“智能化”是计算机科学的典型特征。在“互联网+”医体融合中，它串联起医疗、体育和患者、医生、运动干预师等各个环节的数据，并用创新技术实现医疗与体育领域未曾有过的突破。

借助于互联网技术，可以建立一个信息平台，实现患者、医生和运动干预师之间的信息共享和交流，实现患者诉求、医疗监督、运动管理之间的时空交互，打破传统健康服务模式和沟通途径上的壁垒；借助于互联网，可以搭建一个网上健康管理和运动干预的互动平台，帮助人们更好地完成锻炼内容，提供更加科学、安全、个性化的运动指导，提高指导的精度和效率，从而更好地服务患者。

可穿戴设备是伴随互联网出现的另一种产物，在运动方面的应用，主要起到把各种行为量化的作用。可穿戴设备能够追踪人们的身体和生活状况，从而引导人们有意识地调整行为习惯。例如，运动腕表、运动手环等运动设备可以监控日常生活中的运动量、心率、运动里程和睡眠习惯等，使用户清晰掌握自己的运动强度和目标完成情况，同时这些数据通过互联网传至医生端、运动干预师端平台，通过数据分析患者的身体状况和运动情况，全方位实现人机交互。

---

① 张曦元：《运动改善糖尿病前期人群糖调节的机制探讨》，《中外医学研究》2019年第9期。

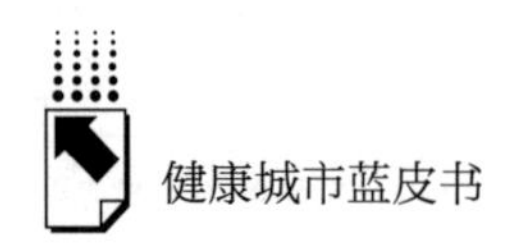

可穿戴设备具备交互性、便携式、感知性的优点，在医体融合中应用具备激发患者的兴趣，提高运动依从性，实现个性化运动指导，形成合理的评价体系等诸多优势。

3. 卫生经济学的需求

近几年，我国慢性疾病发病率急剧上升，年轻化也越来越明显，医疗卫生资源越发紧张。据2013年调查资料，与2008年相比，我国慢性病患病率上升了9个百分点，相当于增加了1.2亿名病人。[①]

在全国政协十二届三次会议上，钱利民委员首次提议“推动体育与医学融合发展”。体育与医疗以低成本、长收益的模式“合作”，以减少看病端、治病端的医疗供给为目标，以促进“未病者”的健康为终极目的，应当得到广泛推广和发展。“低成本、长收益”是医体融合最吸引人的地方。国内外有很多相关研究。《美国心脏学会杂志》刊文指出，对合并或不合并心血管疾病者，每周坚持运动指南推荐的中等剧烈运动可显著降低年度医疗费用。[②] 研究者库拉姆·纳西尔（Khurram Nasir）及其同事对2012年美国全国调查样本中2.6万例成人数据进行分析，按照指南推荐定期进行运动可使心血管疾病患者的年度平均医疗费用至少减少2500美元；对于无心脏病但合并心血管危险因素（高血压、高胆固醇、糖尿病、吸烟和肥胖）者而言，定期运动可使其年度医疗费用平均减少约500美元；估计若未进行充分体力活动的心血管疾病患者中有20%能按照指南进行运动，则可使全国年度医疗费用节省数十亿美元。

因此，“医体融合”是缓解国民健康需求与医疗供给矛盾的重要手段，最直接地体现在于可以减轻医疗部门的工作负担，将一部分慢性病人的治疗场所从医院分流到健身场所，以期优化医疗资源、缓解医患矛盾、减轻财政负担。

---

① 黄开斌：《健康中国：国民健康研究》，红旗出版社，2016，第45页。

② Rohan, Khera , et al. , “Association of Out-of-Pocket Annual Health Expenditures with Financial Hardship in Low-Income Adults with Atherosclerotic Cardiovascular Disease in the United States”, *JAMA Cardiology*, 2018, 3 (8), pp. 729 - 738.

四　目前的工作实践

（一）基于“互联网+”医体融合的实施情况

北京航天总医院作为北京健康管理协会体医融合分会承办落地单位，近年来一直致力于互联网背景下医疗体育有效融合的实施推进工作。在医体融合的实践过程中，医院和体育科研院所合作融洽，在多方面进行有益尝试，也取得了一定的进展。

1. 运动干预实践总结

（1）2015～2016年航天职工减重课题。北京航天总医院于2015年引入北京市体育局体育科研所专家资源，建立航天运动干预中心，开始在体检人群中进行健康体适能检测及运动处方的制定与干预工作。在健康管理中心的体检系统中抽取周边航天单位2006～2015年178272人次的体检数据，分析超重和肥胖的流行趋势和流行特点，建立体重管理团队，募集100位超重或肥胖患者通过运动干预及饮食调节进行体重管理。通过医学体检及健康体适能评估，开具个性化的围绕个人靶心率区间阈值的运动处方及营养处方，通过心率带或运动腕表等智能终端，利用互联网线上远程监控受试者运动过程靶心率，线下实施运动干预。运动干预流程如图1所示。

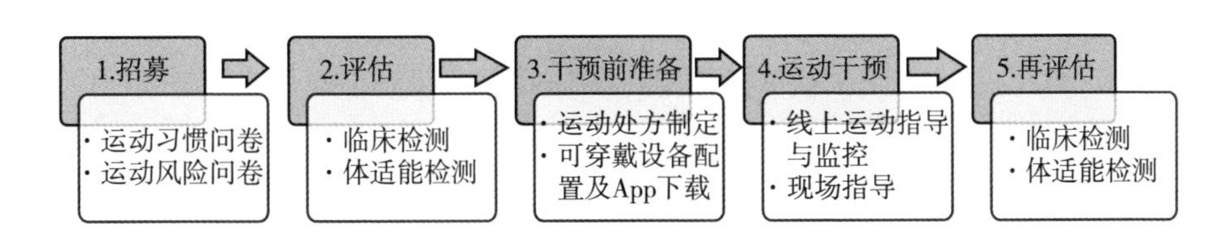

图1　北京航天总医院运动干预流程

运动形式主要包括有氧运动和力量运动。有氧运动方式选用快走、慢跑、功率自行车，力量运动主要采用静力性练习、等动练习、定阻力练习及增阻力练习。干预的全部过程均通过手机App监控与微信群沟通。微信群

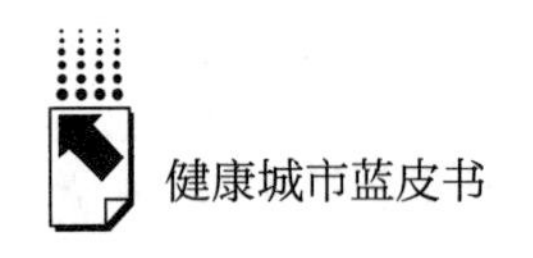

的主要功能为过程监控、信息沟通、微课堂。经过三个月的运动干预及饮食指导，依从性良好的参与者体重均得到有效控制，其脂肪含量、体脂率和腰臀比有了明显的改善。

（2）2017 年北京航天总医院开设减重门诊。北京航天总医院健康管理中心基于上述课题经验，摸索制定了一套体重管理模式，开设减重及慢病管理门诊，主要服务于肥胖症、慢病或有需求的亚健康人群，根据其健康体适能及营养测评结果开具运动及营养处方。在门诊诊疗的过程中向高血压、冠心病、代谢综合征、糖尿病、甲状腺疾病及其他慢性疾病患者宣讲关于运动健身的相关常识，建议患者选择通过体适能测评获得运动处方以达到有效运动的目的。并通过手机 App 监控与微信群沟通，管理近百名慢病患者，均取得良好治疗效果。

（3）北京航天总医院综合病房对慢病患者“三师①共管”的实践经验。北京航天总医院健康管理中心下设综合病房，对慢病患者疾病高危因素进行评估、诊疗与后续管理。在疾病治疗的策略中加入生活方式干预，从以往临床的口头宣讲转变为提供实际的运动干预服务和营养饮食指导。在患者住院期间，对于高血压、糖尿病、高脂血症等代谢类疾病的行为治疗从简单宣教到实践操作，使患者获得实际实时的疗效体验。尤其对糖尿病的初诊患者，对用药存在抵触情绪，在住院密切监测血糖的基础上根据患者特点提供个性化的运动处方和饮食指导方案，出院后通过建立微信群加强沟通和督导，获得了良好的效果。患者改变不良生活方式后仅通过简单用药即可达到控制血糖的目的，由此减少医疗开支、药品可能带来的副作用，并得到长期的健康维护。

（4）2018 年丰台区慢病管理项目。2018 年，“互联网 +”医体融合在丰台区进行项目试点，招募受试者 1000 余人，受试者中涵盖健康人群、“三高”人群和超重/肥胖人群。在项目中，利用“互联网 +”线下指导相结合的形式来对受试者进行基于体医融合的非医疗运动干预。经过 3 个月左右的运动干预，受试者各项医学指标和体适能指标得到了良好改善。在整个项目

① 医师、运动管理师、营养师。

中，无论是受试者还是医疗和体育工作人员，在项目的设计、实施、运行、协调中都获益匪浅。

2. 干预具体实施方式及流程

（1）运动前评估，包括医学指标的检查、运动风险评估和运动能力测试。医学指标检查除了明确需改善的指标，同时筛查运动禁忌的人群。通过PAR－Q问卷和健康体适能测试掌握参与者的运动风险和运动能力等级，为个性化运动处方的设计奠定基础。

（2）制定个性化运动处方。结合医学指标、运动能力情况，制定包括有氧运动、力量练习、柔韧性练习在内的，有运动强度、运动时间、运动类型等设定的适合个人的运动处方。

（3）线上线下相结合的运动监督与指导。在线上，参与者应用运动软件，佩戴心率带进行有氧运动及力量练习；在线下，参加每周一次在运动管理师指导下的现场运动。运动过程中的数据通过互联网传至管理系统，医生和运动管理师实时监测。在运动中，健康人群通过心率控制来监测运动强度，特殊人群（高血糖、高血压）除了心率，还需要监测相应血糖、血压等指标。干预的具体实施方式与流程可参看图2。

在运动干预周期结束后，再次测试医疗指标和体适能指标，医生和运动干预师根据指标的变化设计进阶的运动处方。

1.医学检查	2.问卷填写	3.体适能测试	4.个性化运动处方	5.运动干预	6.运动监督与指导
·血压 ·空腹血糖 ·血脂 ·安静心电图 ·脂肪肝检测 ·超声心动图 ·运动平板	·基本信息调查 ·PAR-Q问卷 ·运动风险评估	·最大摄氧量 ·握力 ·选择反应时 ·坐位体前屈 ·闭眼单脚站 ·体成分	·有氧运动处方 ·力量运动处方 ·柔韧性处方 ·平衡能力处方	·线上运动App ·线下运动指导	·血压 ·血糖 ·运动中心率

图2　干预具体实施方式及流程

3. 干预效果指标展示（丰台区慢病管理项目）

测试指标主要包括医学指标（血压、空腹血糖、血脂、超声心动图、运动平板等）和健康体适能指标（握力、坐位体前屈、选择反应时、闭眼单脚站立、体成分等）。经过3个月左右的运动干预，参与者的各项医学指标和体适能指标得到了良好改善。

如图3和图4所示，通过运动干预，空腹血糖、总胆固醇、甘油三酯、低密度脂蛋白等较运动前均有所下降，高密度脂蛋白有所上升。

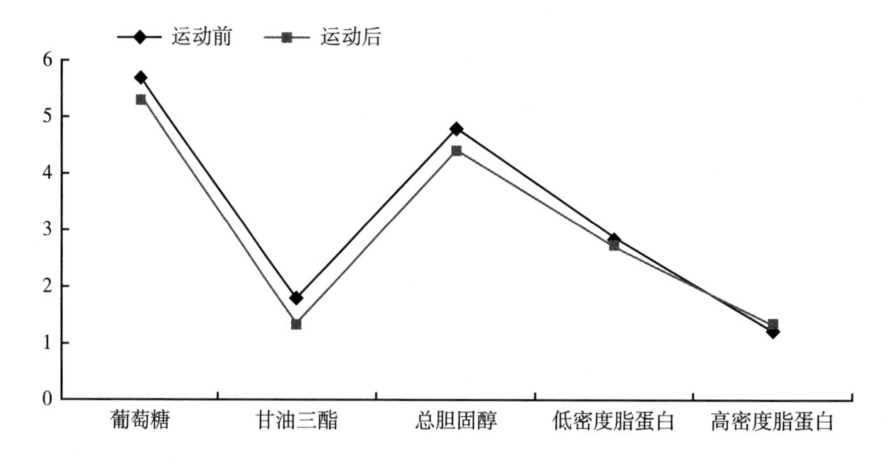

图3　运动前后医学指标变化

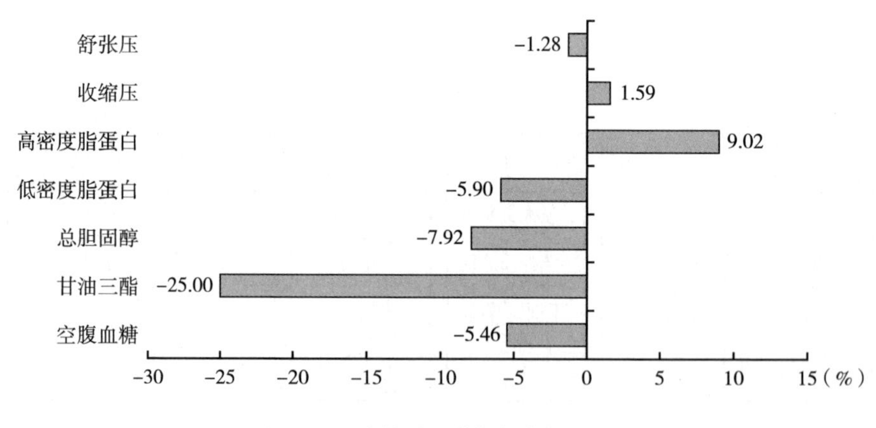

图4　运动前后医学指标变化比例

运动干预不仅改善参与者的医学指标，各项体适能指标也得到了良好改善（见图5）。健康体适能指的是人体所具备的有充足精力从事日常工作同

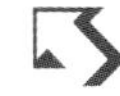

时有余力享受休闲活动乐趣、能够适应突发状况的能力。很多研究表明，肌肉力量、心肺耐力水平、柔韧性等体适能指标与慢病发病风险息息相关。运动干预整体上使医学指标有所改善，同时提高健康体适能各项指标，从而降低相关慢性疾病的发病风险。

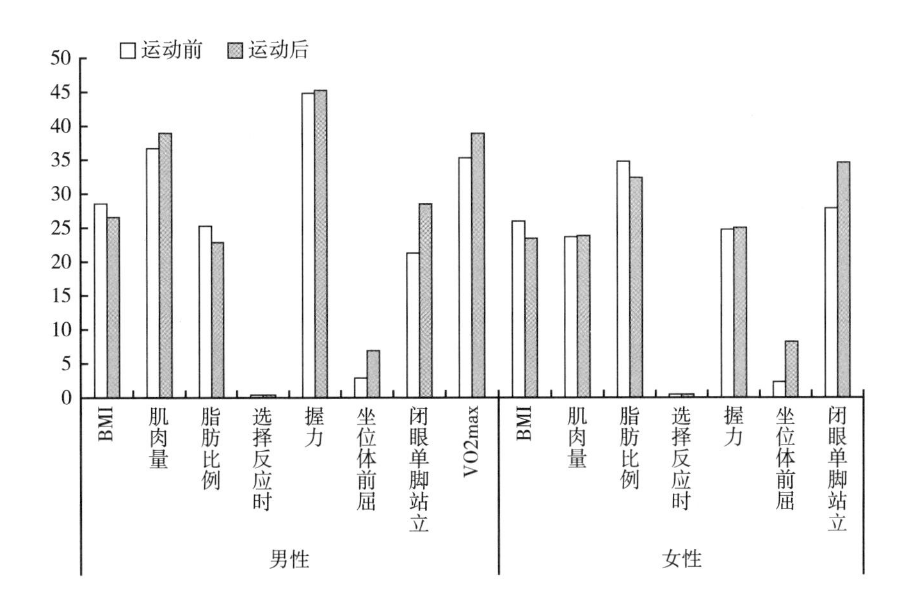

图 5　运动前后体适能指标对比

4. 运动依从性与运动效果关系给我们的启示

如图 6 所示，运动效果与参与者的运动依从性有着必然联系。运动处方实施得越好，表明运动依从性越强，运动效果也就越好。

通过多次的运动干预项目发现，运动能够改善参与者的医学指标，良好的运动依从性可以使异常指标改善至正常范围。

“互联网+”运动干预的模式大大提高了运动依从性。在运动过程中，参与人员使用可穿戴设备（手环或心率带）以及运动 App，实现运动心率的实时监测、运动预警监督、运动数据和医疗监控数据的上传以及运动后的总结评价。参与者通过 App，了解自己的运动量是否达标或过量，也可以看到别人的运动情况，在科学、安全运动的同时大大提高运动积极性，让运动

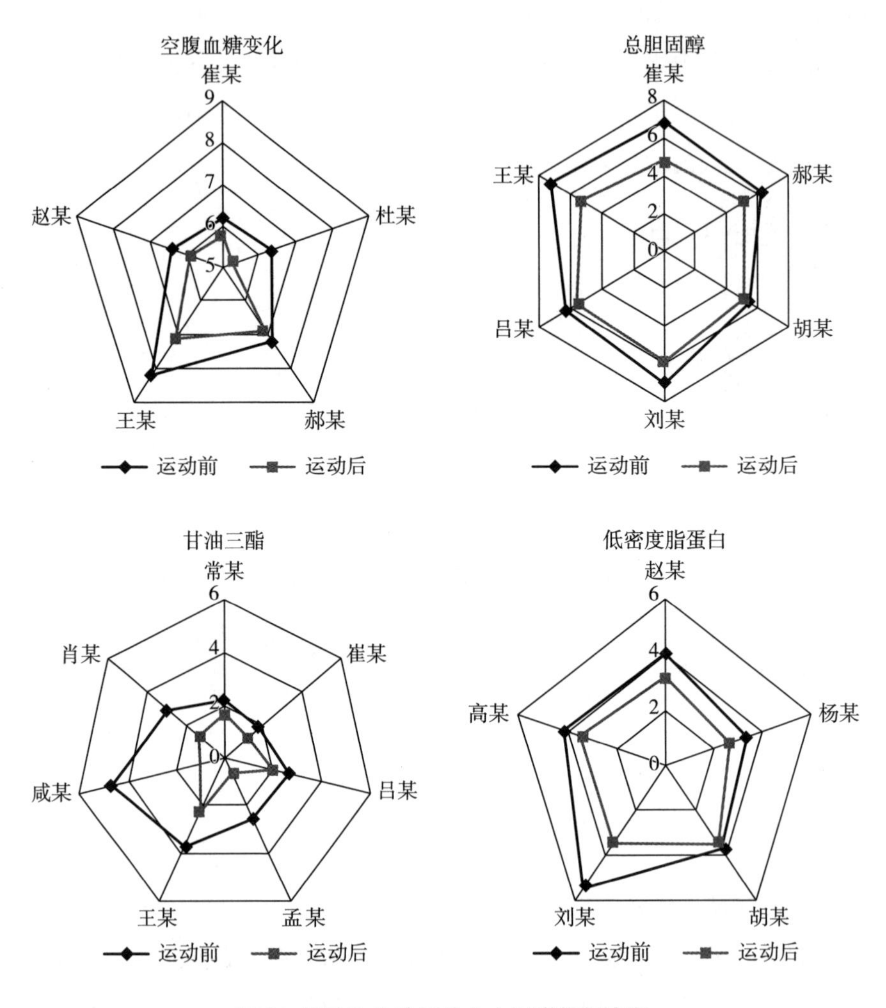

图6　运动依从性好的个人医学指标变化

变得有趣，这是坚持运动的有效方法。

5. “互联网 +”增加知识宣教的效果

健康教育是健康服务中的高效手段，形式多样的健康教育活动有利于人们增加健康素养，改变不良行为。应用微信运动群和线上运动知识讲座，普及运动与慢性疾病的关系、科学运动方法等相关知识，把枯燥专业的知识用通俗易懂的语言解释说明，让参与者在体验运动改善健康的同时，变成运动专家，了解运动改善健康的机制，提高运动促进健康在人群中的认可度，从根本上提高运动依从性，使运动效果得到质的提升。

与传统运动干预相比，“互联网+”运动干预模式使患者、医生、运动管理师三者融为一体，信息交流更加全面和通畅，数据获取更加便捷和科学，服务方式更加多样和有趣，充分利用信息技术丰富慢性疾病防治手段和工作内容。基于互联网的运动干预有效地推动了体医融合的发展，具有传统运动干预无法比拟的优势：①由于互联网的普及性，基于互联网的干预项目可以干预到大量的运动不足人群；②互联网干预项目不受时间、地点等条件影响，并能够根据个体需求进行个性化定制，实施更为灵活；③项目参与者能够与项目实施者（医生、运动干预师）进行实时互动，能够及时获得相应反馈；④互联网干预项目能够结合文字、声音、图片等多媒体进行健康宣教和干预，满足不同群体的需求；⑤相比于传统运动干预，互联网运动干预能够节省更多人力、物力和时间成本。[①]

（二）实践模式的总结与思考

1. 干预模式

图7显示的是患者－医师－运动管理师（或加入营养师）三位一体利用“互联网+”和线下指导相结合的形式。在医疗体育合作中，不仅包括技术的合作，也包括话语权的合作。让医生给患者推荐科学运动，患者的依从性效果要远远好于体育工作者对患者的说服教育。这方面需要医学和体育的深度融合，达到完善重大疾病防控机制，建立信息共享、互联互通机制，推进慢性病防、治、管整体融合发展的目的，实现医体结合。

基本干预模式：患者经门诊或病房医师接诊，通过临床医疗程序完成身体评估，在医师的监控下进行健康体适能及运动心肺功能检测，出具个性化运动处方，与患者讨论适宜实施的运动方案，根据其实际要求和依从性制定

---

① 周婷、李宇欣：《基于互联网的运动干预项目——提升大众体育行为的新途径》，《体育科学》2015年第6期。

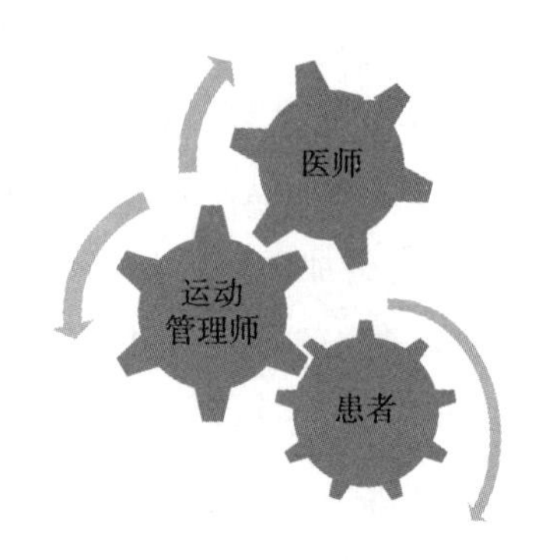

图7　三位一体利用“互联网+”和线下指导相结合的形式

具体实施细则。患者每周的运动实践均通过可穿戴式设备经互联网上传到电脑终端，运动管理师实时监控运动情况。由责任医师牵头建立微信群，组成患者、医师、运动管理师（或加入营养师）三位一体的健康管理小组，对患者进行个体化干预。

同时在上述基本模式的基础上根据实际情况、患者需求演进出多种形式，如家庭模式、小组模式、群体模式等。家庭模式以家庭成员共同参与为基础，在临床工作中常见代谢性疾病的患者存在整体家庭生活方式的偏差，或有家庭成员共患疾病，如高血压、糖尿病、肥胖、高脂血症、恶性肿瘤等，将所有家庭成员纳入计划共同管理，互相监督、互相促进，使他们共同的饮食习惯和运动习惯得以改善，可以达到更加有效和持久的效果。在已干预的实例中，有父子、夫妻共管的微信小组，这样线上及线下的督促均可以得到保障。人类作为群体性动物，需要通过社会交往来满足自己的各类需求。在运动干预的形式中2~3人的小组或多人的群体共同干预是可选择的重要形式，同家庭干预一样可以增加互相监督的作用，更可以激发群体中的竞争意识从而强化干预的依从性。

2. 干预模式的可行性、可推广性

（1）国家政策支持。运动作为一种非药物治疗的慢病管理手段，已得到广泛认可。《“健康中国2030”规划纲要》指出：发布体育健身活动指南，建立完善针对不同人群、不同环境、不同身体状况的运动处方库，推动形成体医结合的疾病管理与健康服务模式，发挥全民科学健身在促进健康、慢性病预防和康复等方面的积极作用。

（2）技术要求可支持。随着互联网、智能手机应用等高新技术的大规模应用推广，智能健康平台可为大众提供便捷、高性价比、有乐趣的健康服务。世界卫生组织定义"eHealth"为用于健康的信息和通信，"mHealth"为一种由移动设备（移动电话、患者监控设备、个人数字助理和其他无线设备）支持的医疗或公共卫生实践，利用互联网和智能手机，可以弥补病人需要和卫生保健所能提供的缺口，使用新的方法来实施生活方式的改变。[①] 国家统计局公布数据显示，中国2017年互联网普及率达到55.8%，互联网上网人数为7.72亿人，其中手机上网人数为7.53亿人。利用智能手机的功能App服务用户，采用计算机化决策支持的干预措施有可能促进身体活动，并为个人带来健康益处，并帮助医疗工作者更密切地监测患者。利用"互联网+"和线下指导相结合的形式来对"三高"人群进行基于体医结合医疗行为进行运动干预，发挥体育在疾病防治中关口前移和健康重心下移的积极作用。在运动指导方案上，更多借鉴竞技体育科学的理论，采用严谨的运动监控体系，使运动更有安全性和科学性。在传统医疗评价心肺功能运动试验、平板运动试验的基础上，增加运动生化机能评定手段，判断运动强度和量是否满足健康的需要，同时判断是否运动强度过大等，可以更好地提供个体化的科学锻炼指导。在运动安全性方面，增加身体功能评价，如不同关节的活动范围、不同肌肉力量的比例等，对接受运动的身体限制因素进行评价，避免开始运动后的伤病。在运动的组织上，在坚持有效运动的同时，加入运动的娱乐、交往功能，可以显著改善患者对运动方案的依从性、持久性。

（3）经济费用减省和风险可控性。有数据显示，我国65岁以上老年人口人均卫生费用与65岁以下人口人均卫生费用比例约为3∶1～5∶1。[②] 据专

① WHO, *mHealth: New Horizons for Health Through Mobile Technologies: Second Global Survey on eHealth*, World Health Organization, 2011.

② 宋世斌：《我国医疗保障体系的债务风险及可持续性评估》，经济管理出版社，2009。

家估算，2020 年我国老龄人口医疗支出将占到 GDP 的 3.0%，医疗费用增长将超过 5 倍。提高老年人的身体健康、延长“健康预期寿命”至关重要。有研究表明，中等或中等以下强度运动对降低老年人医疗支出具有显著效果，德力格尔通过实验研究证实了低强度运动能有效提高老年人体力水平和心血管机能，医疗支出降低幅度与周累计运动时间呈正相关。累计锻炼时间是影响老年人医疗支出的关键性因素。在我们的临床实践中，通过运动及饮食干预 6 个月后的糖尿病、高血压患者使用的降压及降糖药量均较前减少。此外，由于通过微信群线上交流指导，同时提醒患者及时复诊复查，患者的血压、血糖均在监控的安全范围内，有助于保证医疗安全，并可降低远期并发症的发生概率，降低因疾病住院的概率。故此，通过运动干预控制、管理慢性疾病可以有效地降低医疗支出。每例患者在干预指导前均需完成严格的临床检查、心肺功能测试，并由医师先行调整药物治疗使身体达到运动要求，而互联网的有效互动与沟通，全程医师监控，使安全性得到保证保障，干预风险明显降低，由此促进全人群的生活质量改善。

3. 存在问题及解决方案

（1）社会心理因素。我国国民健康素养还处在较低水平。如何向人们传递正确的运动知识、营养观念，开展科学有效的运动健身是目前亟待解决的主要问题。在科学不断发展、技术持续更新的背景下，通过互联网的方式，对疾病人群整体管理，传递知识、监控疾病治疗，是我们正在积极尝试的新的诊疗模式。在社区、医院的各种环境中加强科普教育，通过网络、电视多种信息平台的渗透，向广大人民群众传授医疗体育融合，医疗监控下运动干预的理念，是可以选择的有效方式。

（2）经济因素。“互联网 +”运动干预作为一种疾病治疗手段进入医院目前所遭遇的主要是谁来付费、如何付费的问题。同时，是否可以作为医疗行为纳入医保报销范围、明确收费项目都是需要探讨的问题。患者是否愿意为运动处方、营养处方和线上的交流指导付费，也存在疑问。故此，应加大运动知识的宣传，让人们了解运动真正的含义。要让人们知道运动是科学，有着复杂的体系，我们的身体每一部分都可以通过不同的运动方式来锻炼，达到健康的状态，像药品和手术一样，运动带来的身体改善也是一种医疗行为的展示。

（3）人员因素。医体融合的实现基础是以医院为实施主体，将体能测试带入运动风险评估，实现医学数据与运动处方的对接、数据的监测评估，并收集数据，结合医学指标形成报告内容，从而更加科学化地提出运动计划，力求保障个体运动的连续性，增加趣味性的线上、线下指导。在实施全过程中医生参与运动计划的制订、实施及调整，以达到运动促进健康的目的，实现双方的真正融合。而现在国内临床医师及健康管理从业者对运动处方的内涵掌握不足。在我国健康领域对国民日常运动与行为的关注和研究多仅为回顾性分析，未见有前瞻性的干预研究。这说明，目前国内在运动预防及干预疾病方面的研究存在欠缺。因此，开展相关岗位在职人员的专业技能培训，掌握体育健身知识，对全面推广与实施医体融合至关重要。自 2018 年起，由北京健康管理协会与北京体育科学学会联合主办的运动管理师培训班，面向医院、社区、健康管理从业人员开展专业培训，对医务人员进行运动基础知识、运动处方制定的培训，通过继续教育的形式推动医体融合的人才培养与实施工作。

B.10
北京市社区公共服务的现状、问题及建议

梅家伟*

摘　要： 社区是满足居民美好生活需要的重要载体。随着北京市发展水平的提升，居民对社区公共服务的需求更加多元化，对社区公共服务提出了更严格的质量要求。超五成受访者认为，社区公共服务体系应该由政府主导建设；约八成受访者认为，做好社区管理和服务主要靠社区党委和居委会。近年来，北京市社区公共服务水平有了显著提升，但在幼有所育、学有所教、劳有所得、病有所医、老有所养、住有所居、弱有所扶方面还有不少短板和问题。在做好北京市社区公共服务方面要标本兼治，既要集中力量解决居民反映强烈的突出问题，同时要下大力气解决制约“七有”目标实现的深层次问题。

关键词： 社区公共服务　美好生活需要　健康北京

社区是最贴近居民生活的基层组织，承担着向社区居民提供公共服务、满足社区居民美好生活需要的重要使命。民政部与财政部《关于加快推进社区社会工作服务的意见》明确提出，要根据城市社区发展特点和社区居民需求，开展社区服务。当前，随着北京发展水平日益提升、城市形态日趋复杂，

---

* 梅家伟，硕士，中共北京市委研究室助理研究员，主要研究方向：社会治理、社会建设。

北京大大小小社区内的居民结构和生活形态也发生了不小的变化。这种变化导致社区居民对社区公共服务的需求更多元，对社区公共服务的质量要求更严格。

为了建设让人民满意的服务型政府，兑现“民有所呼，我有所应”的社会承诺，更好地保障和改善民生，北京市正在努力构建具有北京特色、符合基层实际的新型街道、社区公共服务管理体制，着力提升社区公共服务的供给与质量。从现有情况来看，尽管近年来北京的社区公共服务水平有显著的提升，但公共服务项目与居民需求没有完全匹配、公共服务设施老化等问题依然没有彻底解决，影响了社区公共服务的社会满意度。本文将结合电话调查问卷结果，深入分析北京社区公共服务的现状和短板，进而提出相应的政策建议。

一 北京市社区公共服务电话调查基本情况

为更好掌握居民对北京市提供的社区公共服务满意度情况，了解居民对社区公共服务的意见和需求，进一步提升社区公共服务的供给水平，满足居民的公共服务需求，我们于 2018 年 5 月底以随机抽样的调查方式，对北京市各城区的 1292 名居民就社区公共服务的情况与态度进行了问卷调查。

（一）关于社区管理和公共服务建设的主体

1. 超五成受访者认为，社区公共服务体系应该由政府主导建设

在调查中，超半数（57.2%）的受访者认为，社区公共服务体系应由政府部门主导。此外，另有 20.3% 受访者认为应由街道或居委会主导。坚持市场主导，认为社区公共服务应由企业或者社会机构进驻经营的受访者比例为 13.2%。还有 9.3% 的受访者表示，应由开发商或物业公司整合资源，集中为本社区提供公共服务（见图 1）。

2. 约八成被访者认为，做好社区管理和服务主要靠社区党委和居委会

有 80.4% 的受访者认为，做好社区管理和服务主要应当依靠社区党委和居委会，近半数受访者认为社会组织（49.2%）与居民自治（46.5%）是做好社区管理和服务的关键因素。此外，还有约 1/3 的受访者认为，驻区

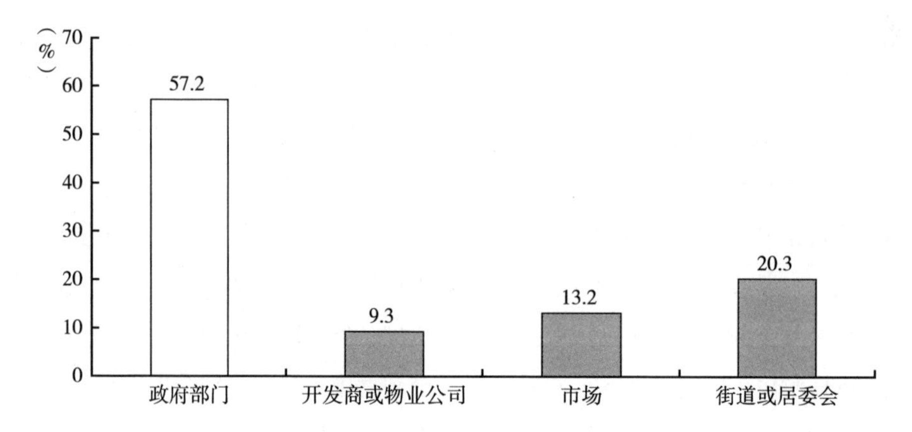

图1　社区公共服务体系应当由谁主导建设?

社会单位和企业（35.0%）、志愿者（34.6%）也是做好社区管理和服务的重要力量（见图2）。

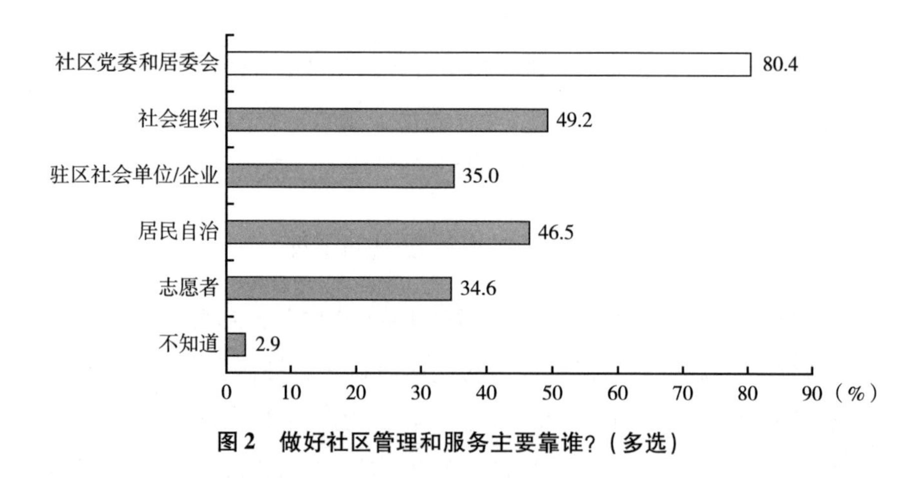

图2　做好社区管理和服务主要靠谁?（多选）

（二）关于社区公共服务的供给、需求情况

1. 表达渠道不多、政府投入不足是公共服务供给中最突出的问题，核心区公共服务供给侧问题相对更严重

本次民意调查发现，在公共服务供给方面，有51.6%的受访者认为表达渠道不多这一问题比较严重或非常严重，有40.1%的受访者认为政府投

入不足的情况比较严重或非常严重。此外，还有超过1/3的受访者认为，公共服务设施数量不足（37.8%）、设施老化和陈旧（37.5%）、工作人员专业能力不足（37.9%）情况比较严重或非常严重（见图3）。

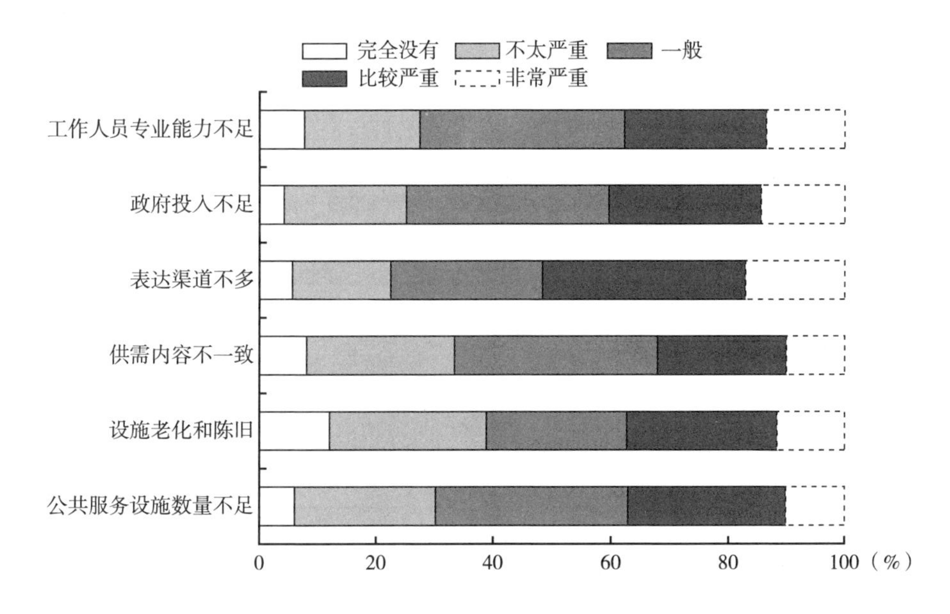

图3　所在社区公共服务供给问题严重程度

从各区的情况来看，核心区公共服务供给问题比其他城区更加严重。其中，西城区有超过五成（51.3%）的受访者认为，本社区公共服务设施数量不足情况比较严重或非常严重，而北京市平均水平为37.9%。西城区、东城区分别有49.0%和46.0%的受访者认为，本区政府投入不足的情况比较严重或者非常严重，超出北京市平均水平（40.1%）。此外，在工作人员专业能力不足的问题方面，朝阳区和丰台区相对严重，分别有39.0%和42.0%的受访者认为，本区提供公共服务的工作人员专业能力不足的情况比较严重或非常严重的，超出北京市平均水平（36.9%）。

2. 受访者对社区医疗卫生服务和养老服务的需求程度最高，占比接近八成

本次民意调查选取了幼儿托管照料、法律法规咨询、居民纠纷调解等10项公共服务进行调查。调查发现，从整体来看，除开展党员活动与心理

疏导服务的总需求程度（非常需要和比较需要）占比未超过50%外，其余8项活动的总需求程度占比均超过五成。具体来看，受访者对社区医疗卫生服务、社区养老服务的需求程度最高，总需求分别为84.8%和78.9%，仅选择非常需要的受访者就超过一半，分别为52.1%和50.2%。另外，超过七成的受访者表示对社区幼儿托管照料和社区法律法规咨询有需求，占比分别达到74.3%和72.8%（见图4）。

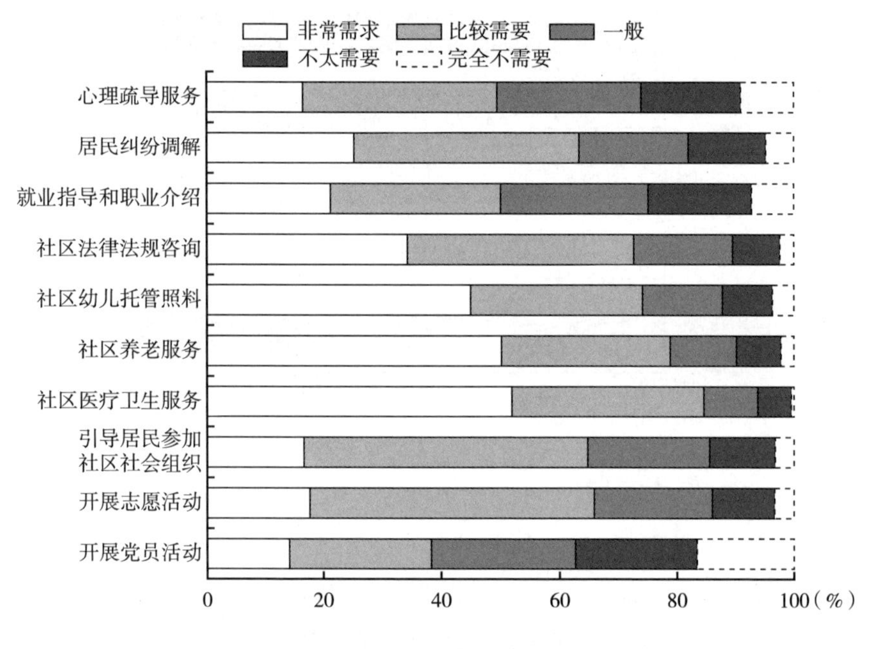

图4　社区公共服务活动需求

按城区来看，核心区居民公共服务需求最旺盛。其中，东城区居民对开展志愿活动、社区医疗卫生服务、社区法律法规咨询、就业指导和职业介绍的需求程度最高，分别为72.00%、90.00%、80.00%和59.19%。西城区居民对引导居民参加社区社会组织、社区养老服务、心理疏导服务的需求程度最高，分别为66.25%、86.08%和56.25%。在开展党员活动需求方面，东城区和西城区的总需求均超过四成，明显高于其他各区。此外，海淀区居民对社区幼儿托管照料总需求程度最高，占比为78.4%。丰台区居民对居民纠纷调解的总需求程度最高，占比为67.1%。

结合受访者年龄来看，有两个现象值得关注。一是受访者年龄越大，对引导居民参加社区社会组织的需求越强烈。在选择对“引导居民参加社区社会组织”有需求的受访者中，25岁以下占58.4%，25~35岁占60.7%，35~45岁占67.7%，45~55岁占69.2%，55岁以上受访者占73.4%。二是年轻人对开展党员活动的需求不强烈。调查显示，超四成的35岁及以上受访者表示对开展党员活动有需求（其中，35~45岁为44.4%，45~55岁为50.6%，55岁以上为48.5%）。与之形成对比的是，只有33.1%的25岁以下受访者表示对开展党员活动有需求，在25~35岁年龄组的受访者中，更是只有28.3%的人对开展党员活动有需求。

（三）社区基本公共服务及配套设施的居民满意度

1. 受访者对基本公共服务总体满意，过半受访者对小区停车表示不满意

为判断各项公共服务满意度情况，我们选取了环境卫生、小区停车、幼儿托管等10项公共服务，并按照非常不满意（1分）、不太满意（2分）、一般（3分）、比较满意（4分）、非常满意（5分）的顺序依次赋值。从总体调查结果来看，受访者对社区提供的基本公共服务相对满意，总平均分为3.17分，除小区停车一项满意度评分低于3分外，其余9项满意度都超过3分。

分项来看，受访者对社区环境卫生满意度最高，满意度评分为3.46分；对于社区提供的社保服务、就医用药的满意程度也相对较高，满意度评分为3.39分和3.35分。小区停车是居民最不满意的一项，满意度评分为2.65分，感到不满意者占近五成（49.5%）。幼儿托管和救济困难群体的满意程度也相对较低，满意度评分分别为3.07分和3.06分。

2. 户籍人口满意度相对较低，在五项基本公共服务中满意度明显低于外来人口

调查发现，户籍人口对现有的社区公共服务相对满意度较低，且更加注重社区文化生活与居住环境。在就医用药方面，户籍人口（3.38分）的满意度明显高于外来人口（3.29分）。在居民养老、环境卫生、小区停车、文化体育和幼儿托管五个方面，户籍人口的满意度明显低于外来人口。在就业

服务、社保服务、便民服务和救济困难群体四个方面，户籍人口与外来人口的满意度分布基本一致（见图5）。

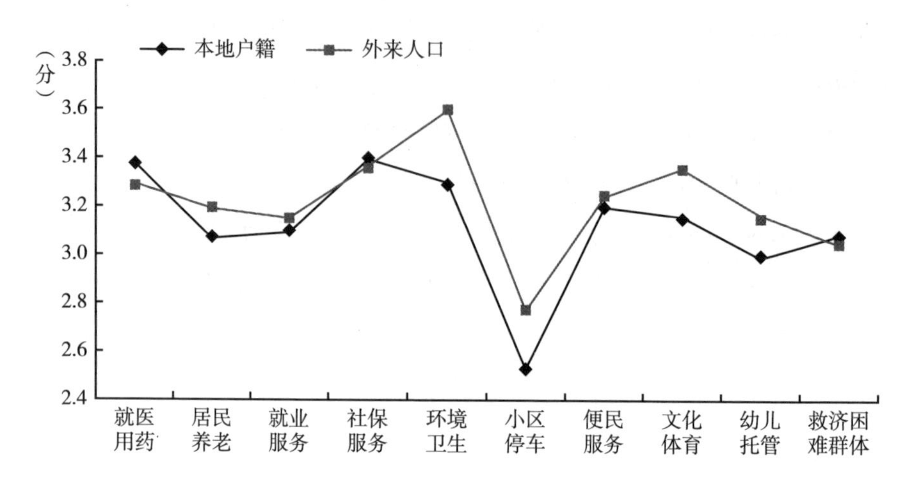

图5　常住人口社区服务满意度评分

3. 核心区居民对小区停车更加不满，各区公共服务满意度有所不同

分城区来看，东城区在就医用药方面满意度最高，平均得分3.54分。但同时，东城区在居民养老（3.00分）、就业服务（2.98分）、环境卫生（3.10分）、小区停车（2.20分）、便民服务（2.90分）、文化体育（3.04分）六个方面满意度评分在各城区中最低。

西城区在居民养老（3.13分）、就业服务（3.21分）、社保服务（3.63分）、救济困难群体（3.19分）四个方面满意度评分最高。同时，西城居民对幼儿托管服务满意度评分最低，为2.75分，对小区停车满意度为2.29分，仅略好于东城区。

此外，朝阳区受访者对社保服务的满意度评分比其他社区低，为3.30分。海淀区受访者对环境卫生和文化体育满意度评分最高，分别为3.62分和3.37分。丰台区受访者对救济困难群体的满意度评分最低，为2.96分。

4. 居民对公共服务设施配套整体较满意，海淀区满意度最高

整体来看，受访者对所在社区的公共服务设施配套情况整体较为满意。对本社区公共服务设施的配套情况相对满意，满意度平均分为3.19分。总

满意程度占比接近一半，为48.7%，其中非常满意的受访者占6.0%，比较满意的占42.7%。但仍有14.7%和7.4%的受访者不太满意和非常不满意本社区的公共服务设施配套情况。另有35.3%的受访者认为所在社区的设施配套情况一般（见图6）。

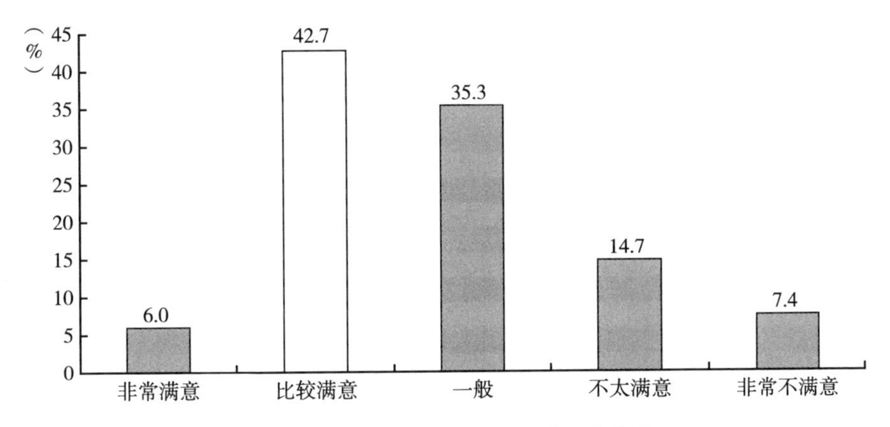

图6　社区公共服务设施配套情况满意度

结合各区来看，海淀区受访者对公共服务设施配套满意度最高，满意度平均分为3.30分，比较满意和非常满意者占比达47.9%。东城区的受访者满意度最低，平均分为3.14分，比较满意和非常满意者占比仅为34%。

二　从“七有”角度看北京市社区公共服务存在的问题和短板

党的十九大报告明确提出：“必须多谋民生之利、多解民生之忧，在发展中补齐民生短板、促进社会公平正义，在幼有所育、学有所教、劳有所得、病有所医、老有所养、住有所居、弱有所扶上不断取得新进展。”[①] 对照这“七有”目标，北京市的社区公共服务还有不少短板要补齐。

① 习近平：《决胜全面建成小康社会　夺取新时代中国特色社会主义伟大胜利——在中国共产党第十九次全国代表大会上的报告》，人民出版社，2017，第23页。

（一）关于幼有所育

实现“好入园、入好园”，一直是北京教育领域的一块“硬骨头”。特别是到了“二孩”时代，这方面的问题变得更加突出。

1. 北京市幼儿园学位供给相对不足，解决“好入园”挑战不小

2011～2016 年，北京市连续实施了两期“学前教育三年行动计划”，累计新建改扩建幼儿园 850 所、增加学位 14 万余个。但是，幼儿园学位紧张状态仍然没有得到根本缓解。根据相关研究，预计到 2020 年，北京市将有户籍适龄儿童 45.5 万人，外来常住适龄儿童 28 万人。按照 85% 入园率要求，对比 2017 年北京现有幼儿园学位数量，到 2020 年北京将会出现 18 万个学位缺口，“入园难”现象有可能更加突出。

2. 北京市整体办园水平还不够高，实现“入好园”任务艰巨

在 2017 年 11 月，北京发生了红黄蓝新天地幼儿园虐童事件，触动了社会的敏感神经，也暴露出北京在民办幼儿园监管、幼儿教师队伍建设等方面存在的问题。据不完全统计，北京市现有幼儿园近 3400 所，其中未经教育部门审批的幼儿园占近四成，无证幼儿园治理依然任重道远。在师资方面，幼儿园专业人才不足的问题也十分突出。根据教育部门估算，到 2020 年，全市还有 1.4 万名幼教专业教师、7000 名保育员、1300 名保健医生的人才缺口。

（二）关于学有所教

北京基础教育的优质资源总体上来讲是比较丰富的，但受内外环境、供需关系、资源结构等多重因素影响，也存在发展不平衡、不充分的问题。其中，不平衡突出表现为区域不平衡、城乡不平衡和优质教育资源分布不均衡；不充分突出表现为基础教育发展质量和效益还不够高，中小学学位供给还不能适应学龄人口增长需求，教师队伍建设还有待加强。近年来，北京市一直努力解决基础教育发展不平衡、不充分的问题，取得了阶段性的进展，但是与经济社会发展要求和人民群众的期盼还有一定的距离。具体来讲，主要有以下几个方面的问题。

1. 学位供给需要进一步适应学龄人口增长需求

受人口增长周期性变化、“二孩”政策等因素叠加影响，预计在2021～2025年，北京市中小学学位将进入缺口峰值，其间小学和初中新增学位叠加效应可能进一步加大“入学难”的解决难度。

2. 优质资源布局有待进一步优化

虽然近年来北京市通过城乡一体化学校建设、优质学校跨区办学等方式提升了郊区教育质量，但群众普遍认可的优质教育资源还主要集中在城区（全市68所示范高中，38所集中在东城、西城、海淀3个区，占到了56%），回龙观、天通苑等人口密集区域优质教育资源不足。现有优质教育资源布局和国际化办学还不能充分满足人民群众多样化的教育需求，不能充分发挥对人口疏解和产业升级转移的引导和支撑作用。

3. 转变人才培养方式挑战不小

目前，北京按照教育部的要求正稳步推进中高考改革，以此推动人才培养方式的转变。以高考为例，在实施改革后，高中学生选修选考科目组合将达到20种，开课量明显增加，分层、走班教学等给教师配备、教室安排、教学管理、教育质量评价等带来巨大挑战。

4. 教师队伍建设需要进一步适应教育改革发展的需求

一方面，教师编制问题需要统筹考虑。现有编制和编制管理方式不能满足增加学位供给的需要，教师培养、引进需要改革创新。另一方面，教师薪酬待遇需要引起重视。在深化教育改革（教学改革、高考选课走班、集团化办学等）的过程中，教师工作量不断增加，现有的绩效工资的激励作用不够明显，亟须改变并建立教师工资的正常增长机制。

（三）关于劳有所得

劳有所得落实到公共服务层面，主要就是就业。这些年北京的就业形势总体稳定，主要就业指标始终保持在合理区间。自2012年以来，全市城镇新增就业204.1万人，城镇登记失业率一直控制在1.5%以内，北京生源高校毕业生就业率始终保持在95%以上。然而，稳中有忧，在总体稳定背后，

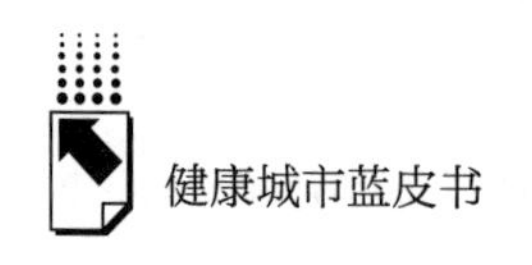

农村地区和农民群体就业困难问题依然突出。相关统计显示，截至 2017 年，北京市农村地区还有 22 万个未就业和 23 万个就业不充分、不稳定的户籍劳动力，合计达 45 万个，占到了农业户籍劳动力总量的 1/3。

为缓解农村地区就业压力，近年来北京市始终把促进就业作为农村地区一项重要公共服务，一手抓转移就业，一手抓精准帮扶，不断加大农村劳动力就业扶持力度，取得了一定成效。但是，距离实现农村劳动力充分就业的目标，任务还很艰巨，仍然存在以下制约因素：一是年龄偏大。全市农村劳动力平均年龄 48.7 岁，45 岁以上占比超过五成。二是素质偏低。在全市低收入农户劳动力中，初中及以下文化程度的占 80%，取得各类国家职业资格等级证书的仅占 4%，普遍缺乏职业技能。三是就业意愿不强。不少远郊区农民特别是低收入农户还抱有“等靠要”的心理，缺乏自主就业、主动创业的意识。

（四）关于病有所医

北京作为首都，拥有超过 1 万家医疗卫生机构、56 家三级甲等医院、众多国内临床医学著名专家，全国各地每年到京就诊的患者在 3000 万人次以上，医疗卫生资源最聚集、服务水平最高、服务对象最广。在实现病有所医的道路上，北京还面临很多问题和挑战。

一是随着人口结构变化、“全面二孩”政策实施和人口老龄化趋势加快，卫生健康服务的总量和结构将面临深刻调整。二是环境污染、不合理膳食、缺乏锻炼等因素，导致高血压、糖尿病等慢性病患者逐年增多，已经成为影响居民健康的首要问题。三是医疗卫生资源空间布局和功能结构还不尽合理，制约着居民健康水平和社会健康公平的进一步提升。四是群众不断增长和日益多元化的健康需求，与现有健康供给体系之间的矛盾逐渐凸显。

（五）关于老有所养

北京市的老龄化形势相当严峻，总体呈现出以下特点：一是来得早。早在 1990 年，北京市 60 岁以上常住老年人口占总常住人口比重就已超过

10%，正式步入老龄社会。二是程度高。截至2016年底，全市常住老年人口为348.4万人，占总人口比重为16%；其中，户籍老年人口为329.2万人，占户籍总人口的24.1%，位居全国第二（全国为2.31亿人，占比16.7%），排在上海之后（457.8万人，占比31.6%）。三是增长快。2012～2017年，全市平均每年净增16.6万老年人口，相当于每天净增450人。老年人占户籍总人口的比重从2012年的20.3%上升到2016年的24.1%，增加了3.8个百分点。四是不均衡。城六区户籍老年人口为216.6万人，占全市老年人口比重高达65.8%。人口老龄化程度最高的丰台区，老年人口比例达到29%（最低为大兴区，20.3%）。五是抚养重。每百名劳动年龄人口抚养的老年人从2012年的29.4人增长到2016年的38.1人，增加了8.7人（同期每百名劳动年龄人口抚养的少儿人口，从2012年的14.1人增长到2016年的19.1人，增加了5人）。

总体来看，北京市养老形势十分严峻，实现老有所养还面临不小挑战，主要的困难和问题可以概括为三大不平衡和三大不充分。其中，三大不平衡是指：城乡不平衡，城市养老服务相对关注度高、投入力度大，农村养老服务缺手段、缺支柱、缺人手，专业化水平很低；养老体系发展不平衡，机构养老服务相对起步早、发展快，居家养老和社区养老服务起步晚、欠账多，发展滞后；养老事业与养老产业发展不平衡，养老保险等老龄事业相对发展较快较好，老龄产业发展的政策和资金支持力度不够，市场环境不健全。三大不充分是指：养老服务供给不充分、养老服务信息化水平不充分、基层老龄工作力量不充分。

（六）关于住有所居

作为较早发展起来的城市之一，北京市不少居民生活在房龄超过30年的老旧小区内（按北京市相关规定，1990年前建成的小区可认定为老旧小区）。由于建成年代较早，这些小区普遍存在物业失管、兴建公共设施难等问题，影响了居民的获得感、幸福感。为此，近年来，北京市将老旧小区综合整治作为公共服务的一项重要内容来抓，紧盯12345热线反映和媒体曝光等问题，取得了一定成效。但是，相比于市民的高期待，还有不少问题需要解决，主要集中在两个领域。

1. 老旧小区物业管理

北京市大部分老旧小区为房改房小区，或者为房改房与商品房混合的小区。按照有关规定，房改房售出后，一律由售房单位组织楼房管理机构，全面负责日常管理。由于小区产权关系错综复杂，公共区域的权属难以确定，造成公共区域管理维护责任主体缺失。特别是产权单位属于破产和困难企业的，小区往往处于失管状态。近年来，北京部分街道、社区通过投入资金、动员志愿者，以准物业管理的模式参与老旧小区公共区域的环境整治和日常管理，取得了一些效果，但也还存在物业费收缴难、物业管理成本较高、志愿服务缺乏可持续性等问题。

2. 老旧小区公共服务设施建设

由于规划建设时没有预留足够的公共空间，北京老旧小区普遍存在公共用地紧张的问题。居民迫切要求的增设电梯、增建停车实施、补建养老服务设施和便民服务设施，都需要占用老旧小区内的既有用地。受现有用地条件限制，居民的意愿往往难以全部满足。面对地少需求多的现状，北京各区在老旧小区综合整治的具体工作中，只能将居民需求进行排序，优先满足居民最迫切的需要。这种做法虽然做到了相对公平，但在实际工作中，相比于增设停车位、补建绿化等居民最期待解决的急切问题，养老等公共服务设施建设往往在优先序列上不具优势，老人等少数群体的需求不能得到很好满足。

（七）关于弱有所扶

政府在提供公共服务时需要把握的一条重要原则，就是要多做雪中送炭的工作，少做锦上添花的事情。弱有所扶就是雪中送炭。对北京来说，弱有所扶的重点对象是残疾人群体。

近年来，北京市残疾人事业加快发展，残疾人状况持续改善。但是，从客观来看，残疾人仍然是北京率先全面建成小康社会的“短板”，残疾人事业促发展、提质量的任务依然繁重。主要表现为：一是残疾人收入水平与全市平均水平仍有不小差距，就业对收入的带动作用明显不足。以 2014 年为例，城镇残疾人家庭人均可支配收入（33710元）是本市城镇居民可支配收入（43910元）的76.77%，农村残疾人家庭人均纯收入（16764元）是本市农村居民人均纯收入（20226元）的82.88%，且工薪收入在其收入中所占比重分别只有24.85%、48.23%。二是残疾人社会保障制度进一步完善，但是系统性、层次性和一体化的程度还不够。三是残疾人基本公共服务体系框架基本形成，但是服务水平和能力与残疾人类别化、个性化、多层次的需求之间还有较大差距。四是残疾人工作整体推进，部门协调得到加强，但是政府部门分工合作、联动推进、社会广泛参与的机制仍待进一步完善。五是依法发展残疾人事业逐步走上轨道，但是残疾人基本权益保障制度和配套政策建设还有较大缺口，残疾人就学、就业机会不足等问题还比较突出。

三　关于进一步做好北京市社区公共服务的建议

提升北京市社区公共服务水平是一个系统工程，需要持续用力、久久为功。最重要的是坚持标本兼治，处理好当前和长远的关系。一方面，果断“治标”，聚焦调查发现的居民反映强烈的问题，集中力量加以解决，力求在短期内取得实效，解决居民身边的烦心事、揪心事。另一方面，坚持“治本”，对照实现“七有”目标还存在的问题和短板，逐个破解体制性、机制性障碍，解决制约公共服务整体水平提升的深层次问题。

（一）抓紧落实一些治标之举，集中力量解决居民反映强烈的突出问题

1. 把核心区作为当前一段时期内社区公共服务提升工作的重中之重

从现状来看，一方面，核心区居民对社区公共服务的需求最旺盛，另一方面，核心区在公共服务供给侧方面的问题也最突出。在供需矛盾作用下，核心区居民对部分公共服务的满意度较低，要求改善的诉求较强烈。因此，建议把核心区作为社区公共服务优化提升工作的重点地区和关键环节，在充分调研的基础上，准确把握群众诉求，并根据居民“痛点”逐项提升、逐

个突破，抓紧补齐群众反映最强烈的公共服务短板。

2. 要重点解决好停车难问题

停车问题是北京居民反映最强烈的问题，是目前北京市社区公共服务的主要短板。为此，建议把解决停车难，特别是老旧小区停车难作为公共服务提升的重要抓手，集中力量破解难题。通过建设立体停车场、增设机械停车位、开放单位停车等方式增加停车位供给。同时，积极探索共享车位、智慧停车管理等全新管理方式，提高车位利用率，改善停车体验。

3. 要进一步发挥好社会组织的作用

在调查中，有超过3/4的受访者认为社区公共服务应由各级政府或社区主导建设。这一方面反映了居民对政府的信任和重托，另一方面也从侧面反映出居民对市场及社会组织提供公共服务的认识还不足、感受还不深。为此，建议加大政策引导和资金支持力度，鼓励更多社会型企业、社会组织参与公共服务提供，形成多元化供给机制。

4. 要增加居民参与，提高供需对接的精准度

调查发现，在公共服务供给侧，居民最不满的是“表达渠道不多”和“政府投入不足”。事实上，近年来政府在公共服务总盘子里投入很多，居民认为“政府投入不足”更多的是一种错觉。产生这种错觉的原因，在于居民往往更关心身边的公共服务短板，当这些影响生活、迫切希望改变的短板改善不明显时，居民便会觉得政府投入不够。扭转这种错觉的办法，就是解决群众不满的“表达渠道不多”问题。建议在往后的公共服务提供中，积极探索“互联网+”等方式吸引群众参与，并根据群众意见分别确定不同区域的公共服务重点项目，使供需精准对接，让财政投入用到刀刃上，真正提升居民满意度。

（二）积极探索治本之策，下大力气解决制约“七有”目标实现的深层次问题

1. 幼有所育方面

要强化学前教育队伍建设，加强师德师风建设，严格幼师入门资质审

核，加大师资培养培训力度，提升综合素质，提高幼儿教师工资待遇，稳定幼教队伍。同时，加大幼儿园监管力度，建立幼儿园家长委员会制度，构建幼儿园家长志愿者服务体系，通过家园合作的方式实现对幼儿园日常工作的评价和监督。

2. 学有所教方面

要按照“增量、提质、均衡、公平”的工作思路，不断满足首都群众对更好教育的期盼。增量，就是要继续加强中小学优质资源建设，推进高校、教学科研部门、民办教育机构和外教等资源支持中小学发展，通过区域内整合资源等方式再新增50余所优质学校。提质，就是要深入推进素质教育，继续深化教育教学改革，配全配优中小学教师队伍。完善学校治理结构，建设平安校园，办好每所家门口的学校。均衡，就是要引导中心城区优质教育向郊区疏解，利用城乡一体化学校建设、优质学校跨区办学等方式提升郊区办学质量，重点补齐回龙观、天通苑等人口密集区域优质教育资源短板。公平，就是要持续深化考试招生制度改革，为每个学生创造制度公正、运行透明的竞争环境，确保机会公平；加大对农村家庭和城镇困难家庭适龄学生帮扶力度，实现起点公平。此外，还要加大对教育培训市场的整治力度，绝不允许资本绑架教育，绝不能让教育沦为“富人的游戏”。

3. 劳有所得方面

要针对农村地区就业方面存在的突出问题，采取更加积极的举措做好农村劳动力转移就业工作。一是重点做好农村劳动力教育培训、公益性岗位“托底”、农村创新创业扶持等工作。二是通过壮大集体经济培育农村发展新动能，以产业带动就业。健全自治、法治、德治相结合的乡村治理体系，把积极的就业观念纳入乡风文明建设，在乡村营造劳动至上的良好氛围。

4. 病有所医方面

要按照“以基层为重点，以改革创新为动力，坚持预防为主，中西医并重，把健康融入所有政策，确保人民共建共享”的思路，重点抓住医改和基层医疗服务能力建设这两个群众最关心、反映最强烈的突出问题，多措并举提高基层医疗服务能力，通过改善服务内涵提高居民就医获得感。一是不断完善社区药品供应与保障机制，结合辖区居民不同用药需求，建立起“有序采购、保障供应、短缺登记、预约取药”的便民惠民机制。二是着力推进家庭医生签约服务，进一步完善家庭医生签约服务方案和服务包设计，提升签约服务内涵，增强签约吸引力。三是积极开展“先诊疗后结算”服务，持续优化社区卫生服务机构就诊流程，减少居民候诊时间。四是规范落实社区长处方服务，扩大慢性病用药两个月长处方服务覆盖范围，切实满足慢性病患者用药需求，提升居民对社区卫生服务的获得感。五是扎实推进医联体建设，深入推进医改，通过病床、设备、人员的综合统筹、调整，优化配置资源、合理利用资源，提升区域医疗服务水平，使患者能够就近享受更优质的医疗服务。

5. 老有所养方面

要按照“居家为基础、社区为依托、机构为补充、医养相结合”的总体思路，着力补齐养老设施、人才培养、专业运营等发展短板，重点加强“三边四级”养老服务体系建设，构建起市、区、街乡、社区四级服务网络，努力实现老年人在其周边、身边和床边就近享受居家养老服务。要把工作重心聚焦到居家养老专业化运营上，深入推进居家养老服务标准化建设，发展“互联网+居家养老”，切实提升居家养老服务科学化、信息化、精准化水平。要充分发挥“看不见的手”的调节作用，加大资金投入和金融支持力度，引导社会资本特别是民间资本投资养老领域。要深化养老领域“放管服”改革，在确保安全的前提下，简化养老照料中心、社区养老服务驿站建设中的手续，落实养老服务企业税费优惠政策。

6. 住有所居方面

对于物业失管，要尽快出台相关法规条例，明确物业管理的相关服务标准，明确业主和物业公司各自的权利义务。建立物业公司退出机制，让居民能够将服务质量不佳的物业公司“炒鱿鱼”，倒逼和约束物业公司提升服务标准、增加居民满意度。同时，把物业费缴纳情况纳入社会信用体系，将长期不缴纳物业费的业主纳入诚信“黑名单”。对于公共服务设施建设，要完善体制机制，赋予基层更多的自主性，探索将规模不大的新建社区服务建筑的审批权限下放到属地街道办事处（乡镇人民政府），鼓励基层结合自身情况和居民需求，因地制宜建设公共服务设施。

7. 关于弱有所扶

要以城市无障碍环境建设为着力点，完善无障碍地方标准规范体系，强化城市无障碍设施同步建设与管理，补齐信息和服务方面的短板，进一步提升城市文明程度。要扎实推进残疾人服务供给侧改革，在区级购买助残服务、助残社会组织培育等方面探索体制机制创新，推动残疾人服务社会化、专业化。要将残疾人基本公共体系全面融入北京市基本公共服务平台，建立完善残疾人需求表达、服务对接和评价反馈机制，推动跨部门、跨地区、跨层级的数据共享和服务协同，实现残疾人服务“残联四级贯通，左右委办联通”。

B.11
北京市公共卫生从业人员健康管理现状及对策研究

苏 宁 赵芳红 于建平 高建华 黄若刚*

摘 要： 公共卫生从业人员健康状况与传染病及食源性疾患的发生和流行有着密切联系，有必要加强对这部分人群的健康管理。从业人员健康管理手段包括健康检查、健康监测及健康干预等。目前，从业人员健康管理存在的问题包括体检机构未按照法律要求进行规范体检，健康检查缺乏有效的监管措施，体检信息无法溯源，缺乏日常监测的有效手段，从业人员健康素养水平低。建议通过制定北京市从业人员预防性健康检查技术规范，加强从业人员预防性健康检查全程监管和信息化建设，强化日常监测，建立从业人员的行业准入制度等，实现对从业人员的健康规范管理。

关键词： 公共卫生 健康管理 健康检查

一 背景

北京市作为国际化大都市，随着社会经济水平的快速发展，流动人口的

* 苏宁，硕士，助理研究员，北京市疾病预防控制中心办公室主任助理，主要研究方向：公共卫生管理；赵芳红，学士，主任医师，北京市疾病预防控制中心职业健康体检中心副所长，主要研究方向：疾病预防控制；于建平，硕士，主管医师，北京市疾病预防控制中心办公室副主任，主要研究方向：疾病预防控制；高建华，博士，副主任医师，北京市疾病预防控制中心办公室干部，主要研究方向：流行病学与卫生统计；黄若刚，硕士，副主任医师，北京市疾病预防控制中心副主任，主要研究方向：疾病预防控制。

大量输入，从业人员数量逐年上升，其中食品、公共场所、生活饮用水、化妆品、消毒产品等行业的从业人员因直接或间接与消费者接触，其健康状况与传染病及食源性疾患的发生和流行有着密切联系。[①] 2018 年北京市发生多起因从业人员引起的聚集性疫情，其中一起由从业人员感染诺如病毒引发的急性胃肠炎暴发疫情导致 2 个区 4 家单位共计 182 人发病，对人群健康产生了重要影响。因此，加强重点行业从业人员的健康管理势在必行。

为加强从业人员健康管理，保护公众健康，我国先后出台了《传染病防治法》《食品安全法》《公共场所卫生管理条例》《化妆品卫生监督条例》《生活饮用水卫生监督管理办法》《消毒产品生产企业卫生规范》等相关法律法规。分别对从事接触直接入口食品工作的食品生产经营人员（以下简称食品从业人员），公共场所直接为顾客服务的人员（以下简称公共场所从业人员），直接从事化妆品生产的人员（以下简称化妆品从业人员），直接从事供、管水的人员（以下简称生活饮用水从业人员），直接从事消毒产品生产的操作人员（以下简称消毒产品从业人员）（以上五类从业人员统称公共卫生从业人员）的健康管理做出规定，要求这五类从业人员每年进行健康检查，取得健康证明后方可上岗。

（一）公共卫生从业人员健康管理工作发展历程

北京市对公共卫生从业人员的健康检查工作开始于 1960 年，市公共卫生局、市副商局联合制定发布了《关于加强食品制售业职工卫生教育和传染病人的管理的通知》，指出肝炎、伤寒和其他传染病患者应调离直接接触食品的岗位，由此北京市开始了食品从业人员的传染病检查和相关教育培训工作。

随着《食品卫生法（试行）》（1983 年）、《公共场所卫生管理条例》（1987 年）、《化妆品卫生监督条例》（1990 年）等法律法规的陆续颁布，1995 年卫生部发布了《预防性健康检查管理办法》，进一步明确了健康检查

① 逯建华、何建凡等：《2011 年深圳市餐饮和公共场所从业人员 3 类传染病检出结果分析》，《职业与健康》2013 年第 8 期。

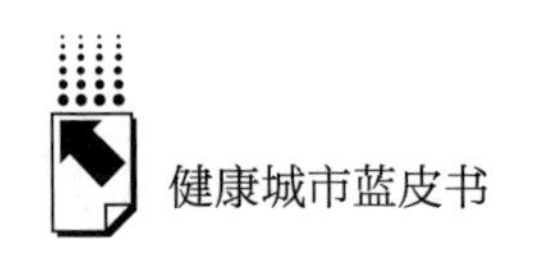

的从业人员人群范围主要包括从事食品、饮用水生产经营人员，化妆品生产人员，公共场所直接为顾客服务的人员；主要筛查病毒性肝炎、痢疾、伤寒、活动性肺结核和皮肤病等疾病。随着《食品安全法》（2009 年）的颁布实施，2010 年《卫生部关于修改〈公共场所卫生管理条例实施细则〉等规范性文件部分内容的通知》（卫政法发〔2010〕21 号）将病毒性肝炎修改为“甲型病毒性肝炎、戊型病毒性肝炎”，2016 年《国家卫生计生委关于印发有碍食品安全的疾病目录的通知》（国卫食品发〔2016〕31 号）发布了有碍食品安全的疾病目录，将痢疾进一步细化为细菌性和阿米巴性痢疾，并在伤寒的基础上，增加了副伤寒，同时增加了霍乱。

（二）公共卫生从业人员健康检查承担机构调整历程

《预防性健康检查管理办法》（1995 年）规定：预防性健康检查工作由省级政府卫生行政部门统一管理，各级卫生行政部门主管本辖区的预防性健康检查工作；承担预防性健康检查工作的医疗卫生机构必须经政府卫生行政部门审查批准后，方可在指定范围内开展预防性健康检查工作。在 2000 年以前，北京市公共卫生从业人员预防性健康检查工作主要由卫生行政部门指定的市、区县两级卫生防疫站和部分医疗机构承担，各级卫生防疫站同时作为卫生监督部门制订每年的预防性健康检查工作计划并检查督导落实。2000 年 6 月，北京市开始实施卫生监督与疾病控制体制改革，市和区县两级分别在原防疫站的基础上成立卫生监督所和疾病预防控制中心（以下简称疾控中心）。在这一改革的过程中，疾控中心保留了原防疫站的技术服务工作，包括已经开展的预防性健康检查工作。随着国家对疾病预防控制机构职能定位的进一步明确，2010 年开始，从事公共卫生从业人员健康检查的机构由原来的以疾控中心为主，逐步转为以辖区卫生行政部门指定的医疗机构为主。

为贯彻落实党中央、国务院关于深化行政体制改革，加快转变政府职能的决策部署，依据《国务院办公厅关于清理规范国务院部门行政审批中介服务的通知》（国办发〔2015〕31 号）、《国务院关于第一批取消 62 项中央指定地方实施行政审批事项的决定》（国发〔2015〕57 号），2016 年 1 月，国家卫生和计划生育委员会发布了《国家卫生计生委决定废止的部门规章目录》（第7号令），废止了《预防性健康检查管理办法》。

2016年10月，北京市卫生和计划生育委员会、北京市食品药品监督管理局联合下发了《北京市卫生和计划生育委员会北京市食品药品监督管理局关于开展从业人员健康检查工作的通知》（京卫疾控〔2016〕107号）。该文件要求："我市取消预防性健康检查机构审批指定事项，不再将预防性健康检查作为专项工作开展，从事从业人员健康检查的医疗机构纳入我市卫生计生行政部门对医疗机构的质量管理和日常监督管理。"2017年12月，国家卫生计生委、财政部联合发布了《关于进一步做好预防性体检等三项工作的通知》（国卫财务发〔2017〕61号），要求各地将预防性体检工作逐步过渡到由符合条件的医疗机构承担。目前，北京市预防性健康体检工作主要由医疗机构承担，全市疾控中心仅怀柔区仍在承担该项工作。

（三）公共卫生从业人员健康检查管理机制改革历程

在2000年以前，对公共卫生从业人员健康检查合格者发放手工填写的红色纸质健康证明和健康培训合格证，简称"小红本"。由于"小红本"式健康证明做工简便，易被假冒伪造，导致大量不合格人员进入了公共卫生服务领域。受经济利益的吸引，一些不具备资质的医疗单位也通过各种渠道开始从事体检办证工作，甚至有部分单位只收钱不检查就直接发证，降低了健康证的法律效力。因为当时信息技术手段存在局限性，各级健康检查单位也仅仅是对检查结果做手工记录和简单汇总，而原始记录和健康检查信息无法长期保存，不能做到健康检查的全程管理及可溯源。

为了加强对从公共卫生业人员的传染病筛查和监测，掌握卫生知识培训学习情况，北京市卫生局自1999年开始实施"公共卫生从业人员健康体检/卫生知识培训自动化信息管理工程"，对从业人员健康检查和卫生知识培训工作进行信息化管理改革，到2003年"从业人员健康体检培训信息管理系统"基本开发完成，并进行了各体检机构之间的联网。通过信息化改造和加强管理，北京市公共卫生从业人员预防性健康体检工作取得了显著改进：

建立了以市疾控中心为核心的全市从业人员健康体检信息网，实现了健康检查信息的自动汇总、长期储存和统一管理，保证了从业人员体检数据的实时记录与上传，以及数据的有效性和可溯源性；在体检机构分别建设从业人员健康体检办证局域网，把工作的各环节全部纳入计算机网络管理，在健康检查的过程中，利用条形码识别技术、电子影像技术等现代手段，对接受健康检查的个人进行全程身份识别，有效地预防了冒名顶替现象；为了杜绝“证出多门”的现象，2000 年起规定停用手工办证的“小红本”，改成可以用计算机网络管理的电子卡证，执法人员和公众可直接运用电子执法手持终端或者通过计算机网络检查证件的真伪，遏制了假冒伪造健康证的现象。截至 2015 年，全市共有公共卫生从业人员健康检查机构 127 家，其中疾控中心 11 家，医疗机构 116 家，从业人员健康检查共计 213.4 万人，发放“北京市公共卫生从业人员健康检查证明”211.3 万份，发证率为 99.02%。

2016 年 10 月，北京市卫生计生委和北京市食品药品监管局联合发布的《关于开展从业人员健康检查工作的通知》规定，不再印制健康证卡，全市不再要求使用统一的健康体检培训信息管理系统。

二　公共卫生从业人员健康管理现状

根据北京市 2012 ~2016 年健康检查人数推算，目前全市每年仍有超过 200 万名公共卫生从业人员。公共卫生从业人员健康管理分为从业前和从业期间健康管理，其管理手段包括健康检查、健康监测及健康干预等。为了解全市公共卫生从业人员健康管理现状，我们分别通过历史资料查询、问卷调查和个人访谈等方法进行数据收集及分析，具体报告如下。

（一）一般情况

2012 ~2016 年，全市每年进行公共卫生从业人员健康检查约 210 万人，其中食品从业人员约占 78%，公共场所从业人员约占 20%，其他 3 类从业人员约占 2%。总体合格率约为 99%，不合格项目主要为可疑肺结核（占不合格项目的42.55%）、皮肤病（占不合格项目的24.38%）、甲肝（占不合格项目的12.86%）、戊肝（占不合格项目的12.86%）、痢疾杆菌阳性（占不合格项目的3.71%）、伤寒阳性（占不合格项目的3.65%），具体情况可参见图1。

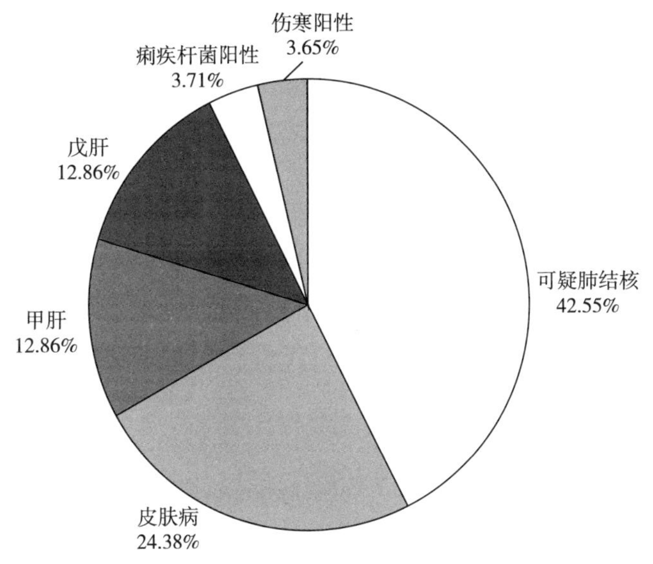

图1　体检不合格项目构成情况

（二）公共卫生从业人员健康检查现状①

1. 各区疾控中心承担健康检查工作情况

全市16个区疾控中心目前仅怀柔区疾控中心仍承担公共卫生从业人员健康检查工作。朝阳区疾控中心通过体检办证系统对新申请体检机构进行审核。怀柔区由怀柔区疾控中心和怀柔区妇幼保健院承担该项工作。其他区均由自愿开展该项工作的医疗机构承担。

2. 体检时间

按照相关法律法规要求，公共卫生从业人员需每年进行健康体检。问卷

① 问卷调查500名公共卫生从业人员，其中食品从业人员占66.2%，公共场所从业人员约占12.0%，其他3类从业人员约占21.8%。女性略多于男性。平均年龄约为32岁，以40岁以下人员为主，约占75%。工龄不足一年的从业人员占46.6%。高中及以下学历的从业人员占70.4%。

调查显示，一年内体检过的人有483人，占96.6%。

3. 体检机构

问卷调查显示，约有60%的人员在公立医院进行体检。在公立医院中，在社区卫生服务机构体检的人员占41.3%，在二级医院体检的人员占50.2%，在三级医院体检的人员占8.5%。民营医院多开展上门体检服务。

4. 体检项目

问卷调查显示，在实际体检过程中，有3.0%的人员未进行抽血检查，有22.4%的人未进行X光检查，有13.6%的人未进行粪便检查，有49.0%的人未进行皮肤检查，仅有42.6%的公共卫生从业人员实际完成全部体检项目。由于皮肤检查主观性较强，剔除皮肤检查后其他检查项目完成的比例为72.1%（见图2）。公立医院与民营医院体检相比，X光检查、粪便检查以及剔除皮肤检查后其他检查项目完成的比例差异具有统计学意义（$\chi^2=36.22$，$p=0.000$；$\chi^2=9.09$，$p=0.003$；$\chi^2=31.06$，$p=0.000$），公立医院规范检查的比例高于民营医院。

有17人表示，X光检查结果异常，但仅有5人做进一步筛查确诊。约有65%的粪便检查为自采送样。对于各项检查针对的疾病，抽血检查仅有5.8%的人知道具体检查项目，粪便检查仅有10%的人知道具体检查项目，皮肤检查仅有13.6%的人知道具体检查项目，知晓全部体检项目的仅有2人。有95.6%的公共卫生从业人员认为体检结果能反映真实身体健康状况。

在个人访谈中，部分被访谈对象也表示，部分上门体检的医疗机构体检流程不规范，有的反映缺少粪便检查，有的反映缺少X光检查，有的反映皮肤检查不够细致。

5. 健康证明

目前，全市公共卫生从业人员持有的健康证明形式主要包括健康证明卡、健康证明单（京卫疾控〔2016〕107号文中健康证明格式加盖公章）和健康体检报告三种形式。其中，朝阳区的健康证明由朝阳区疾控中心统一发放，其他区由体检机构发放。

问卷调查结果显示，有89.6%的公共卫生从业人员持有的健康证明为

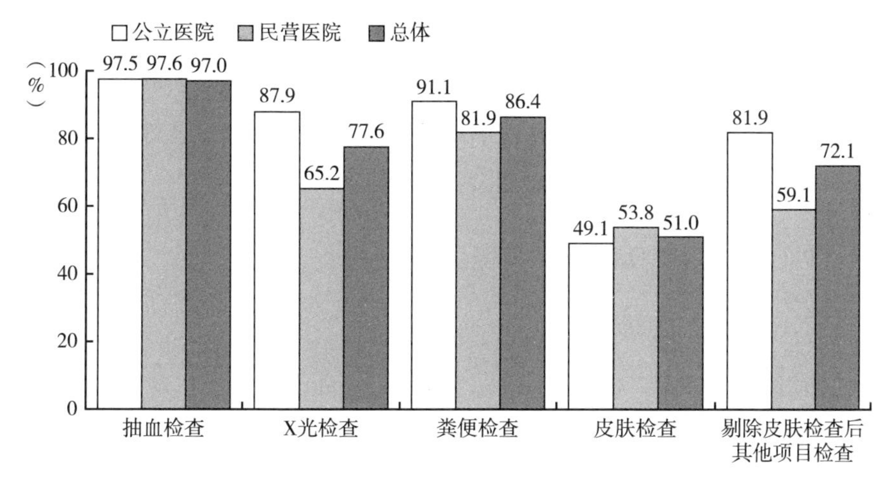

图2　体检项目开展问卷调查结果

健康证明卡，有4.6%的从业人员持有的健康证明为健康证明单，有5.4%的从业人员持有的健康证明为健康体检报告，有0.4%的从业人员持有的健康证明为化验单。

6. 监管情况

目前，健康证明形式多样，没有可靠的技术手段查询真伪，因此监督人员仅能查看从业人员是否有健康证明。从业人员健康检查纳入一般医疗行为进行管理后，医政等部门也不对其进行专项督导。

7. 信息系统建设情况

目前朝阳区和怀柔区仍在沿用之前的体检信息管理系统，其他区无统一的体检信息管理系统，部分体检机构使用之前的体检信息管理系统，但是相互之间不联网。

（三）公共卫生从业人员健康监测现状

在2016年11月1日以前，因为有全市统一的健康体检培训信息管理系统，能够对全市公共卫生从业人员健康体检数据进行实时监测、汇总和分析，达到健康筛查和预警的目的。取消全市统一的健康体检培训信息管理系统后，无法实现对从业人员的健康体检监测。

目前对公共卫生从业人员的日常健康监测没有专门的监测系统，主要依靠国家大疫情网和症状监测系统，但是两个系统都需要从业人员主动就医才能发现，且国家大疫情网仅能对患有法定传染病的从业人员进行监测，不能覆盖全部法律法规要求的筛查项目。

（四）公共卫生从业人员健康素养现状

1. 公共卫生从业人员相关知识知晓情况

根据北京市疾控中心调查结果，2016 年北京市公共卫生从业人员健康素养水平为 5.8%，较 2015 年的调查结果（12.5%）有明显下降，并且低于北京居民的平均水平（2012 年调查结果为 24.7%）。基本知识和理念素养水平为 15.7%，健康生活方式与行为素养水平为 11.1%，基本技能素养水平为 7.2%。安全与急救健康素养水平为 52.6%，科学健康观水平为 37.8%，健康信息素养水平为 17.7%，传染病防治素养水平为 12.5%，慢性病防治素养水平为 8.9%，基本医疗素养水平为 5.2%。

问卷调查结果显示，公共卫生从业人员甲型肝炎传播途径的知晓率为 21.8%，戊型肝炎传播途径的知晓率为 18.6%，需要洗手情况的知晓率为 52.8%，需要戴口罩情况的知晓率为 57.6%，需要健康检查情况的知晓率为 31.0%。5 道知识全部答对的比例为 3.2%。以 5 道问题的答题得分为因变量，以性别、年龄、工龄、职业、文化程度作为自变量，进行多元线性回归，结果显示，年龄、工龄、文化程度均与从业人员知识得分呈正相关（见表 1）。

表 1　公共卫生从业人员知识得分影响因素分析结果

变量名	B	标准误	Beta	t	p
常　数	-0.31	0.31		-0.98	0.329
性　别	0.05	0.11	0.02	0.47	0.640
年　龄	0.02	0.01	0.15	2.98	0.003*
工　龄	0.00	0.00	0.13	2.41	0.016*
职　业	0.05	0.05	0.05	0.99	0.322
文化程度	0.44	0.06	0.35	7.74	0.000*

注：$*p<0.05$。

2. 培训情况

按照相关法律法规要求，生产经营企业应当对本单位的公共卫生从业人员进行卫生知识的培训和考核工作。问卷调查结果显示，有85.4%的从业人员参加了卫生法规相关知识培训，其中53.9%为所在单位进行培训，43.8%为健康体检机构进行的培训。16个区疾控中心调查结果显示，目前朝阳区、丰台区、海淀区、顺义区和大兴区疾控中心会对从业人员开展专项公共卫生知识培训。培训形式主要为发放宣传材料、播放宣传视频。朝阳区、丰台区、海淀区和大兴区部分体检机构对从业人员进行考核后会发放培训证。

（五）存在的问题

1. 体检机构未按照法律要求进行规范体检

由于公共卫生从业人员健康检查的目的是保障公众健康，从业人员自身并不重视体检的过程和质量，更关心体检的费用和结果。同时，由于从业人员健康体检结果为一过性检查结果，仅反映被体检对象体检当天的健康状况，所以部分医疗机构认为不需要对健康检查结果负责，因此产生了一些医疗机构不体检就发证或者只采样不检验等弄虚作假行为。问卷调查结果显示，仅有不到一半的被调查人员表示接受了全部的检查，其中明确表示接受皮肤检查的比例仅为51%，接受X光检查的比例仅为77.6%，被访谈的从业人员中也有人反映上门体检医疗机构未进行X光检查和粪便检查。公立医院检查情况好于民营医院。在访谈过程中，也有医疗机构体检负责人表示民营医院体检数量与服务能力严重不符，体检人数偏高。此外，由于各个体检项目缺乏统一的操作培训，如X光检查应该用什么机器、粪便检查规范操作流程等，造成体检机构对各个体检项目操作规范比较困惑，体检质量难以保证。

2. 缺乏有效的监管措施

预防性健康检查体检机构放开后，配套的监管和服务没跟上，体现在体检机构无备案、符合体检条件无监管；全市体检机构、体检数量底数不清。公共卫生从业人员健康检查纳入一般体检行为进行管理后，医政部门并不对其进行专项监管，监督部门尚无有效的技术手段判定健康证真伪等。目前，全市仅朝阳区卫生健康委明确由朝阳区疾控中心对全区从业人员体检机构进行专项督导，其他区的体检质量无法保证。

3. 体检信息无法进行溯源

在2016年11月1日以前全市使用统一的信息管理系统，可以实现四个功能：一是掌握全市公共卫生从业人员健康体检数据，实现对全市从业人员的健康监测；二是体检信息全程可溯源，可有效控制体检质量；三是利用条形码识别技术、电子影像技术等现代技术手段，对接受健康检查的个人进行全程身份识别，有效地预防了冒名顶替的现象；四是电子健康证明和网上查询功能的开通遏制了伪造健康证的现象。政策调整后，全市不再要求使用统一的健康体检培训信息管理系统，无法实现上述功能。且政策调整后对健康证明具体形式没有要求，目前主要存在健康证明卡、健康证明单、健康体检报告等多种形式的健康证明，但是由于各区监管部门对健康证明的要求不一致，健康证明不能实现互联互通，造成部分从业人员重复体检。

4. 健康检查项目不能反映公共卫生从业人员长期健康状况

目前预防性健康检查筛查的传染病均为急性传染病，公共卫生从业人员一般不会在发病期进行健康体检，因此体检不合格率极低。由于每年体检一次，从业人员体检结果仅反映从业人员体检当天的健康状况，不能反映其未体检期间的健康状况。北京市疾控中心监测结果显示，近几年来，因诺如病毒感染引起的聚集性疫情有所上升，但是诺如病毒感染并不在检查项目内。

5. 缺乏对公共卫生从业人员健康监测的有效手段

公共卫生从业人员健康监测分为从业前和从业中的健康监测，预防性健康检查仅能起到从业前健康筛查的作用，没有统一的信息管理系统，无法实现从业前的健康监测。此外，由于缺乏从业人员健康监测专网系统，仅依靠国家大疫情网和症状监测系统无法对从业人员进行从业中健康监测。

6. 公共卫生从业人员健康素养水平亟待提高

2016年和2018年的问卷调查结果均显示，公共卫生从业人员健康素养水平低，相关法律法规及卫生知识匮乏。分析其原因，一是从业人员自身不重视卫生知识学习，只关心工作是否完成，不关心自身健康是否会对顾客健康产生影响；二是经营企业不重视对员工进行卫生知识培训，调查和访谈结果也显示，有半数经营企业并未对员工进行过相关卫生知识培训。此外，体检机构放开前由体检机构负责对从业人员进行知识培训，放开后医疗机构培训力度有所下降，部分培训流于形式或者不进行培训，另外，监管部门对培训只有要求，无惩罚措施，造成经营企业对员工的培训缺乏积极性。

三 对策建议

针对目前公共卫生从业人员健康管理中存在的问题，提出以下对策建议。

1. 制定北京市公共卫生从业人员预防性健康检查技术规范

为规范公共卫生从业人员健康体检操作流程，提高体检质量，应当制定北京市从业人员预防性健康检查技术规范，对体检的项目、操作流程、技术能力等做出明确要求，统一体检标准。

2. 加强公共卫生从业人员预防性健康检查全程监管

公共卫生从业人员体检工作属于医疗行为，体检机构全面放开符合市场发展的规律，但是从业人员健康状况与公众健康密切相关，因此建议加强事前事中事后监管。医疗卫生机构开展从业人员健康检查，应当在开展之日起向卫生健康主管部门备案。由市卫生健康委和其他监管部门共同制定有效的从业人员预防性健康检查监管制度，以保证从业人员体检质量。

3. 利用信息化手段实现公共卫生从业人员体检工作规范管理

公共卫生从业人员预防性健康体检数据收集是加强从业人员健康管理的重要手段。为提高体检质量，必须实现预防性健康检查数据全程可溯源，同时为提高相关部门监管效率及效果，也必须实现健康证明的真伪可查。基于以上目的，建议由市卫生健康委依法制定从业人员体检信息化管理规范，统一数据的上报格式及内容，从业人员健康体检软件管理系统由负责体检的医疗机构自行选择，按要求定期上报相关数据。

4. 结合实际对体检项目进行动态调整

尽管预防性健康检查项目不能反映公共卫生从业人员的长期健康状况，

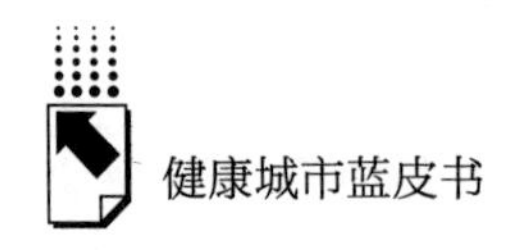

但是鉴于从业人员健康状况对公众的健康影响，且目前尚无其他替代的监测手段，保留预防性健康检查这项工作很有必要，能对从业人员准入起到一定的筛选作用。建议随着容易引起聚集性疫情的传染病疾病谱的变化，及时对体检项目进行调整，确保达到控制传染病流行的目的。

5. 公共卫生从业人员健康检查与日常健康监测相结合

由于公共卫生从业人员健康检查的时效性较差，在日常工作中，从业人员有更高的概率会患病，因此建议将从业人员健康检查与日常健康监测相结合，加强对经营单位的宣传教育，要求经营单位对员工进行健康监测，从业人员如患上传染性疾病应居家休息，直至完全康复。

6. 进行相关法律法规卫生知识的考核，建立公共卫生从业人员的行业准入制度

公共卫生从业人员的健康水平及其健康素养，直接关系到公众健康。卫生健康行政部门应该加强监管与服务，对经营单位负责人以及从业人员进行相关法律法规卫生知识的考核，建立从业人员的行业准入制度。编写相关培训教材，便于经营单位组织培训，同时鼓励从业人员自学。利用一定的手段达到提高经营单位负责人以及从业人员健康素养的目的。

四　结语

公共卫生从业人员的健康管理分为健康检查、健康监测及健康干预等环节。公共卫生从业人员健康检查不同于一般性的健康体检、职业健康体检、入职及入学健康体检，其主要目的是筛查传染性疾病，避免健康状况不合格人员从事服务行业，引起传染病的暴发流行，最终目的是保护公众健康。加强从业人员健康检查过程和质量的管理尤为重要，需要通过制定健康检查标准和加强全程监管以保证体检的质量。健康监测和健康干预工作目前开展得也比较薄弱，但是对从业人员健康管理起到关键作用，因此需要通过加强信息系统建设、强化日常健康监测、建立行业准入制度等方式，将健康监测和健康干预工作落到实处，起到保护公众健康的作用。

健康文化篇

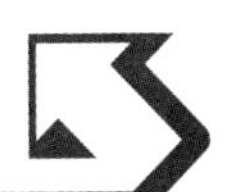

Healthy Culture

B.12

北京市城乡居民健康素养水平变化分析及对策建议

刘秀荣　李玉青　石建辉　齐　力　徐露婷　杜世昌*

摘　要： 课题组采用分层多阶段整群随机抽样方法，分别于2012年、2015年和2018年对调查对象采用全国统一的“中国公民健康素养调查问卷”进行一对一、面对面的调查，以2018年调查为基础进行数据分析，并与2012年、2015年结果进行比较。结果显示：2018年北京市城乡居民健康素养水平为32.3%，比2015年（28.0%）和2012年（24.7%）分别增加了4.3个和7.6个百分点。城市居民健康素养水平由2015年的29.5%提高到33.8%，农村居民的健康素养水平由2015年的19.0%

* 刘秀荣，主任医师，公共卫生硕士，研究方向：健康素养和烟草控制研究；李玉青、石建辉、齐力、徐露婷、杜世昌，北京市疾病预防控制中心。

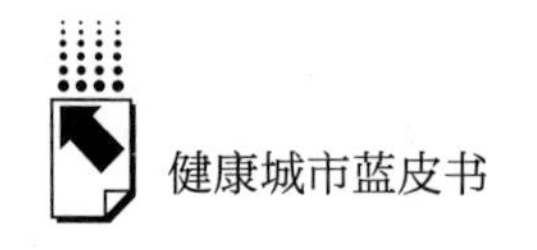

提高到2018年的23.3%，城乡均提高4.3个百分点，但水平差距保持不变。在三个方面的健康素养水平中，以基本知识和理念素养水平最高，为47.0%，健康生活方式和行为最低，为31.7%；健康技能素养水平为39.6%。在六类健康问题中，以安全急救素养水平最高，为69.3%；基本医疗素养最低，为26.6%。科学健康观、传染病防治、慢性病防治和健康信息素养水平分别为63.9%、48.9%、38.6%和35.0%。总体而言，北京市城乡居民健康素养水平持续增高，但仍存在城乡差距及三个方面和六类健康问题水平不平衡等问题，建议进一步加强全市健康教育力度和覆盖范围，持续开展健康素养提升行动。

关键词： 健康素养　生活方式　传染病　慢性病

一　背景

健康素养是指个人获取、理解基本健康信息和服务，并运用这些信息和服务做出正确抉择，以维护和促进自身健康的能力。[①] 居民健康素养水平已成为《“健康中国2030”规划纲要》[②] 和《“健康北京2030”规划纲要》[③] 所列出的主要指标之一。到2020年，中国居民健康素养水平要达到20%，2030年要达到30%；北京则要在2020年达到40%，2030年达

① 《〈中国公民健康素养——基本知识与技能（2015年版）〉发布》，新浪网，http：//health. sina. com. cn/news/2016 - 01 - 07/doc - ifxnkkux0918347. shtml，最后访问日期：2019年9月1日。

② 《中共中央国务院印发〈“健康中国2030”规划纲要〉》，新浪网，http：//www. china. com. cn/guoqing/2017 - 08/23/content_ 41460279. htm，最后访问日期：2019年9月1日。

③ 北京市人民政府：《北京市2012年度卫生与人群健康报告》，人民卫生出版社，2012，第69～71页。

到45%。

为了获取北京市城乡居民当前的健康素养水平和变化趋势，掌握不同人群健康素养水平差异，科学评价全市健康教育和健康促进工作成效，为各级政府和相关部门进行健康决策提供科学依据，北京市于2012年建立健康素养监测体系，每三年开展一次监测，并分别于2012年、2015年和2018年开展了三次具有代表性的北京市居民健康素养监测工作。

二 监测方法

（1）监测对象：北京市16个区15～69岁城乡常住居民。常住居民指在调查前一年内，在调查地区连续居住并生活6个月及以上者。

（2）样本量计算：根据人口数量、城乡人口比例及满足调查的最小样本要求等因素确定北京市监测点数量。

样本量计算公式：$N = u_a^{\ 2}\pi(1-\pi)/\delta^2$ （式1）

其中N为样本量，π为总体率，δ为容许误差，α为第一类错误。为保证每层样本具有足够的代表性，综合本调查涉及的指标以及统计学取值规则，确定公式参数如下：α＝0.05，取95%可信限，u0.05＝1.96；根据2015年北京市居民健康素养水平，π取28.0%，$\delta = 10\%^{\pi}$。按照式1及参数计算样本量每层约为988人。综合考虑城乡分层（2层）、性别分层（2层），deff取值为2.6，以及10%的失访率，总样本量约为12000人。

（3）抽样方法：调查采用分层多阶段整群随机抽样方法（见表1）。

第一阶段抽样：抽取街道（乡镇）。使用容量比例概率抽样法（PPS）抽取，容量为每个街道（乡镇）的家庭户数。全市共抽取80个街道（乡镇）。

第二阶段抽样：抽取居（村）委会。在每个抽中的街道（乡镇）中使用PPS抽样方法，以每个居（村）委会抽样单元的家庭户数作为容量，抽取3个居（村）委会抽样单元。在抽取居（村）委会抽样单元前需对户数在750户以下的居（村）委会进行相邻合并，达到750～1499户后视为一个居（村）委会抽样单元。如果抽中的居（村）委会的户数≥1500户，则将该居（村）委会划分为几个户数在750～1449户、户数大致相同的亚区，使用简单随机抽样法，抽取一个亚区作为居（村）委会抽样单元。

第三阶段抽样：对抽中的居（村）委会/亚区抽样单元进行绘图列表。采用简单随机抽样方法从每个居（村）委会/区抽样单元中抽取65个家庭户。

第四阶段抽样：在抽中的家庭户中确定调查对象。采用KISH表法在每个家庭户中抽取1名15～69岁常住人口作为调查对象，每个居委会（村）内完成50份调查。

表1　居民健康素养监测抽样步骤

抽样阶段	样本分配	抽样方法	分工
第一阶段	抽取80个街道(乡镇)	PPS法	市级抽样
第二阶段	每个街道(乡镇)抽取3个居委会(村)	PPS法	市级抽样
第三阶段	每个居委会(村)抽取65个家庭户	简单随机抽样	监测点绘图、列表,市级抽样
第四阶段	每个家庭户随机抽取1人调查 每个居委会(村)内完成50份调查	KISH表法	市级分配KISH表代码,使用电子设备确定调查对象

（4）监测方法与内容：采用入户调查的方式，使用平板电脑进行数据采集。调查问卷采用国家卫生健康委员会（原国家卫生和计划生育委员会）编制的“中国居民健康素养调查问卷”，内容主要包括基本健康知识和理念、健康生活方式与行为、基本技能三个方面。

（5）质量控制：现场调查前严格遵循指定的抽样方法完成逐级抽样，直至抽取调查对象。北京市疾控中心健康教育所负责培训全部监测工作人员，考核合格后方可进入现场调查，培训使用统一监测方案。调查员在开展调查前，必须保证平板电脑的电量充足，确认登录账号，核对调查对象编码和居住地址与家庭户抽样结果表是否一致，如发现问题立即向协调员报告。

现场调查过程中严格按照监测方案开展，充分取得当地有关机构、调查对象的配合。使用统一的监测工具进行调查。原则上由调查对象根据自己的理解作答，自行完成，调查员不做任何解释。调查对象如有读写等困难，不能独立完成，则由调查员来询问，根据调查对象的回答情况，调查员协助完成。调查员不能使用诱导性或暗示性语言，如遇被调查人文化水平较低或存在语言障碍时，可做适当解释，但解释要忠于原意。质控人员做好质控记录。北京市在每个区随机抽取一个监测街道（乡镇）进行复核，区级督导员对本区每个监测街道（乡镇）进行复核。复核方法为：每个监测街道（乡镇）抽取15份调查问卷，采用“复核调查表”以现场复核和/或电话复核的方式进行复核调查。监测（乡镇）不合格问卷比例超过3份，则视为该监测（乡镇）现场调查工作不合格，必须重新进行调查。

调查结束后，市级工作人员对收集的资料进行认真核查，两组独立统计分析人员对数据进行处理分析和比对。由于本次调查使用电子设备进行调查，其调查程序软件已提前设置逻辑纠错功能。

（6）健康素养的判定标准：根据题目类型确定题目分值，判断和单选题选择正确得1分，不正确得0分，多选题全部回答正确得2分，否则得0分，共计80题66分；得分达到总分的80%，即53分及以上的调查对象视为具备健康素养水平。

基本知识和理念、健康生活方式与行为或健康技能三个方面素养得分占各分类总分的80%及以上者分别视为该调查对象具备相应方面的健康素养。科学健康观、健康信息、安全与急救、传染病预防、慢性病预防、基本医疗这六类健康问题健康素养水平的判定标准为某健康问题相应题目得分达该类总分的80%及以上。

（7）数据处理与分析：本次调查使用电子数据采集系统进行数据收集，现场调查完成后将数据由系统平台导出，采用SPSS20.0软件进行统计分析。

（8）权重计算：权重计算的具体步骤如下：

——抽样权重计算，抽样权重=街道抽样权重×居委会抽样权重×家庭户抽样权重×个人抽样权重；

——分年龄组、性别计算事后分层权重，以2010年北京市第六次人口

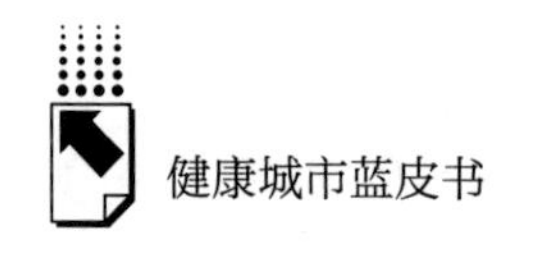

普查结果作为标准人口，按照城乡、性别和年龄进行事后分层权重调整，事后分层权重 = 城乡 & 性别 & 年龄组北京市标准人口数/（该城乡 & 性别 & 年龄组样本抽样权重之和）；

——调查样本最终权重 = 抽样权重 × 事后分层权重。

三　调查结果

（一）基本情况

2018 年北京市城乡居民健康素养监测共调查 12018 名 15 ~69 岁常住人口，获得有效问卷 11291 份，有效率为 94.0%。调查对象中城市居民 9215 人，占 81.6%，农村居民 2076 人，占 18.4%；男性居民 4854 人，占 43.0%，女性居民 6437 人，占 57.0%；平均年龄 48.8 ±13.2 岁，其中 60 ~69 岁年龄组比例最大，占 27.5%，其次是 50 ~59 岁年龄组，占 24.6%，40 ~49 岁年龄组占 19.8%；文化程度分布以大专及以上文化程度为主，占 40.2%，其次是初中及以下，占 35.3%，高中/职高/中专占 24.5%。

经加权调整后，城市居民占 86.1%，农村居民占 13.9%；男性居民占 51.8%，女性居民占 48.2%；15 ~29 岁年龄组占 31.5%，30 ~39 岁年龄组占 26.7%，40 ~49 岁年龄组占 17.8%，50 ~59 岁年龄组占 14.5%，60 ~69 岁年龄组占 9.5%；初中及以下文化程度占 20.7%，高中/职高/中专文化程度占 24.3%，大专及以上文化程度占 55.0%（见表 2）。

表 2　2015 年北京市城乡居民健康素养调查对象的人口学特征分布

人口学特征		调查数量(人)	构成比(%)	加权后构成比(%)
地区	城市	9215	81.6	86.1
	农村	2076	18.4	13.9
性别	男	4854	43.0	51.8
	女	6437	57.0	48.2

续表

人口学特征		调查数量(人)	构成比(%)	加权后构成比(%)
年龄组(岁)	15~29	995	8.8	31.5
	30~39	2174	19.3	26.7
	40~49	2241	19.8	17.8
	50~59	2775	24.6	14.5
	60~69	3106	27.5	9.5
文化程度	初中及以下	3985	35.3	20.7
	高中/职高/中专	2770	24.5	24.3
	大专及以上	4536	40.2	55.0
合计		11291	100.0	100.0

（二）健康素养水平

1. 总体情况

2018 年北京市居民健康素养水平为 32.3%。城市居民健康素养水平为 33.8%，农村居民为 23.3%，城市高于农村。男性居民健康素养水平为 30.4%，女性居民为 34.4%，女性居民高于男性居民。不同年龄组居民健康素养水平为 14.1%~41.7%，其中 30~39 岁年龄组最高，为 41.7%，其次是 15~29 岁年龄组（35.5%）和 40~49 岁年龄组（34.1%），50~59 岁年龄组和 60~69 岁年龄组较低，分别为 18.0% 和 14.1%。50~59 岁年龄组男性健康素养水平略高于女性，其他年龄组女性高于男性（见图 1）。初中及以下文化程度的居民健康素养水平为 9.0%，高中/职高/中专文化程度的居民健康素养水平为 22.5%，大专及以上文化程度的居民健康素养水平为 41.8%，健康素养水平呈现随文化程度升高而增高的趋势（见图 2）。

2. 2012年、2015年、2018年监测数据比较

（1）总体情况：2018 年北京市居民健康素养水平为 32.3%，比 2015 年（28.0%）增长 4.3 个百分点[①]，比 2012 年（24.7%）增长 7.6 个百分点。[②]

① 北京市人民政府：《北京市 2012 年度卫生与人群健康报告》，人民卫生出版社，2012，第 69~71 页。

② 北京市人民政府：《北京市 2015 年度卫生与人群健康报告》，人民卫生出版社，2015，第 76~78 页。

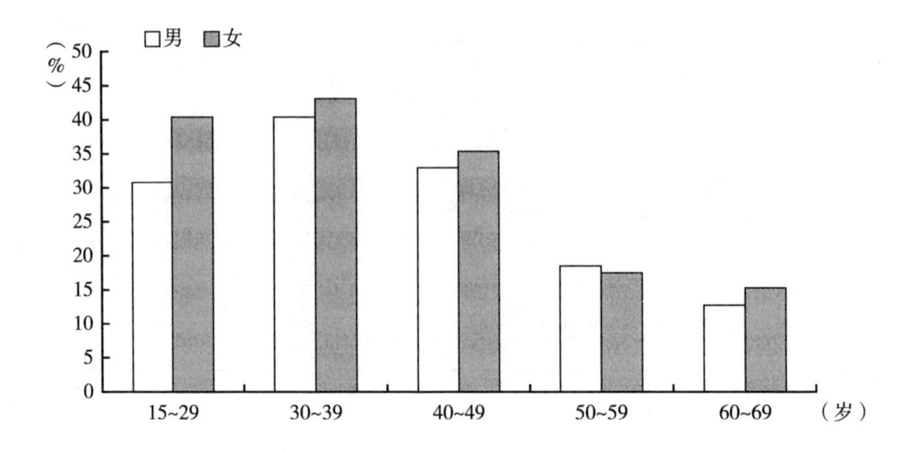

图1　2018年北京市居民分年龄分性别健康素养水平

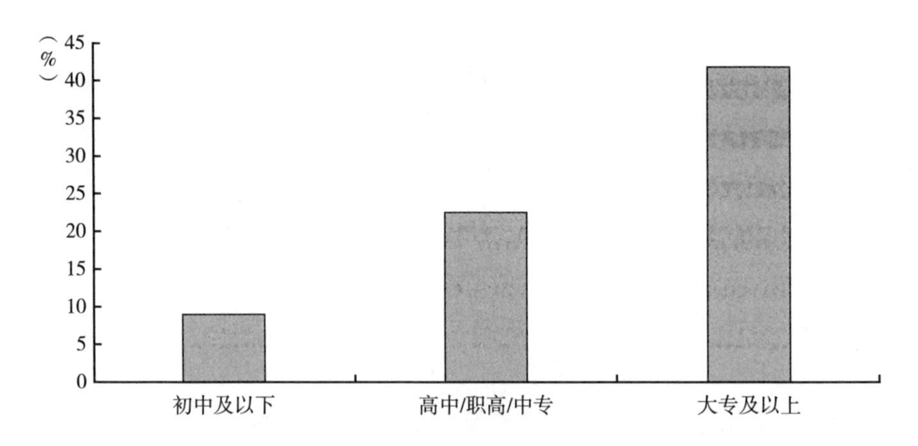

图2　2018年北京市不同文化程度居民健康素养水平

（2）地区分布：城市和农村居民健康素养水平均持续稳定增长，城市居民健康素养水平由2015年的29.5%提高到2018年的33.8%，农村居民健康素养水平由2015年的19.0%提高到2018年的23.3%（见图3），两者增长幅度相同，均提高了4.3个百分点。城市居民健康素养水平的增长幅度第二个监测周期略高于第一个监测周期，农村居民健康素养水平的增长幅度低于第一个监测周期。

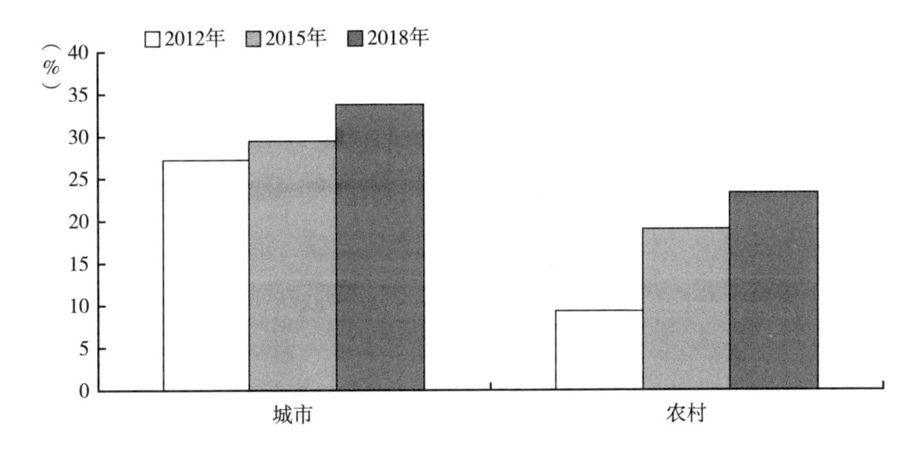

图3　2012 年、2015 年、2018 年北京市不同地区居民健康素养水平比较

（3）性别分布：男性居民和女性居民健康素养水平均持续平稳增长，男性居民由 2015 年的 26.4% 到 2018 年的 30.4%，提高了 4 个百分点，女性居民由 29.7% 到 34.4%，提高了 4.7 个百分点（见图 4）。男性和女性居民健康素养水平第二个监测周期的增长幅度均高于第一个监测周期。

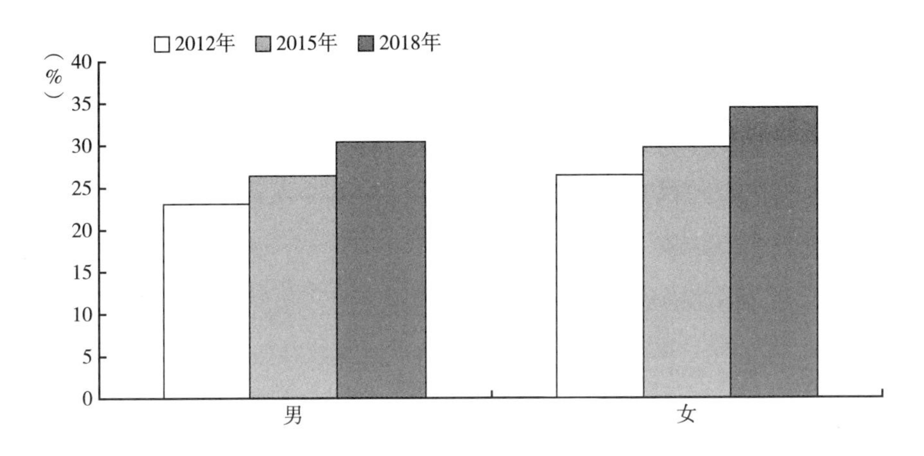

图4　2012 年、2015 年、2018 年北京市不同性别居民健康素养水平比较

（4）年龄分布：50 岁以下各年龄组健康素养水平均持续增长，50 ~ 59 岁年龄组和 60 ~ 69 岁年龄组出现下降趋势（见图 5）。

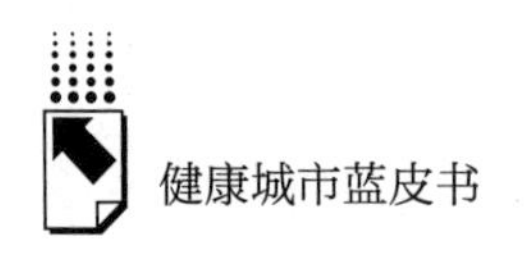

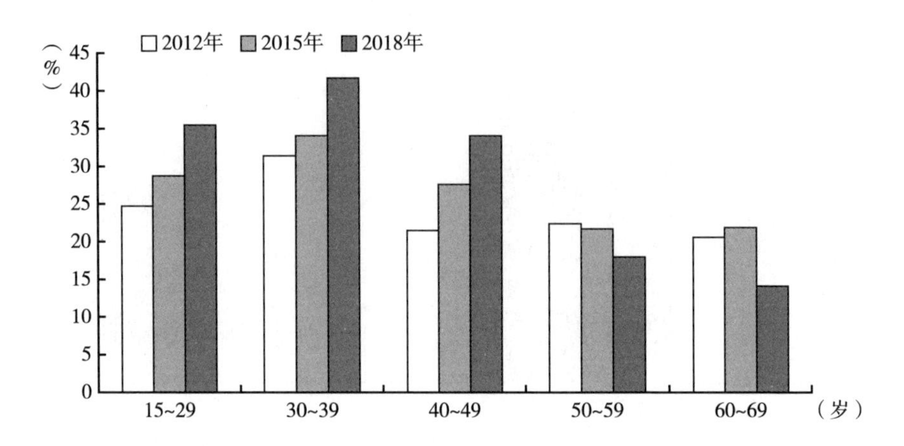

图5　2012年、2015年、2018年北京市不同年龄组居民健康素养水平比较

（5）文化程度分布：与2015年相比，大专及以上文化程度居民的健康素养水平增长了3.6个百分点，初中及以下文化程度和高中/职高/中专文化程度居民健康素养水平有所下降（见图6）。

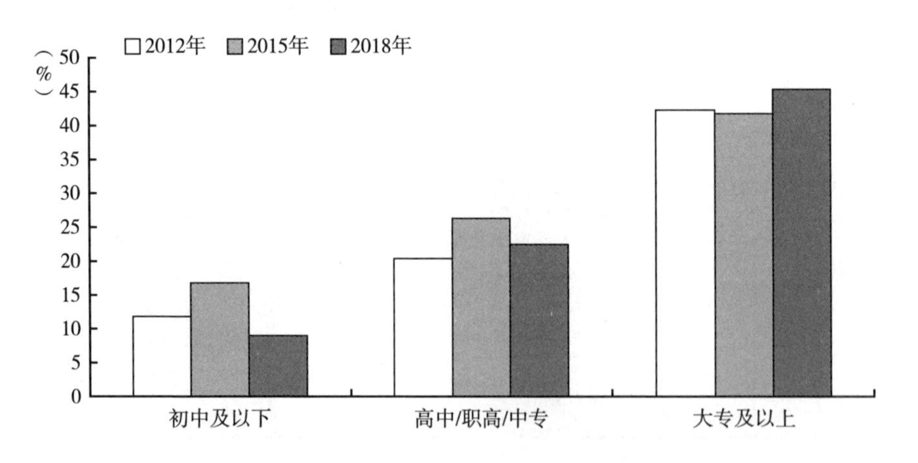

图6　2012年、2015年、2018年北京市不同文化程度居民健康素养水平比较

（三）三个方面的健康素养水平

按照健康教育知－信－行模式，健康素养包括基本知识与理念、健康生活方式与行为、基本健康技能三个方面，基本知识与理念是基础，健康技能是通过训练获得的，健康生活方式和行为是健康素养的核心。

1. 基本知识和理念素养

（1）总体情况：北京市居民基本知识和理念素养水平为47.0%。其中城市居民为49.4%，农村居民为31.6%，城市高于农村。男性居民为45.5%，女性居民为48.5%，女性居民高于男性居民。年龄以30～39岁年龄组最高，为55.8%，其次是15～29岁年龄组（51.7%）和40～49岁年龄组（49.4%），40岁以下年龄组女性高于男性（见图7）。初中及以下文化程度的居民基本知识和理念素养水平为19.5%，高中/职高/中专文化程度的居民基本知识和理念素养水平为40.8%，大专及以上文化程度的居民基本知识和理念素养水平为60.0%，基本知识和理念素养水平呈现随文化程度升高而增高的趋势。

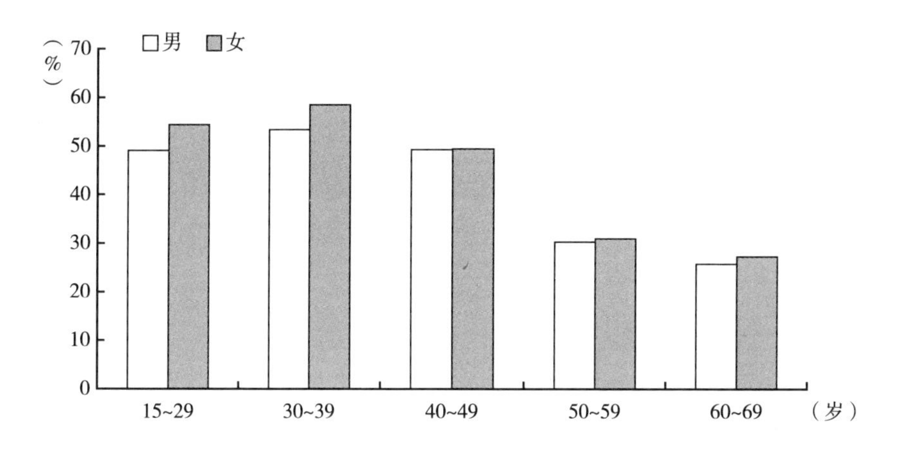

图7　2018年北京市居民分年龄、分性别基本知识和理念素养水平

（2）2012年、2015年、2018年监测数据比较：北京市居民基本知识和理念素养水平呈增长趋势，2018年北京市居民基本知识和理念素养比2015年（32.1%）提高了14.9个百分点，比2012年（30.3%）提高了16.7个百分点。城市居民和农村居民均有较大幅度提高，城市居民本监测周期增长幅度明显高于上一个监测周期的增长幅度（见图8）。男性和女性居民基本知识和理念素养水平增长幅度均有明显提升，男性居民2012～2015年和

2015～2018 年增长幅度分别为 1.9 个和 14.1 个百分点，女性增长幅度分别为 1.7 和 15.7 个百分点（见图 9）。与 2012 年和 2015 年相比，2018 年 60 岁以下年龄组基本知识和理念素养水平均有提升，60～69 岁年龄组与 2015 年相近（见图 10）。与 2012 年和 2015 年相比，高中及以上文化程度的居民基本知识和理念素养水平均有提升，初中及以下文化程度居民与 2015 年相近（见图 11）。

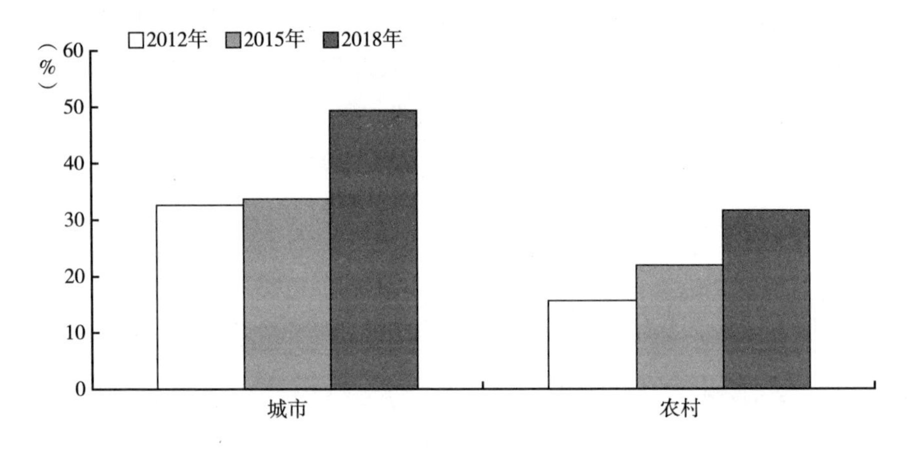

图 8　2012 年、2015 年、2018 年北京市不同地区居民基本知识和理念素养水平比较

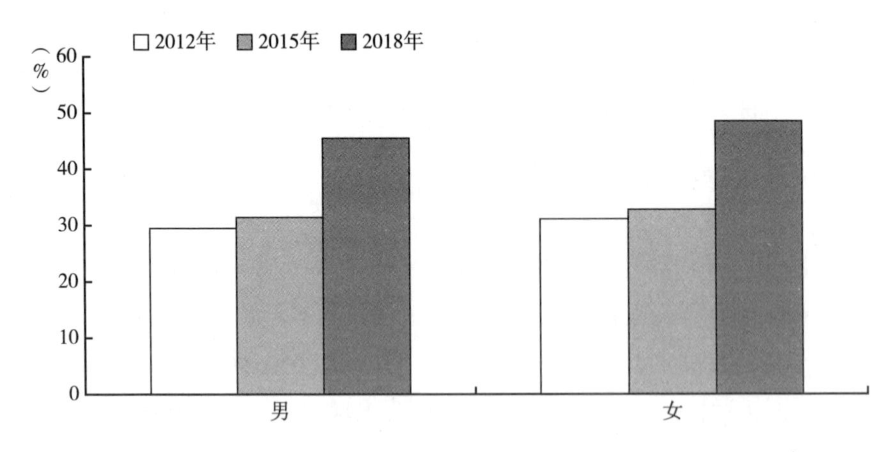

图 9　2012 年、2015 年、2018 年北京市不同性别居民基本知识和理念素养水平比较

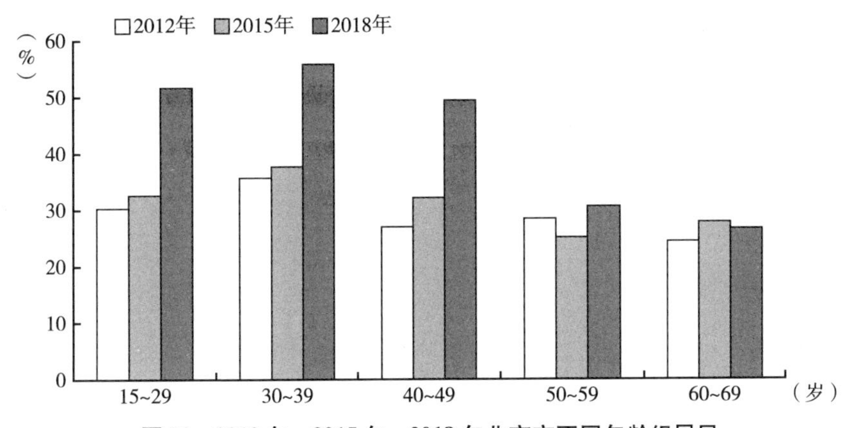

图10　2012 年、2015 年、2018 年北京市不同年龄组居民基本知识和理念素养水平比较

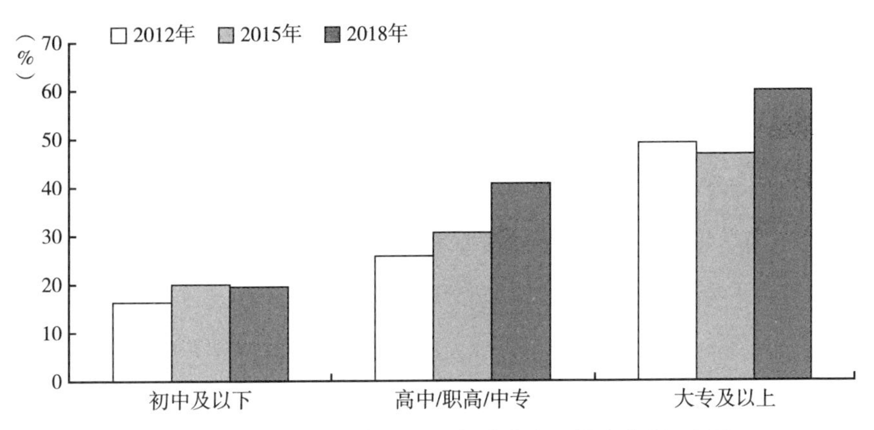

图11　2012 年、2015 年、2018 年北京市不同文化程度居民基本知识和理念素养水平比较

2. 健康生活方式与行为素养

（1）总体情况：北京市居民健康生活方式与行为素养水平为 31.7%。其中城市居民为 32.4%，农村居民为 27.4%，城市高于农村。男性居民为 30.1%，女性居民为 33.4%，女性居民高于男性居民。年龄以 30 ~ 39 岁年龄组最高，为 39.1%，其次是 15 ~ 29 岁年龄组（37.2%）和 40 ~ 49 岁年龄组（30.7%），50 ~ 59 岁年龄组和 60 ~ 69 岁年龄组男性居民的健康生活方式与行为素养水平高于女性，其他年龄组为女性高于男性（见图 12）。初中及以下文化程度的居民健康生活方式与行为素养水平为12.3%，高中/职高/中专文化程度的居民健康生活方式与行为素养水平为24.7%，大专及以上文化程度的居民健康生活方式与行为素养水平为42.1%，健康生活方式与行为素养水平呈现随文化程度升高而增高的趋势。

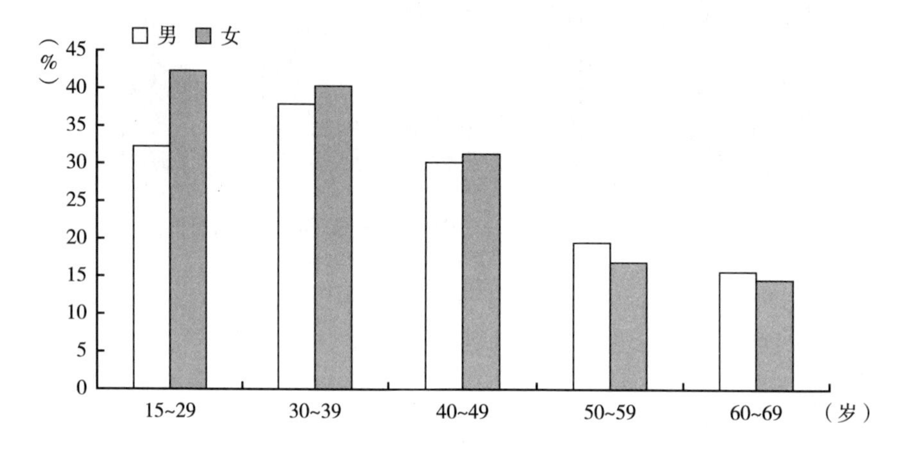

图12　2018年北京市居民分年龄分性别健康生活方式与行为素养水平

（2）2012年、2015年、2018年监测数据比较：北京市居民健康生活方式与行为素养水平持续增长，2018年北京市居民健康生活方式与行为素养水平比2015年（24.8%）提高了6.9个百分点，比2012年（18.8%）提高了12.9个百分点。城市居民和农村居民健康生活方式与行为素养水平均有提高，农村居民两个监测周期的增长幅度均高于城市（见图13）。女性居民健康生活方式与行为素养水平呈缓慢增长趋势，男性和女性两个监测周期的变化幅度不大（见图14）。50岁以下年龄组的居民健康生活方式与行为素养水平呈增长趋势，与2015年相比，15~19岁年龄组增长幅度最大，增长了14.8个百分点，50~59岁年龄组无明显变化，60~69岁年龄组2018年居民健康生活方式与行为素养水平低于2015年，高于2012年（见图15）。大专及以上文化程度的居民健康生活方式与行为素养水平呈逐年增长趋势，高中/职高/中专文化程度的居民健康生活方式与行为素养水平2018年与2015年相近，高于2012年水平，初中及以下文化程度的居民健康生活方式与行为素养水平低于2015年，高于2012年（见图16）。

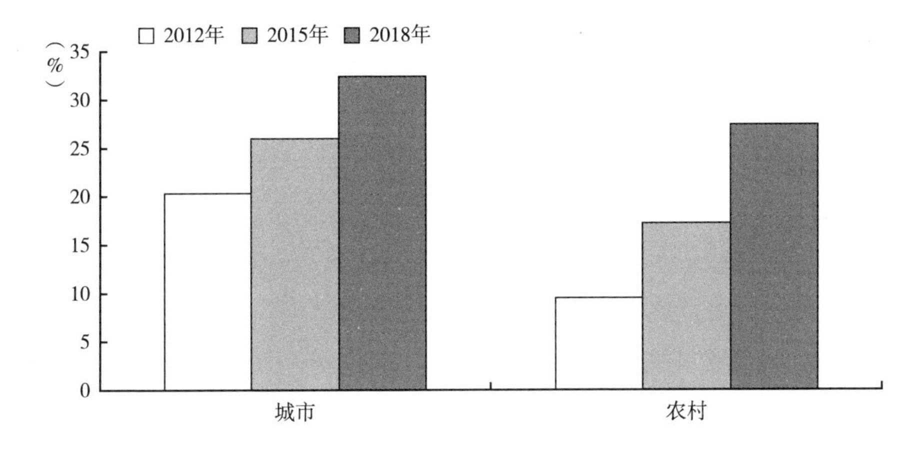

图13　2012 年、2015 年、2018 年北京市不同地区居民基本健康技能素养水平比较

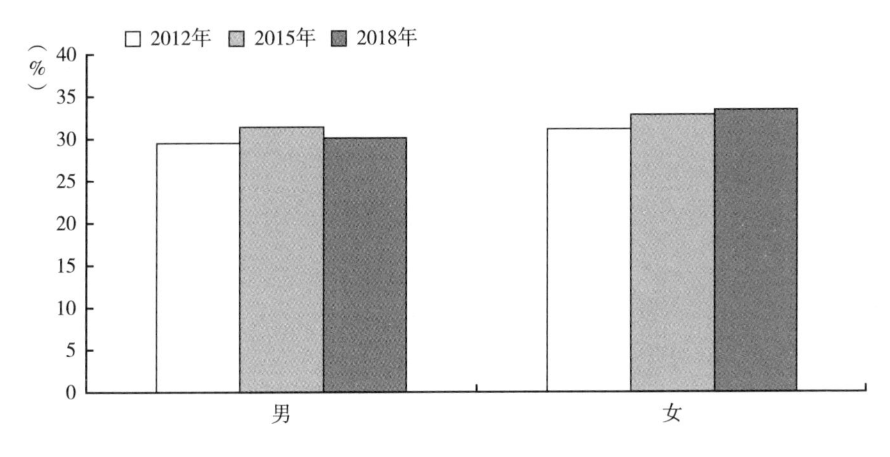

图14　2012 年、2015 年、2018 年北京市不同性别居民基本健康技能素养水平比较

3. 基本健康技能素养

（1）总体情况：2018 年北京市居民基本健康技能素养水平为 39.5%。其中城市居民为 41.5%，农村居民为 26.9%，城市高于农村。男性居民为 39.0%，女性居民为 40.1%，女性高于男性。年龄以 30～39 岁年龄组最高，为 45.9%，15～29 岁年龄组和 40～49 岁年龄组相近，分别为 43.1% 和 43.0%，15～29 岁年龄组和 30～39 岁年龄组女性基本健康技能素养水平高

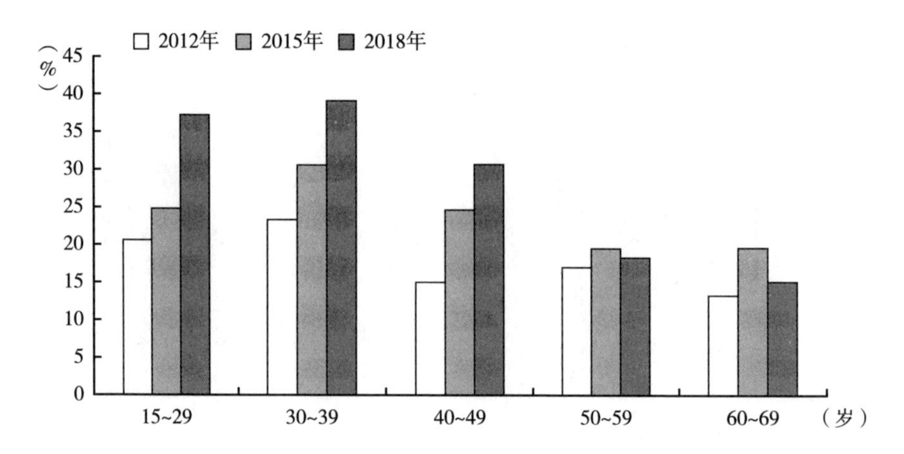

图 15　2012 年、2015 年、2018 年北京市不同年龄居民基本健康技能素养水平比较

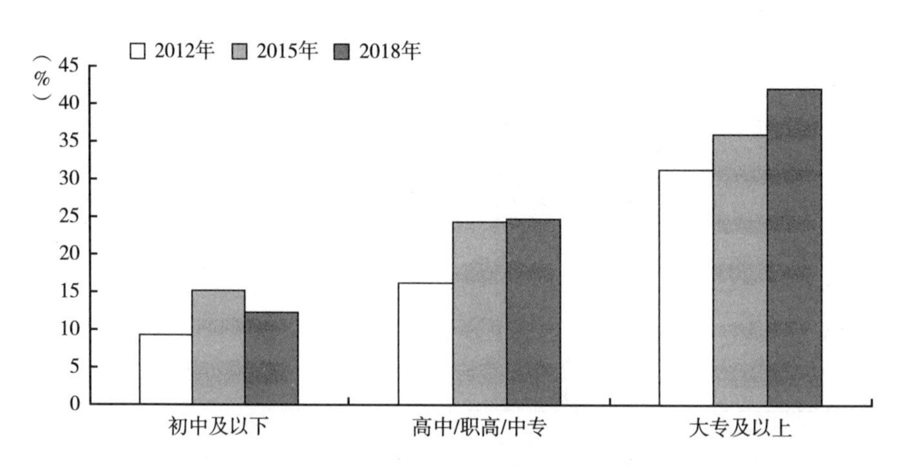

图 16　2012 年、2015 年、2018 年北京市不同文化程度居民基本健康技能素养水平比较

于男性，60 ~ 69 岁年龄组男性和女性相近，其他年龄组男性高于女性（见图 17）。初中及以下文化程度的居民基本健康技能素养水平为 16.3%，高中/职高/中专文化程度的农村居民基本健康技能素养水平为 32.3%，大专及以上文化程度的农村居民基本健康技能素养水平为 51.4%，基本健康技能素养水平呈现随文化程度升高而增高的趋势。

（2）2012 年、2015 年、2018 年监测数据比较：2018 年北京市居民基本健康

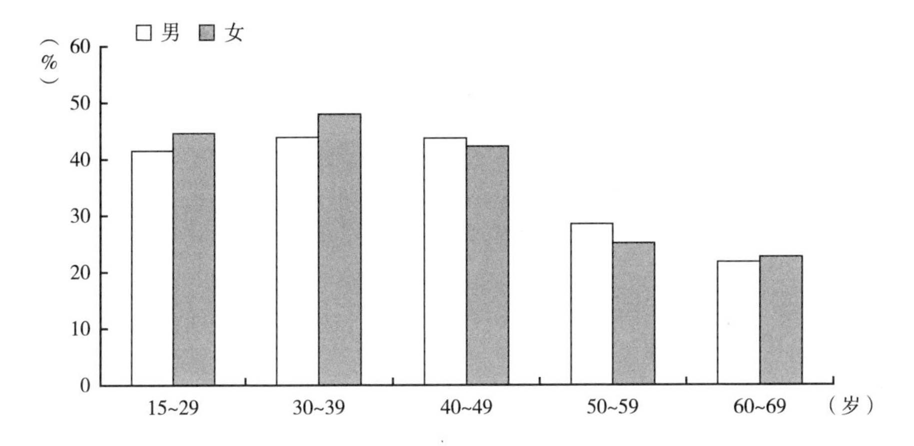

图 17　2018 年北京市居民分年龄、分性别基本健康技能素养水平

技能素养水平比 2015 年（39.2%）提高了 0.3 个百分点，比 2012 年（35.1%）提高了 4.4 个百分点。城市居民基本健康技能素养水平呈上升趋势，农村居民与 2015 年相比略有下降（见图 18）。男性居民基本健康技能素养水平呈上升趋势，女性居民基本健康技能素养水平变化幅度不大（见图 19）。50 岁以下年龄组基本健康技能素养水平呈上升趋势，50 岁及以上年龄组居民基本健康技能素养水平出现下降趋势（见图 20）。大专及以上文化程度的居民基本健康技能素养水平无明显变化，高中及以下文化程度的居民基本健康技能素养水平出现下降趋势（见图 21）。

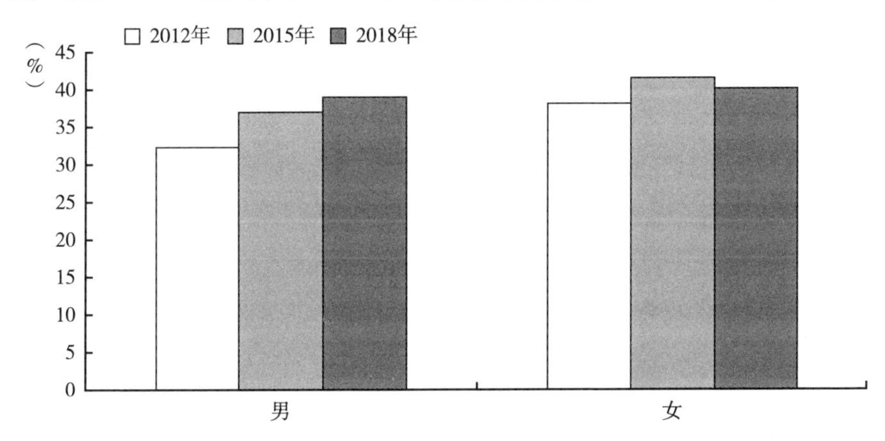

图 18　2012 年、2015 年、2018 年北京市不同性别居民基本健康技能素养水平比较

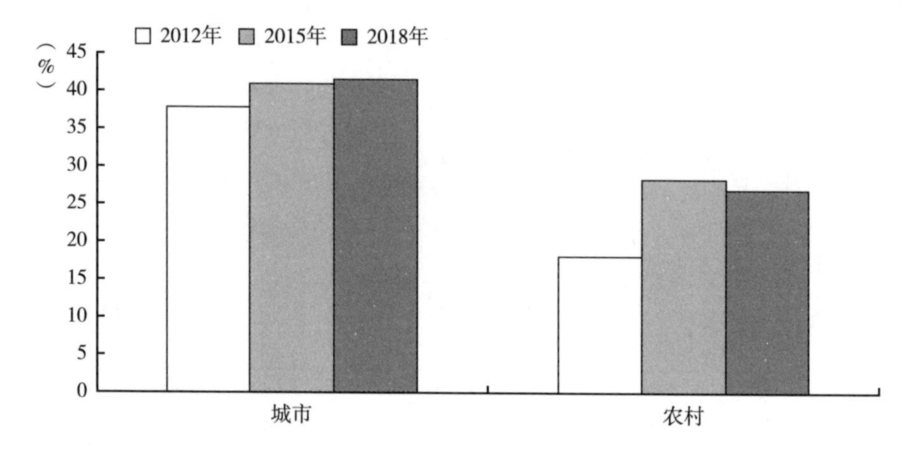

图19　2012 年、2015 年、2018 年北京市不同地区居民基本健康技能素养水平比较

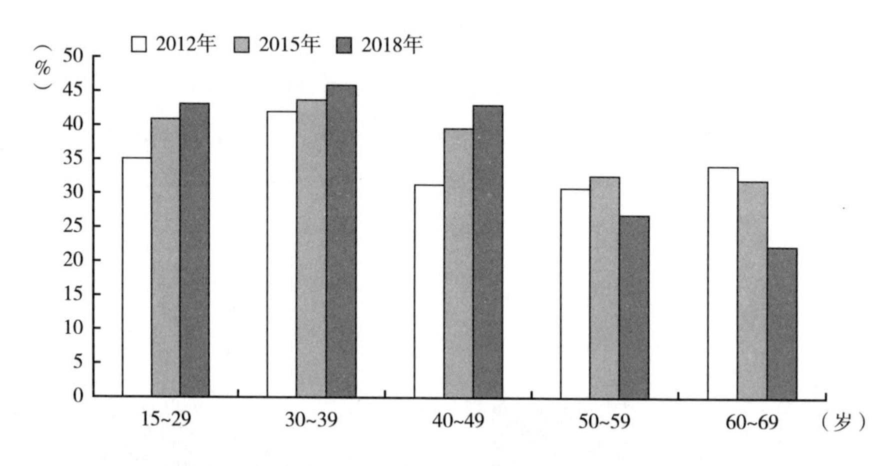

图20　2012 年、2015 年、2018 年北京市不同年龄居民基本健康技能素养水平比较

（四）六类健康问题素养水平

健康素养是维护和促进健康的基本能力。健康素养监测是基于 2015 年国家卫生健康委发布的《中国公民健康素养——基本知识和技能》掌握情况进行的，其中包括科学健康观、传染病防治、慢性病防治、安全与急救、

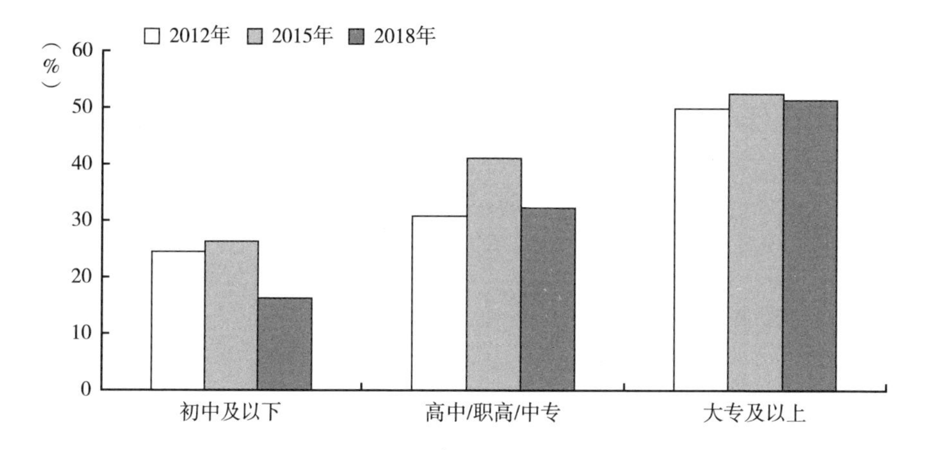

图21　2012年、2015年、2018年北京市不同文化程度居民基本健康技能素养水平比较

基本医疗和信息素养六类健康问题的应对和处理能力。

1. 科学健康观素养

（1）总体情况：北京市居民科学健康观素养水平为62.1%。2018年，城市居民为63.9%，农村居民为51.2%，城市高于农村。男性居民为61.3%，女性居民为63.0%，男性居民高于女性居民。30～39岁年龄组居民科学健康观素养水平最高，为69.6%，其次是15～29岁年龄组居民（67.7%），40～49岁年龄组居民（63.3%），50～59岁年龄组居民（46.6%），60～69岁年龄组居民最低，为44.0%（见图22）。初中及以下文化程度的居民科学健康观素养水平为36.3%，高中/职高/中专文化程度的居民科学健康观素养水平为59.2%，大专及以上文化程度的居民科学健康观素养水平为73.1%，科学健康观素养水平随文化程度升高而增高。

（2）城市居民科学健康观素养水平：城市男性居民科学健康观素养水平为63.0%，女性居民为64.9%，女性居民高于男性居民。30～39岁年龄组城市居民科学健康观素养水平最高，为70.8%，其次是15～29岁年龄组居民（67.6%），40～49岁年龄组居民（66.5%），50～59岁年龄组居民（49.2%），60～69岁年龄组居民最低，为47.3%。初中及以下文化程度的城市居民科学健康观素养水平为36.7%，高中/职高/中专文化程度的城市居民科学健康观素养

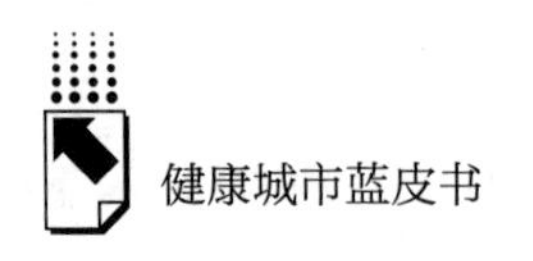

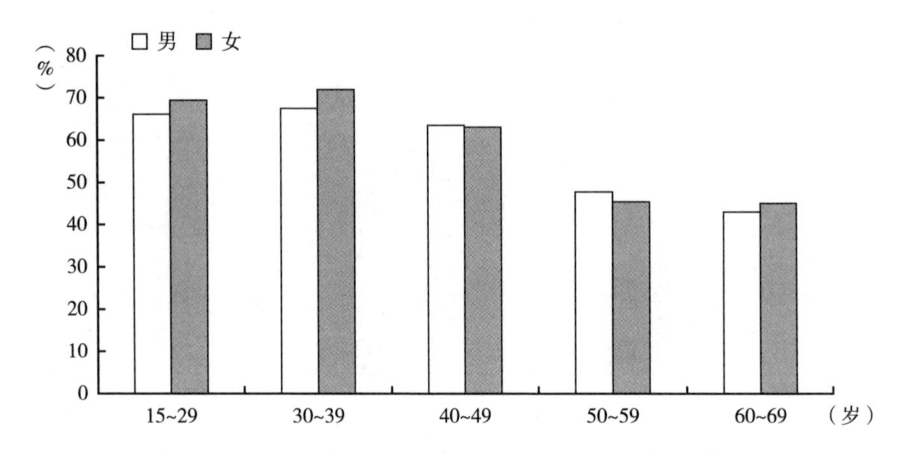

图 22 2018 年北京市居民分年龄、分性别科学健康观素养水平

水平为 60.0%，大专及以上文化程度的城市居民科学健康观素养水平为 73.0%，城市居民科学健康观素养水平呈现随文化程度升高而增高的趋势。

（3）农村居民科学健康观素养水平：农村男性和女性居民科学健康观素养水平均为 51.2%。15 ~29 岁年龄组农村居民科学健康观素养水平最高，为 68.1%，其次是 30 ~39 岁年龄组农村居民（60.6%），40 ~49 岁年龄组农村居民（45.4%），50 ~59 岁年龄组农村居民（35.3%），60 ~69 岁年龄组农村居民最低，为 26.8%。初中及以下文化程度的农村居民科学健康观素养水平为 35.4%，高中/职高/中专文化程度的农村居民为 54.8%，大专及以上文化程度的农村居民科学健康观素养水平为 75.2%，农村居民科学健康观素养水平呈现随文化程度升高而增高的趋势。

2. 传染病防治素养

（1）总体情况：2018 年，北京市居民传染病防治素养水平为 47.7%。城市居民为 48.9%，农村居民为 40.0%，城市居民高于农村居民。男性居民为 45.1%，女性居民为 50.4%，女性居民高于男性居民。30 ~39 岁年龄组居民传染病防治素养水平最高，为 54.3%，其次是 15 ~29 岁年龄组居民（52.7%），40 ~ 49 岁年龄组居民（47.1%），50 ~ 59 岁年龄组居民（35.6%），60 ~69 岁年龄组居民最低，为 31.7%（见图 23）。初中及以下文化程度的居民传染病防治素养水平为28.6%，高中/职高/中专文化程度的居民传染病防治素养水平为42.1%，大专及以上文化程度的居民传染病防治素养水平为57.3%，传染病防治素养水平随文化程度升高而增高。

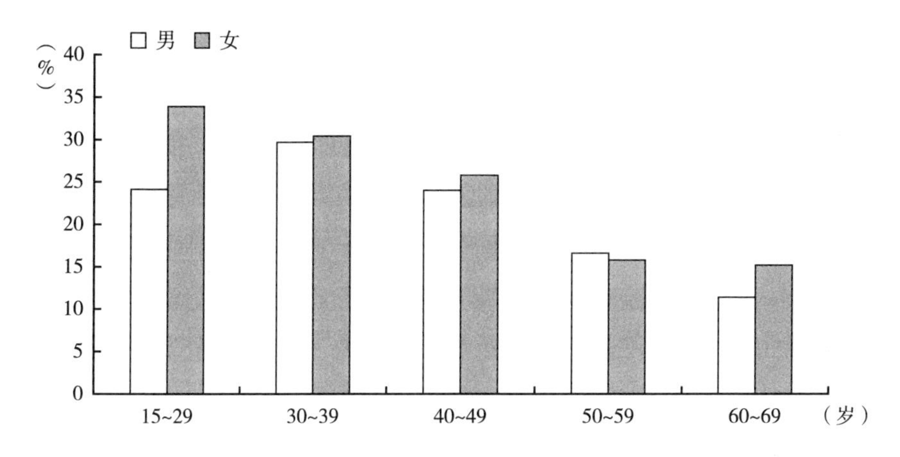

图23　2018年北京市居民分年龄、分性别传染病防治素养水平

（2）城市居民传染病防治素养水平：城市男性居民传染病防治素养水平为46.5%，女性居民为51.5%，女性居民高于男性居民。30～39岁年龄组城市居民传染病防治素养水平最高，为55.2%，其次是15～29岁年龄组城市居民（52.7%），40～49岁年龄组城市居民（49.0%），50～59岁年龄组城市居民（36.9%），60～69岁年龄组城市居民最低，为34.7%。初中及以下文化程度的城市居民传染病防治素养水平为28.4%，高中/职高/中专文化程度的城市居民传染病防治素养水平为42.2%，大专及以上文化程度的城市居民传染病防治素养水平为57.2%，城市居民传染病防治素养水平呈现随文化程度升高而增高的趋势。

（3）农村居民传染病防治素养水平：农村男性居民传染病防治素养水平为36.8%，女性农村居民为43.6%，女性农村居民高于男性农村居民。15～29岁年龄组农村居民传染病防治素养水平最高，为52.4%，其次是30～39岁年龄组农村居民（47.6%），40～49岁年龄组农村居民（36.6%），50～59岁年龄组农村居民（29.8%），60～69岁年龄组农村居民最低，为

16.6%。初中及以下文化程度的农村居民传染病防治素养水平为29.0%，高中/职高/中专文化程度的农村居民传染病防治素养水平为41.4%，大专及以上文化程度的农村居民传染病防治素养水平为57.8%，农村居民传染病防治素养水平呈现随文化程度升高而增高的趋势。

3. 慢性病防治素养水平

（1）总体水平：北京市居民慢性病防治素养水平为37.1%。城市居民为38.6%，农村居民为28.1%，城市高于农村。男性居民为35.2%，女性居民为39.3%，女性居民高于男性居民。30～39岁年龄组慢性病防治素养水平最高，为45.4%，其次是15～29岁年龄组居民（43.5%），40～49岁年龄组居民（33.9%），50～59岁年龄组居民（22.7%），60～69岁年龄组居民最低，为20.9%（见图24）。初中及以下文化程度的居民慢性病防治素养水平为17.2%，高中/职高/中专文化程度的居民慢性病防治素养水平为30.6%，大专及以上文化程度的居民慢性病防治素养水平为47.5%，慢性病防治素养水平随文化程度升高而增高。

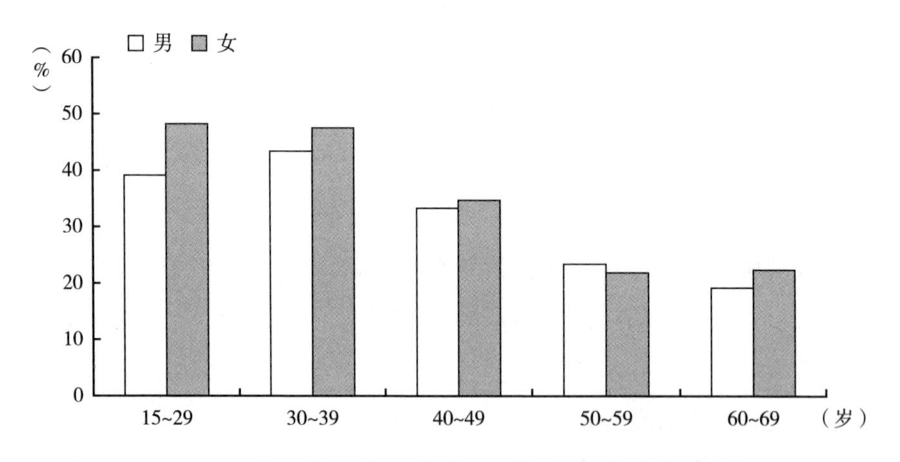

图24　2018年北京市居民分年龄、分性别慢性病防治素养水平

（2）城市居民慢性病防治素养水平：城市男性居民慢性病防治素养水平为36.6%，城市女性居民为40.7%，城市女性居民高于城市男性居民。30～39岁年龄组城市居民慢性病防治素养水平最高，为47.2%，其次是

15~29岁年龄组城市居民（43.1%），40~49岁年龄组城市居民（36.5%），50~59岁年龄组城市居民（24.3%），60~69岁年龄组城市居民最低，为22.9%。初中及以下文化程度的城市居民慢性病防治素养水平为17.9%，高中/职高/中专文化程度的城市居民慢性病防治素养水平为30.8%，大专及以上文化程度的城市居民慢性病防治素养水平为47.4%，城市居民慢性病防治素养水平呈现随文化程度升高而增高的趋势。

（3）农村居民慢性病防治素养水平：农村男性居民慢性病防治素养水平为26.1%，农村女性居民为30.3%，农村女性居民高于农村男性居民。15~29岁年龄组农村居民慢性病防治素养水平最高，为47.0%，其次是30~39岁年龄组农村居民（31.6%），40~49岁年龄组农村居民（19.4%），50~59岁年龄组农村居民（15.3%），60~69岁年龄组农村居民最低，为10.4%。初中及以下文化程度的农村居民慢性病防治素养水平为15.4%，高中/职高/中专文化程度的农村居民慢性病防治素养水平为29.8%，大专及以上文化程度的农村居民慢性病防治素养水平为48.6%，农村居民慢性病防治素养水平呈现随文化程度升高而增高的趋势。

4. 安全与急救素养水平

（1）总体情况：北京市居民安全与急救素养水平为67.1%。城市居民为69.3%，农村居民为58.1%，城市居民高于农村居民。男性居民为69.3%，女性居民为66.1%，男性居民高于女性居民。15~29岁年龄组居民安全与急救素养水平最高，为75.8%，其次是30~39岁年龄组居民（74.5%），40~49岁年龄组居民（68.2%），50~59岁年龄组居民（50.9%），60~69岁年龄组居民最低，为46.5%（见图25）。初中及以下文化程度的居民安全与急救素养水平为39.5%，高中/职高/中专文化程度的居民安全与急救素养水平为65.9%，大专及以上文化程度的居民安全与急救素养水平为79.2%，安全与急救素养水平随文化程度升高而增高。

（2）城市居民安全与急救素养水平：城市男性居民安全与急救素养水平为70.7%，城市女性居民为67.8%，城市男性居民高于城市女性居民。30~39岁年龄组城市居民安全与急救素养水平最高，为75.6%，其次是15~

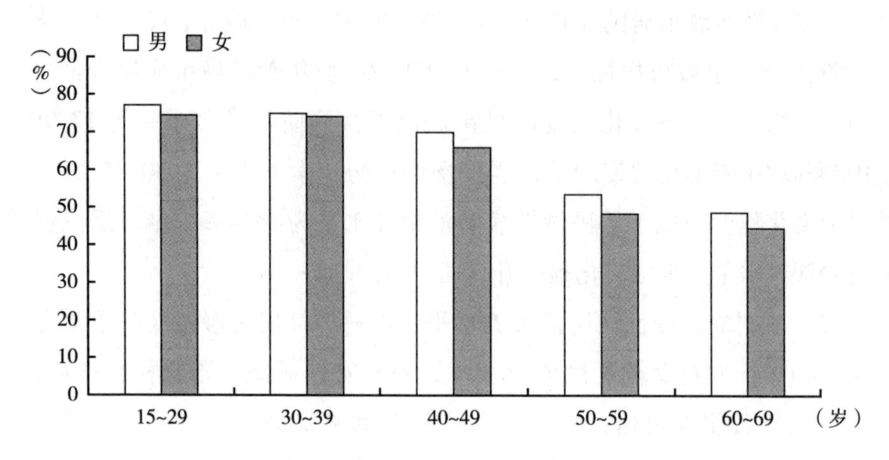

图 25　2018 年北京市居民分年龄、分性别安全与急救素养水平

29 岁年龄组城市居民（74.9%），40～49 岁年龄组城市居民（71.4%），50～59 岁年龄组城市居民（54.2%），60～69 岁年龄组城市居民最低，为 49.7%。初中及以下文化程度的城市居民安全与急救素养水平为 39.5%，高中/职高/中专文化程度的城市居民安全与急救素养水平为 65.9%，大专及以上文化程度的城市居民安全与急救素养水平为 78.9%，城市居民安全与急救素养水平呈现随文化程度升高而增高的趋势。

（3）农村居民安全与急救素养水平：农村男性居民安全与急救素养水平为 60.6%，农村女性居民为 55.2%，农村女性居民高于农村男性居民。15～29 岁年龄组农村居民安全与急救素养水平最高，为 82.5%，其次是 30～39 岁年龄组农村居民（66.8%），40～49 岁年龄组农村居民（50.0%），50～59 岁年龄组农村居民（36.8%），60～69 岁年龄组农村居民最低，为 29.5%。初中及以下文化程度的农村居民安全与急救素养水平为 39.4%，高中/职高/中专文化程度的农村居民安全与急救素养水平为 65.6%，大专及以上文化程度的农村居民安全与急救素养水平为 82.9%，农村居民安全与急救素养水平呈现随文化程度升高而增高的趋势。

5. 基本医疗素养

（1）总体情况：北京市居民基本医疗素养水平为 25.7%。城市居民为

26.6%，农村居民为20.0%，城市居民高于农村居民。男性居民为25.2%，女性居民为26.2%，女性居民高于男性居民。30～39岁年龄组居民基本医疗素养水平最高，为32.1%，其次是15～29岁年龄组居民（28.4%），40～49岁年龄组居民（25.1%），50～59岁年龄组居民（16.1%），60～69岁年龄组居民最低，为14.3%。初中及以下文化程度的居民基本医疗素养水平为9.4%，高中/职高/中专文化程度的居民基本医疗素养水平为20.6%，大专及以上文化程度的居民基本医疗素养水平为34.0%，基本医疗素养水平随文化程度升高而增高（见图26）。

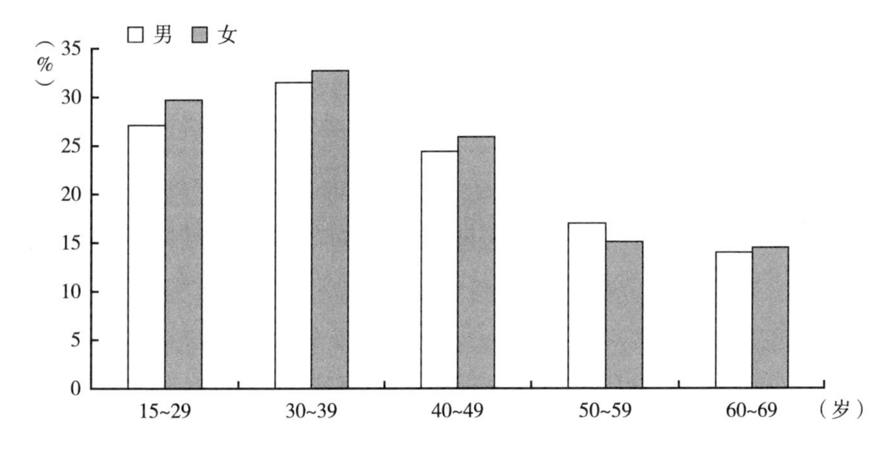

图26　2018年北京市居民分年龄、分性别基本医疗素养水平

（2）城市居民基本医疗素养水平：城市男性居民基本医疗素养水平为26.2%，城市女性居民为27.0%，城市女性居民高于城市男性居民。30～39岁年龄组城市居民基本医疗素养水平最高，为33.0%，其次是15～29岁年龄组城市居民（27.9%），40～49岁年龄组城市居民（27.2%），50～59岁年龄组城市居民（17.2%），60～69岁年龄组城市居民最低，为15.5%。初中及以下文化程度的城市居民基本医疗素养水平为9.3%，高中/职高/中专文化程度的城市居民基本医疗素养水平为20.3%，大专及以上文化程度的城市居民基本医疗素养水平为33.9%，城市居民基本医疗素养水平呈现随文化程度升高而增高的趋势。

（3）农村居民基本医疗素养水平：农村男性居民基本医疗素养水平为19.0%，农村女性居民为21.2%，农村女性居民高于农村男性居民。15～29岁年龄组农村居民基本医疗素养水平最高，为31.6%，其次是30～39岁年龄组农村居民（24.8%），40～49岁年龄组农村居民（13.2%），50～59岁年龄组农村居民（11.5%），60～69岁年龄组农村居民最低，为7.9%。初中及以下文化程度的农村居民基本医疗素养水平为9.6%，高中/职高/中专文化程度的农村居民基本医疗素养水平为22.4%，大专及以上文化程度的农村居民基本医疗素养水平为36.0%，农村居民基本医疗素养水平呈现随文化程度升高而增高的趋势。

6. 健康信息素养

（1）总体情况：北京市居民健康信息素养水平为32.8%。城市居民为35.0%，农村居民为19.1%，城市居民高于农村居民。男性居民为30.8%，女性居民为34.9%，女性居民高于男性居民。30～39岁年龄组居民健康信息素养水平最高，为38.9%，其次是15～29岁年龄组居民（35.9%），40～49岁年龄组居民（33.7%），50～59岁年龄组居民（22.3%），60～69岁年龄组居民最低，为19.2%（见图27）。初中及以下文化程度的居民健康信息素养水平为12.7%，高中/职高/中专文化程度的居民健康信息素养水平为28.1%，大专及以上文化程度的居民健康信息素养水平为42.4%，健康信息素养水平随文化程度升高而增高。

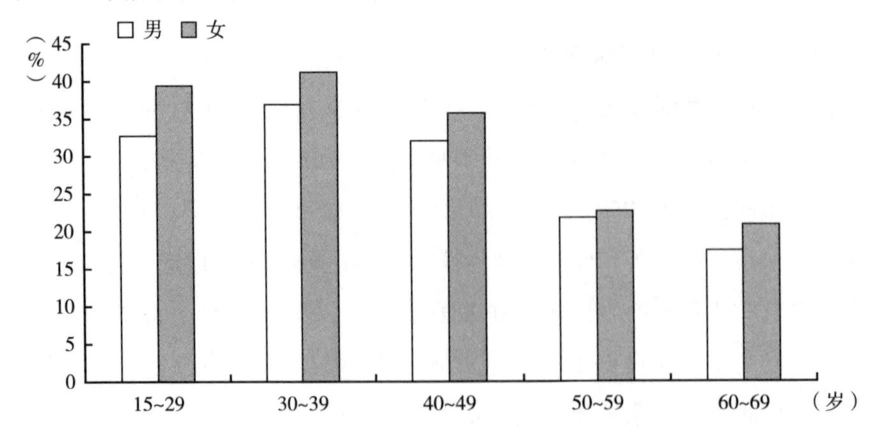

图27 2018年北京市居民分年龄、分性别健康信息素养水平

（2）城市居民健康信息素养水平：城市男性居民健康信息素养水平为33.1%，城市女性居民为37.0%，城市女性居民高于城市男性居民。30～39岁年龄组城市居民健康信息素养水平最高，为40.8%，15～29岁年龄组城市居民和40～49岁年龄组城市居民相近，分别为37.2%和37.1%，其次是50～59岁年龄组城市居民（24.5%），60～69岁年龄组城市居民最低，为21.7%。初中及以下文化程度的城市居民健康信息素养水平为13.4%，高中/职高/中专文化程度的城市居民健康信息素养水平为29.4%，大专及以上文化程度的城市居民健康信息素养水平为43.2%，城市居民健康信息素养水平呈现随文化程度升高而增高的趋势。

（3）农村居民健康信息素养水平：农村男性居民健康信息素养水平为16.8%，农村女性居民为21.8%，农村女性居民高于农村男性居民。15～29岁年龄组农村居民健康信息素养水平最高，为27.1%，其次是30～39岁年龄组农村居民（25.1%），40～49岁年龄组农村居民（14.5%），50～59岁年龄组农村居民（12.7%），60～69岁年龄组农村居民最低，为6.3%。初中及以下文化程度的农村居民健康信息素养水平为11.2%，高中/职高/中专文化程度的农村居民健康信息素养水平为21.5%，大专及以上文化程度的农村居民健康信息素养水平为30.6%，农村居民健康信息素养水平呈现随文化程度升高而增高的趋势。

四　讨论与建议

1. 北京市居民健康素养水平稳步提升

2018年北京市居民健康素养水平为32.2%，比2012年的24.7%提高了7.5个百分点，比2015年的28.0%提高了4.3个百分点，健康素养水平呈现稳步提升的趋势。居民健康素养水平的不断提升，与政府健康政策的支持、健康环境的建设、健康教育及健康促进活动的大力开展、人民群众对健康的日益关注和迫切需求都密切相关。

近年来，北京市高度重视人民群众的健康问题，出台了一系列有利于健康的政策和规划，大力推进卫生区、健康促进区的建设，广泛开展群众性爱国卫生运动，各级健康教育机构在卫生行政部门的领导下，充分发挥自身职能，大力开展健康素养促进行动，利用各种传播平台和手段，丰富健康教育科普内容，大力宣传普及健康知识，倡导科学的健康理念和行为，增强媒体的参与，努力营造全社会关注和促进健康的良好氛围，为提高居民的健康素养水平做出了重要贡献。

2. 城市居民和农村居民健康素养水平仍存在差距

2018 年北京市城市居民健康素养水平为 33.8%，农村居民为 23.3%，与 2015 年相比均提高了 4.3 个百分点，但城乡之间健康素养水平依然存在较大差距，相差 10.5 个百分点。究其原因，一方面与随着城市化进程的加快，现有农村居民多为老少和文化水平偏低有关，而文化水平是获取信息和提升健康素养水平的基础；另一方面，与城乡之间的文化教育、医疗卫生服务、信息资源等可及性和覆盖不均衡有关。为此，建议加强对农村地区的健康素养提升行动，探讨适合农村地区居民特点的健康教育与健康传播形式，结合区域特点，以农村居民的健康需求为导向，以群众喜闻乐见的形式，满足人民群众对健康知识的需求，让农村居民真正学得会、做得到，不断提升日常保健和疾病防控能力。

3. 从健康素养三个维度上看，基本知识和理念素养最高

在本次调查中，基本知识和理念素养为 47.0%，基本健康技能素养为 39.5%，健康生活方式与行为素养为 31.7%。与 2015 年相比，知识和理念素养水平提高了 14.9 个百分点，健康生活方式与行为素养水平提高了 6.9 个百分点，基本健康技能素养持平。健康生活方式和行为是健康素养的核心，其形成与维持是以基本健康知识与理念和健康技能的掌握为基础的。按照健康行为的“知 - 信 - 行”理论，行为的改变分为三个顺序步骤：具备知识、产生信念、付诸行动。在这三个步骤里，提高知识水平相对容易，而行为的改变往往十分困难，行为的养成不仅需要个人的努力，还需要有支持性环境、健康的公共政策和良好的社会氛围，因此在强化“每个人是自己健康的第一责任人”观念的同时，还要继续加强健康环境的建设。

4. 从健康素养包含的六类主要公共卫生问题素养分析，安全与急救素养水平最高

在六类主要公共卫生问题素养中，水平由高到低依次为：安全与急救素养（67.7%）、科学健康观素养（62.1%）、传染病防治素养（47.7%）、慢性病防治素养（37.1%）、健康信息素养（32.8%）、基本医疗素养（25.7%）。安全与急救的内容主要包括应对触电、火灾、地震等突发灾害的自救与互救，对出血、呼吸心搏骤停等的应急处置。这些都是与生命安全密切相关的内容，是全社会以及医疗卫生、消防、安监等各相关部门和个人的关注重点，安全问题更是各部门各单位的“一把手”工程，这些可能都是安全与急救素养水平最高的原因。

5. 基本医疗素养水平在六类公共卫生问题中顺位中持续落后

基本医疗素养反映的是居民在生病时及时就医、正确就医、遵医嘱以及合理用药、充分利用现有医疗资源和基本公共卫生服务的能力。测评内容涵盖了对人体重要生命器官和基本生命指征的了解、就医、用药等多方面内容。科学健康观、信息素养是基本医疗素养的基础，其他健康问题素养影响其水平。换句话说，基本医疗素养受其他五个素养的综合影响。基本医疗素养低的原因，除了当前调查对象大多数没有接受过系统的健康教育外，还与当前信息化时代部分健康信息混乱混杂，公众缺乏一定的识辨能力有关。基本医疗素养偏低在一定程度上制约城乡居民科学就医和合理用药行为。为此，公众首先要提升健康信息素养，在生病寻找和选择健康信息时，选择卫生健康委、疾病预防控制机构以及正规的医疗卫生机构提供的信息，选择正规的医疗机构就医，就医前也可拨打北京 12320 进行咨询；就医后，遵医嘱进行检查和用药。不要道听途说，相信一些偏方和所谓的灵丹妙药，在健康管理和疾病治疗方面，更不能迷信。

B.13

北京中医药文化发展状况与健康城市建设研究

李智　李思成*

摘　要： 随着“健康中国2030”的提出，北京作为首都尤其重视以人民为中心的中医药健康卫生政策，积极推动医疗卫生改革，提高首都市民健康水准，目前已经取得一定成果。北京市民对中医药服务的接受程度远高于全国平均水平，中医药文化率先走进中小学课堂。但仍存在以下不足：中医药发展专业性和规范度不够强，有些不法分子和黑心商家打着中医旗号危害人民健康；中医药文化发展思路有待深度挖掘；中医药文化发展需要更多表现形式；中医药文化发展人才不足；宣传力度不够、缺乏足够经费保障等。在进一步发展中医药文化，打造良好中医药发展生态环境，培养健康中医药文化消费市场方面，亟待提高中医药文化教育普及度、打造医养结合等健康领域。

关键词： 中医药　健康文化　健康北京

---

* 李智，主任医师，从事中医临床和中医药文化的国际化推广工作；通讯作者：李思成，北京中医药大学附属第一临床医学院中医内科学博士在读，研究方向：糖尿病的中医调养结合治疗。

一 背景

自中共中央、国务院于2016年10月25日印发并实施《“健康中国2030”规划纲要》以来，全国各省份开展了围绕“健康中国2030”宏大蓝图的各项政策举措，探讨未来健康中国的运行模式。可以预见，“健康中国2030”的达成将会是我国取得改革开放以来又一伟大成果。为此，我们更应勇敢尝试探讨健康中国发展模式，将人民健康利益作为核心，结合各省份具体情况，多部门协作，以完成党和国家提出的任务。

在发布《“健康中国2030”规划纲要》的同年，国务院还先后发布了《中医药发展战略规划纲要（2016—2030年）》以及《中华人民共和国中医药法》，可见党和国家一直将中医药作为人民卫生健康的基石与保障，发展中医药是国家战略举措。中医药是中华民族传统医药，诞生于原始社会，其理论于春秋战国时期已基本形成。在中华民族几千年繁衍的历史中，发挥了无可替代的重要作用。随着党和国家大力振兴中医药，积极推广传承弘扬祖国传统医学，我们相信传统医学将会发扬自己的独特优势，更好地服务于人民健康事业。

北京作为首都，尤其重视以人民为中心的健康卫生政策，积极推动医疗卫生改革，提高首都市民健康水准，积累了宝贵经验并取得了丰硕的成果。中医药行业是首都政府重点发展方向。《“健康北京2030”规划纲要》提出，到2020年，达到中医药健康服务人群覆盖40%以上，并在市民体育运动、医疗管理、健康产业、教育就业等方面提供“简、便、廉、效”的创新发展模式。例如，推动实施具有中医特色的体医融合发展行动计划，将古代的健身方法、起居原则、养生理念等有机地融入现代人的生活，制定有效、简便的运动处方并加强指导。中医秉承的理念，正是现代社会快速发展过程中，有可能被忽略的内在稳态，“食饮有节，起居有常，不妄作劳”，这些最基本朴素的生活常识却被现代有些人所丢弃，使现代人往往不能“美其食，乐其服，高下不相慕”，造成了社会健康隐患。中医药是在中国传统文化的土壤中培养出来的果实，现代中医难以培育的一个重要原因恰恰是传统文化的遗失。因此，要想充分发挥中医的优势，继承传统医学的成果，就应当首先重视传统文化的培养与复苏。

二　中医药文化的现代含义

1. 中医药文化的培土

中医药文化是由中国传统文化发展而来的，它蕴含了古人对人体以及人与自然、社会的健康观与疾病观，代表了中华民族的生存方式和优秀文化习俗。这种文化可以说受到古代中国各个朝代的哲学影响和完善。例如，朴素辩证唯物主义的阴阳五行学被用来阐释人体生理病理变化；朱子的“中庸之中，实兼中和之义”体现了中医“以平为期”的治病思想；道家老子所提“天之道，损有余而补不足”亦为中医中“虚者补之，实者泻之，热者寒之，寒者热之”这一基本治疗原则。这些哲学观点促进了中医的发展与完善。

2. 天人相应

随着时代的进步和发展，人们生存条件、生活水平大幅改善，加之体力劳动向脑力劳动的转变，还有气候的变化、饮食的丰富等诸多因素导致人们渐渐出现了以慢性病、生活病等为主的新的疾病谱。但是，中医药文化依然有着不可替代的指导意义，其中一个重要的核心便是“天人相应”，即《黄帝内经》中所说“此人与天地相应者也”。天涵盖了人类所生存的自然环境，而人则泛指人体的生理与病理。把宇宙和自然视为大天地，人则是一个小天地。人与自然相对应，自然界有四季变化规律，人亦与之密切相关。“日出而作，日落而息。”“春以养生，夏以养长，秋以养收，冬以养藏。”中医药文化不仅仅从自然节律中学习“养生”，还从自然界的动物身上获得灵感，学习如何保持身体强健，如传统导引养生的重要功法“五禽戏”，“四两拨千斤”的太极拳等，都可以找到飞禽走兽的痕迹。但是，随着现代社会飞速发展，有些人却逐渐背离了自然界规律，彻夜不眠，导致熬夜猝死的事件时有发生；暴饮暴食，脾胃失调等，更是屡见不鲜。在中医看来，这些都是违背“天”的节律所造成的。现代科学研究发现，人体生物钟和天气、日光、温度等因素息息相关，骤然改变正常的昼夜节律会使人的机体功能混乱，情绪烦躁，工作效率降低甚至引发各种疾病。因此，在现代社会中，顺应时间节律的劳作起居是打造“健康中国”“健康北京”的重要基础。

3. 中和

中医药文化还有一个重要核心：“中和”。“中和”源自朱子“中庸之中，实兼中和之义”。“中和”是指不过于偏倚，它并非静止，恰恰是动中平衡，正如医家所言“亢则害，承乃制”。从现代科学来讲，地球围绕太阳运动，地球的自转运动，使自然界的生态也呈现一种“圆的运动”，但这“圆运动”是稳定的，“圆心”即为“中和点”。顺应自然界的“中和”状态，就不会受到违反自然所导致的伤害。具体到中医学，“阴阳和”即构建中和不偏倚的健康外环境与内环境，人体内部“阴阳相和”，则不会受到疾病侵扰。同时，“中和”还代表了一种人文素养，一种价值观。2008 年北京奥运会所展现的 897 块活字印刷字盘变换出不同字体的“和”字，都是在表达我们民族从古至今“和”的核心价值观：与自然和谐、与社会和谐、与自我和谐、以“和为贵”。如今构建和谐社会是当下重要议题，而从中医药文化中，我们能够借鉴和谐的内涵，它并不是要求整齐划一，并不是要求一成不变，而是承认差别，承认“不和”的偏倚，但是会在动态中达到一种平衡，达到一种整体的“和”的状态。

中医药文化博大精深，它不仅仅关注人体五脏六腑、肌肉精血等有形存在，还尤其倡导人们内心的健康清净，并且认可两者之间存在相互影响。笔者试解读其现代含义，认为中医药文化在建设“健康北京”中有着重要地位，其涵盖了人们养身、养神等多维层面，涉及人们饮食起居、文化涵养、运动养生、医疗保健、情绪管理等多重方面，更为重要的是，中医药文化能赋予人们一个健康的精神内涵。

三 北京中医药文化发展需求与现状

笔者通过搜索文献、查询官方文件、检录官方统计数据等方式，来分析北京中医药文化在医疗资源、文化教育、经济发展、宣传科普四个方面的需求与现状，客观展现中医药文化在全市的发展情况，并进行简要总结。

1. 医疗资源

北京市中医类医疗机构数量、执业卫生人员数在近几年持续上升。尤其是中医门诊机构增长最快。截至 2017 年年底，门诊部总量已达 4437 所，但是分担就诊人次 12045 人，医生人均日均担负 5. 30 人，低于医院日均人均担负就诊人数（7. 12 人）（见表 1）。由此可见，门诊部的医生分担诊数较低，不能很好地发挥门诊的基础医疗作用。所以，不仅要补充医疗卫生资源，更重要的是调节医疗结构，优化看病三级诊疗制度，提高医疗效率。

表 1　2017 年底北京市中医门诊机构情况

类别	数量(所)	医生人均日均诊数(人)
医院	565	7. 12
门诊	4437	5. 30

资料来源：国家卫生和计划生育委员会：《中国卫生和计划生育统计年鉴》，中国协和医科大学出版社，2012 ~2016；国家中医药管理局财务司：《全国中医药统计摘编》，国家中医药管理局网站，http：//www. satcm. gov. cn/2015tjzb/start. htm，最后访问日期：2019 年 9 月 1 日。

另据统计，自 2009 年“医改”以来，北京市财政基本卫生支出增长较快，到 2015 年 6 年间由 39. 07 亿元增长到 137. 93 亿元，但其主要流向于城市医院和基层医疗机构，流向中医类机构较少（见表 2）。

表 2　北京市 2009 ~2015 年财政卫生基本支出的中医机构配置

单位：亿元，%

年份	合计		中医城市医院		县中医院		中医类卫生机构	
	金额	占比	金额	占比	金额	占比	金额	占比
2009	39. 07	100. 00	0. 83	2. 12	0. 83	2. 13	0	0
2010	44. 04	100. 00	2. 30	5. 23	0. 93	2. 11	0. 26	0. 59
2011	68. 38	100. 00	2. 49	3. 64	1. 37	2. 00	0. 27	0. 39
2012	78. 11	100. 00	3. 11	3. 98	1. 84	2. 36	0	0
2013	95. 93	100. 00	3. 40	3. 56	2. 36	2. 47	0	0
2014	109. 93	100. 00	3. 76	3. 44	2. 99	2. 74	0	0
2015	137. 93	100. 00	5. 43	3. 96	4. 05	2. 95	0	0
2009 ~2015 年均增速	23. 56	—	37. 00	—	30. 36	—	—	—

资料来源：陶然等：《北京市“医改”资金中医卫生投入情况及趋势预测分析》，《中医药导报》2018 年第 20 期。

众所周知，中医药文化能够为人们提供良好的健康教育，培养人们的健康习惯。尤其针对慢性疾病，不良生活习惯和不规律饮食起居造成了该类疾病的多发。针对这些人群，中医药文化能够很好地发挥作用，提高人们的生活质量。如表 3 所示，从慢性病患者对中医预防保健服务的需求情况来看，愿意在专业人士指导下尝试以及参与和推广的人为 44% ~51%。

表 3　慢性病患者对中医保健服务的需求

单位：%

项目	高血压	骨关节病	糖尿病	便秘
愿意参与和推广	28.6	23.8	28.6	24.4
愿意在专业人士指导下尝试	22.5	25.8	18.4	20.2
无所谓	32.4	30.7	28.4	34.2
不愿参与	16.5	19.6	24.6	21.2

资料来源：罗富健等：《北京社区居民对中医预防保健服务需求的调查与分析》，《北京中医药大学报学报》2015 年第 4 期。

综上所述，北京市总体医疗资源需求与日俱增，医疗资源较前几年分配更为合理，但仍存在集中在大医院就诊的情况。与发达国家相比，我国人均医生数量并不算少，但如果只统计具有独立诊治能力的医生，恐怕就会很少，而且主要集中在大医院。可见，供给与需求不匹配、不协调、不平衡，是“看病难”的症结所在。三级大医院的就诊次数居高不下，医生压力骤增，医疗资源紧张，局部密度过高更容易引起医疗事故、医患矛盾、意外事故等。另外，中医药类医疗机构增长速率较快，但是分担就诊人次仍低于医院人均日均就诊人次的 30%，有较大的提升空间。对于慢性病患者的中医预防保健服务目前还处于初级阶段，仍需加强。

2. 文化教育

《中医药发展战略规划纲要（2016—2030 年）》的提出，推动了中医药进校园、进社区、进乡村、进家庭，将中医药基础知识纳入中小学传统文化、生理卫生课程。一般来说，北京市较为常见的中医药文化教育方式包括课堂、夏令营、文化节等。根据调查，北京市中小学生对中医药知识了解程度低（见表4）。中小学生对中医药文化最感兴趣的内容从高到低为经络穴位、中医气功、中医养生文化、传统中医知识、中药学。

表4 北京市4所中学的学生课余时间对中医药的接触和了解程度

问题及选项	数量(人)	占比(%)
是否会主动尝试了解与中医药文化相关的知识		
会,很感兴趣	146	24.2
一般,不排斥	418	69.3
伪科学,不想看到	39	6.5
平时生病时是否会首选中医中药治疗		
会	187	31.0
不会	416	69.0
平时是否会和老师同学讨论中医药相关问题		
会	63	10.5
偶尔	142	66.0
不会	398	23.5

注：受访者总数为603人。

资料来源：孙碧莹等：《北京市中学生关于中医药文化认知度的调查研究》，《中国中医药图书情报杂志》2017年第5期。

还有一种受到学生欢迎的形式是中医药主题文化夏令营活动，北京市部分学校已经开展并得到了不错反馈。在参加的学生当中，有27%的人感觉很有帮助，有56%的人感觉有帮助（见图1）。

目前北京市以中医院校为核心辐射的中医药文化节居多。其中“地坛中医药健康文化节”坚持从多角度普及治未病常识和治未病能力，已经坚持连续举办多年，在中医药领域方面影响力颇广，在北京更是早已成为百姓心中的知名品牌。

3. 经济发展

中医药总费用占GDP比重能反映中医服务占国民经济的比例，可以较准确地说明地区中医药服务水平的投入。2013～2016年北京市中医药总费用占GDP

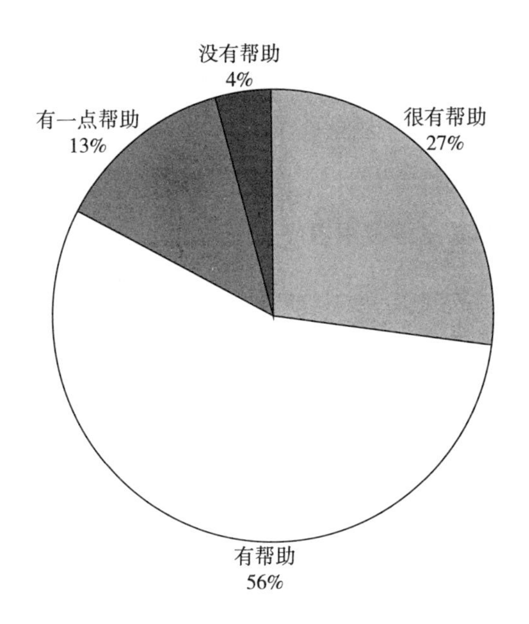

图1　学生对中医药主题文化夏令营活动的反馈

注：受访者总数为456人。

资料来源：刘传绪：《中医药主题夏令营认知情况及市场需求调查分析——以北京高中生为例》，北京中医药大学硕士学位论文，2018。

的比例在2.5%左右，而同期全国中医药总费用占GDP的比例不到1%。[①] 相对于全国，北京市中医药服务投入力度更强，为全国平均水平的3倍。这充分说明了北京市在中医药相关服务上投入了大量财政支持。同样，相比于全国，2016年北京地区人均中医总费用是全国的5倍左右，说明北京地区民众接受的中医药服务较多。世界卫生组织明确指出，发展中国家卫生总费用应不低于GDP的5%，而我国尚未将中医药行业GDP占比水平纳入评价中医药行业发展之中。而相比之下，全国的中医药产业投入比例严重不足。财政是水，中医药产业是船，水量不足，船也大不了，更别说远航了。

---

① 李诗麟等：《2013～2016年北京市与全国中医药总费用对比研究》，《中国卫生经济》2019年第1期。

4. 宣传科普

在宣传科普方面，笔者查询了北京市传统媒体对中医药相关题材的报道，其中2008～2011年是中医药相关题材报道的成长期，2012～2016年处于波动期（见图2）。负面新闻报道量处于缓慢增长期。这表明，近几年媒体以及民众对中医药相关题材报道越来越重视，并且能客观报道负面新闻。

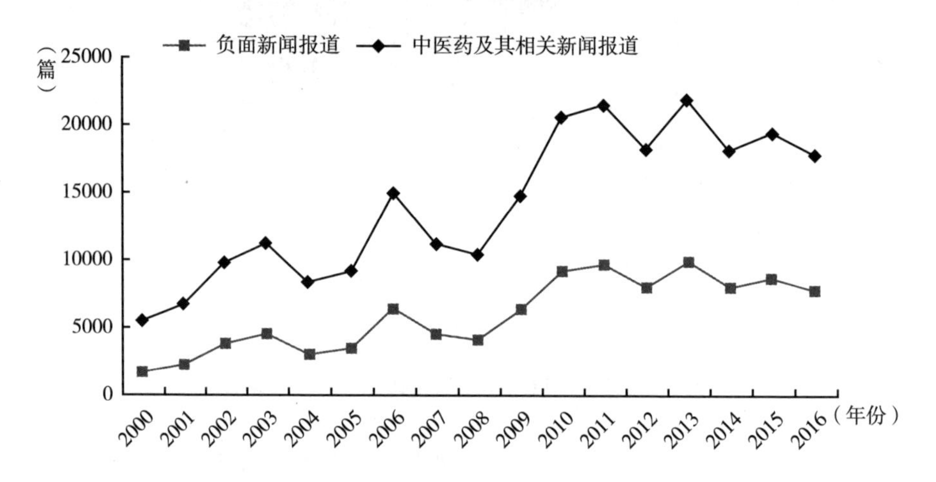

图2　北京市传统媒体对中医药相关题材的报道

资料来源：梁田田等：《北京市报纸中医药传播的现状分析——基于慧科新闻数据库新闻检索结果》，《中医药导报》2018年第13期。

在2017年北京国际服务贸易交易会上，北京市中医管理局发布了首批30个北京中医药国际医疗旅游服务包项目。从中医药的科普需求来看，有调查研究表明，北京居民最喜欢的方式为互联网及新媒体，最希望了解的内容是食疗养生、中医预防保健方法（刮痧等）；但只有30%左右的人在生病时会首先想到先去看中医，这说明中医药科普的力度还远远不够，至少在优势病种上还没达到普及程度，很多人对中医药还没有形成全面的认识。

四　北京市中医药文化发展存在的问题

从以上相关数据分析来看，北京市中医药资源、产业规模等都处于全国前列，但许多细节还需要更完善，需要一个更明确、更有针对性的发展策略。综合北京市中医药文化的发展现状，笔者尝试总结出以下六个方面的问题。

1. 有些不法分子和黑心商家打着中医旗号危害人民健康

尽管《中华人民共和国中医药法》已经颁布，但仍有些不法分子和黑心商家等打着中医旗号危害人民健康，借中医药之名行违法违规之实，危害人民群众生命安全，损害中医药形象，更是极大地影响了中医药事业的健康发展。

2. 中医药文化发展思路有待深度挖掘

中医药文化无疑是中华民族的宝库，但是它的宝贵之处还待深度挖掘。在中医药文化中，除了中医食疗，还包括阴阳五行学说、体质学说、经络学说等，其中阴阳五行学说尤为重要，但这部分内容也是大众容易混淆，容易被不良商家、不法分子所恶意欺骗，防不胜防。所以，笔者认为，中医药文化的核心才是中医药文化发展的主线。

3. 中医药文化发展需要更多表现形式

中医药文化本是来源于中华传统文化，与民俗水乳交融。但是，由于社会快速发展，很多优秀且有意义的习俗流失了，导致中医药文化不能被许多人真正理解。有些人谈及中医药文化，首先想到玄之又玄的阴阳五行，实际上阴阳五行作为哲学概念与我们的儒家思想等紧密关联。它完全可以有更亲民的表达方式，使人们更容易接受。据笔者了解，北京中医药大学师生团体以及很多自媒体等都在使用动漫、小说、电影、竞赛等丰富的形式解读中医药文化，取得了很好的效果。

4. 中医药文化发展人才不足

从上述资料来看，北京市中医药卫生人员数量以及质量都位于全国前列。但笔者认为，从中医药文化长远发展的角度来看，中医药人才还是相当匮乏的，培养中医药专业科普人才更是迫在眉睫。

5. 中医药文化发展宣传力度不够

鉴于中医药文化发展的复兴，最重要的是重新找回中医药文化发展的

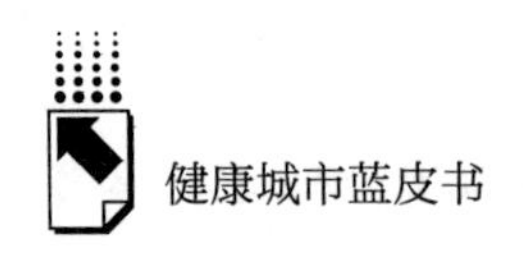

土壤。目前城市道路上大部分广告位都被商品、促销活动、娱乐节目等所充斥，商业广告数量远远大于文化公益类广告。至于社区广告位，中医药养生的相关公益广告、宣传知识都还很不足。近几年北京卫视《养生堂》节目可谓家喻户晓，深受全国百姓的喜爱和欢迎，节目中不仅用通俗的语言介绍传统养生文化知识，更是推荐了许多实用养生方法，赢得了相当不错的口碑。但是，随着微端的使用率提高，城市节奏的加快，长时间访谈的节目并不被年轻群体完全接受，他们更喜欢利用碎片化时间，观看微视频，市场迫切需要一个有效、快捷、能够高效率输出中医药文化的平台或节目。另外，在电影电视剧行业，像电视剧《大宅门》《老中医》等深受百姓喜爱，但相比于大量综艺娱乐类节目，中医药相关节目占比仍然很小。

6. 中医药文化发展缺乏足够经费保障

中医药文化的发展是我国战略目标，涉及我国国民身体健康水平、精神健康水平以及民族自豪感与自信等多个方面，在不同层面需要经费的保障：①中医药文化产业园的建设，如打造公园中医药化，社区中医药化。②培养中医药文化人才，特别是双语中医骨干人才，满足“一带一路”等中医药国际交流的需求。北京中医药大学、中国中医科学院除了承担培养优秀中医师、中西医结合医师等任务外，为肩负传播中医药文化走向海外的重担，必然需要更多经费支持，以培养大量双语中医骨干人才作为基础。③支持建设正规中医药养生馆，建立相关管理监督执法机制。通过政府、市场等多渠道加大资金投入，是中医药文化发展的重要保障。

五　北京市中医药文化发展基础与策略

1. 培养健康中医药文化消费市场

积极培养中医药文化消费市场，使中医药产业得以良性循环。就北京市社区中医药需求来看，市场前景广阔。笔者认为，中医药文化的消费市场，不应只存在于医院等医疗行业，相关蕴含中医药文化的作品应受到扶持。①可以通过减少中医药相关产业税收，出台优惠政策，鼓励合作项目等多方面支持、引领中医药企业开展公益活动，包括社区宣讲、开展文化节，鼓励企业创新。②减少中医药文化相关书籍、影像资料等出版单位的税收，促进和鼓励创作中医药类作品。③研发“互联网+”的中医药文化消费产品，如开发健康监测、体质辨识、养生指导等软件，使民众能多元化感受中医药文化知识，享受中医药文化带来的保健益处。④以百年老字号“北京同仁堂”为龙头企业，推动北京中医药产业快速发展，鼓励中医药文化企业创新，加强中医药相关企业的国家化发展，实施品牌战略，带动周围社区、企业的中医药文化市场发展。⑤以旅游业为辅助发展中医药文化产业。

2. 打造中医药文化生态环境

目前社会上仍然大量存在对中医药文化错误、过度夸大、偏激解读的现象，导致民众不能正确理解和应用中医药文化。①可以通过成立中医药专业仲裁会的形式，对社会上诸多商品以及服务的中医药机构进行规范化管理。形成有效的监督和管理部门，以及相关法律顾问，保障消费者的知情权和选择权。②保护古老民俗习惯，继承中华传统民俗。中医药文化源自中华传统文化。通过弘扬中国传统文化，民俗风情，能够打造一个完整的文化生态环境。③保护常用药食两用产品的制作工艺、简便的中医药操作，如秋梨膏、酸梅汤等的制作方法等。

3. 提高中医药文化教育普及度

调研发现，北京市中小学生对中医药知识的普及度仍普遍处于不了解阶段，但是对中医药文化以及传统文化还是比较能够接受的。笔者建议通过以下几点来增加教育普及度。①加强中小学中医药文化知识教育，鼓励编写中医药文化教材，提高相关人员薪酬。为中小学生课堂减负，更多提倡课外知识以及各大公园、植物园建造良好的中医药文化氛围。②增加对外中医药交流。良好的中医药对外交流不仅能提高本土文化素养，还能提高文化自信。通过对外交流，促进国际市场对中医药文化的了解，既能吸引资本注入，也能间接培养中医药消费市场。③增加国学知识普及，借鉴《古诗词大赛》《国家宝藏》等大型节目的成功经验，尝试开展“诗词中的中药”或“诗词中的节气”等类似节目。④针对不同人群，开展不同的中医药文化服务项目。例如，针对妇幼人群，积极宣传小儿推拿手法，满足日常保健工作，符合中医“廉、简、便、验”的特点。针对老人，开展太极拳、八段锦等养生保健操；针对青壮年人群传授搭配饮食结构的健康知识。

4. 打造医养结合服务

中医药文化的优势是标本兼治，尤其是针对一些慢性病可以减缓发展，预防急性病的发生，有效治疗一些功能性疾病。我国城市和农村因慢性病死亡占总死亡人数的比例分别高达 85.3% 和 79.5% 。其中慢性病人群多集中于社区，大多处于慢性稳定期，随时有可能急速进展。因此，在社区开展医养结合服务，能够有效提早发现慢病进展。所以，提高社区卫生服务人员的中医药文化素养，能够有效提高中医药疗效，改善市民生活质量，又能缓解过于集中、庞大的医院就诊人群。另外，70% 的中医服务集中在城市核心城区，需要合理分配中医药资源，平衡城市核心区和远郊区的医疗资源，可尝试在北京各大郊区开展养老型社区。

东城区应作为模范中医药文化区。东城区拥有众多得天独厚的优势，集中了很多优质的中医药研究机构、教育培训机构、中医药报纸杂志等。而且，建设模范中医药文化区，有助于辐射到周围城区，迅速带动良性发展。

六　结语

中医药文化源自中华传统文化，二者相辅相成、相互支撑。拥有良好中医药文化素养的市民，能够减少各类疾病的发生，有助于打造健康北京。中医药文化中“中和”的思想，能够帮助处于紧张生活节奏当中的人们适当调节自己，避免过度疲劳，也能指导人们在与他人相处的过程中保持中和，提高国民素质；“天人合一”的思想能够指导人们养成良好的起居习惯，顺应四季和节气的变化，合理安排作息，可以概括为“调情志，节饮食，善起居，避风寒”。这将明显提高人们的工作效率和生活质量。北京市中医药文化的建设，将为全国其他省份提供良好范本，为建设健康中国增添一分力量。

健康产业篇

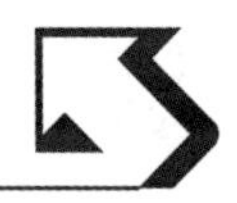

Healthy Industry

B.14
北京市新能源汽车政策效应及产业发展研究*

何　琳**

摘　要： 新能源汽车是城市绿色交通的重要组成部分。在政策的推动下，我国新能源汽车产业发展迅速。市场购买意愿迅速增长的主要原因在于政策对消费市场和企业研发的双重引导，以及对企业赋能从而驱动产业技术进步。中央和北京市政府的两级购车补贴政策大幅降低了消费者的购车成本，使新能源车具备了与燃油汽车竞争的市场价格，引导市场对新能源汽车的购买。政府补贴在低续航里程车型上的快速退坡和向高续航里程车型的倾斜，引导动力电池产业加快技术进步，配

* 本文受到北京市社会科学基金研究基地项目（18JDGLB001）资助。

** 何琳，博士，北京交通大学经济管理学院副教授，主要研究方向：财务管理、企业管理、资产评估。

备高能量密度电池的车型不断推向市场。当前北京市场的商用车、公共交通新能源车渗透率较低，充电桩利用率较低，电池回收体系尚未完善。政策应当从引导、赋能、协调、规范等方面发挥作用，促进新能源汽车产业持续发展。在整车消费市场方面，要拓展纯电动车的市场应用，推动氢燃料电池车的市场应用；在充电基础设施市场方面，要建运分离，政策支持，统一标准，互联互通；在回收体系方面，要建立专业渠道，建立退役动力电池回收问责机制，将车主的电池处理行为纳入诚信体系，建立信息共享机制，追踪电池去向。

关键词： 新能源汽车　充电桩　电池回收

一　背景

新能源汽车产业不仅意味着更加绿色的出行方式，更是我国缓解能源危机和实现产业赶超的重要契机。为推动新能源汽车产业发展，我国政府从2009年开始对公共领域新能源汽车进行大规模、高强度补贴，私人领域的补贴则从2013年开始实施。在补贴的驱动下，我国新能源汽车从2009年的年销售量不足500辆增长到2018年的125.6万辆，9年间复合年增长率达到138.7%。截至2018年，我国新能源汽车保有量达到261万辆，成为全球新能源汽车保有量最多的国家。

尽管新能源汽车产业正经历快速发展，但截至2018年的保有量仅占全国汽车总量的1.09%。在尚未具备与传统燃油车直接竞争实力的情况下，政府补贴却在快速退坡。补贴退坡将对新能源汽车产业带来怎样的挑战？后补贴时代的政策应当如何调整，以便促进新能源汽车产业的持续发展？本文以北京市为例，研究政策对新能源汽车产业发展的促进效应及当前产业发展过程中存在的问题，并提出政策建议。

二　北京市新能源汽车市场发展及政策效应

新能源汽车产业不仅涉及汽车产品的创新，而且将引发全社会能源体系的颠覆式变革，包括充电设施的建设以及电池回收利用体系的构建。基于此，本文从整车、充电设施和电池回收三个方面研究北京市新能源汽车市场的发展和政策效应。

（一）整车市场

新能源汽车是指包括纯电动、增程式电动、混合动力、氢燃料电池等多种动力来源的车辆的总称。北京市主要选择纯电动和氢燃料电池作为新能源汽车发展的技术路线。

北京市是全国首批新能源汽车示范推广城市之一，在中央和北京市两级政府的推动下，纯电动车保有量已从2014年的0.93万辆迅速上升到2018年的23.38万辆，纯电动车保有量占机动车保有量的比重从2014年的0.17%上升到2018年的3.85%[①]，高于全国1.09%[②]的水平。事实上，由于北京市小客车受到限购政策的约束，纯电动车的保有量尚不足以完全反映真实的市场需求。本文进一步通过指标申请量分析北京市场对纯电动车的购买意愿（见图1）。

图1显示，市场对于纯电动小客车的购买意愿经过了一段时间（2014～2016年）的小幅增长之后，自2017年开始进入爆发式增长阶段。氢燃料电池技术成熟度低于纯电动技术，市场应用刚刚起步。2018年我国氢燃料电池车销量为1527辆。[③] 在北京市场，北京公交集团于2018年引进了5辆氢燃料电池车，2019年北京水木通达运输公司又采购了20辆氢能源物流车。

① 资料来源：北京市统计局、北京市新能源汽车发展促进中心。

② 资料来源：公安部交通管理局官方微博。

③ 资料来源：中国汽车工业协会。

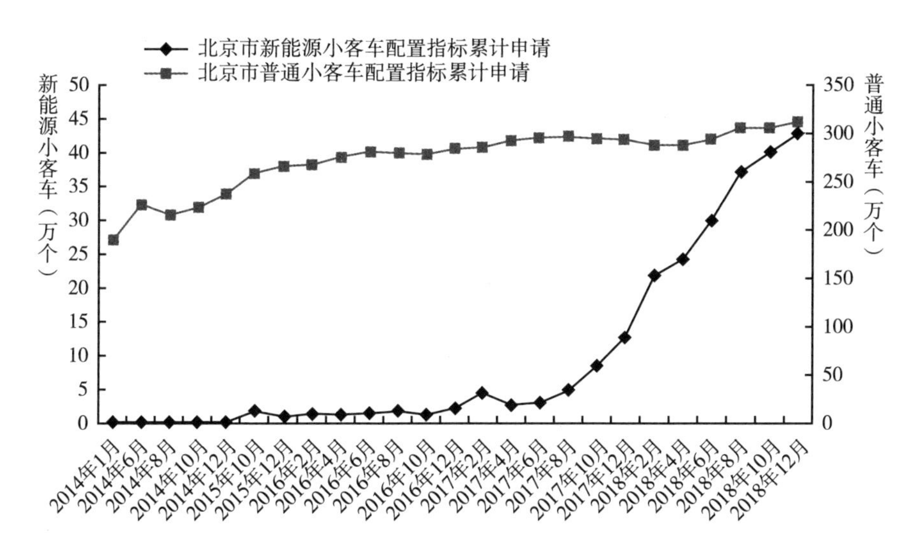

图1 北京市普通小客车和新能源小客车累计申请量比较（2014～2018年）

资料来源：根据公开资料整理。

笔者认为，市场购买意愿迅速增长的主要原因在于政策对消费市场和企业研发的双重引导，以及对企业赋能从而驱动产业技术进步。

首先，中央和北京市政府的两级购车补贴政策大幅降低了消费者的购车成本，使新能源车具备了与燃油汽车竞争的市场价格①，引导市场对新能源汽车的购买。尽管补贴政策不断退坡，但是北京市政府针对新能源汽车不断出台其他组合政策，极大地推动了新能源汽车在北京市场的消费认可度。

从表1可以看出，尽管政府从2013年开始对新能源车个人消费者进行购车补贴②，但是个人的购买意愿并不强烈，2014年初个人普通小客车累计

① 例如，北汽新能源推出的EC系列纯电动车是2017～2018年全国销量最大的纯电动车型之一，其在补贴后的价格约为5万元/辆，与长安奥拓等同轴距的燃油车基本处于同一价格水平。

② 《财政部　科技部　工业和信息化部　发展改革委关于继续开展新能源汽车推广应用工作的通知》（财建〔2013〕551号）。

表 1　普通小客车累计申请量与新能源小客车累计申请量比较（2014～2018 年）

单位：倍

时间	普通小客车/新能源小客车（个人）	普通小客车/新能源小客车（企事业单位）	当年相关政策（除补贴政策之外）
2014 年 1 月	2871.7	12.4	新能源车单独摇号 新能源车免购置税 北京市新能源小客车与普通小客车配额指标为 2∶13 北京市“目录”车型 22 款
2014 年 12 月	962.0	30.1	
2015 年 12 月	268.5	55.2	新能源车不限行 北京市新能源小客车与普通小客车配额指标为 3∶12 北京市“目录”车型 40 款
2016 年 12 月	131.9	25.2	新能源车摇号改为轮候 北京市新能源小客车与普通小客车配额指标为 6∶9 北京市“目录”车型 43 款
2017 年 12 月	23.8	13.0	北京市新能源小客车与普通小客车配额指标为 6∶9 北京市“目录”车型 103 款
2018 年 12 月	7.3	6.5	北京市新能源小客车与普通小客车配额指标为 6∶4 北京市取消新能源车的地方目录管理 普通小客车指标可用于购买新能源小客车 鼓励党政机关、事业单位、国有企业等使用新能源汽车

资料来源：根据公开资料整理。

申请量为新能源小客车的 2871.7 倍。相比而言，公务用车方面的新能源小客车申请比例较高。随着新能源汽车单独摇号等政策的逐渐出台，2014 年末个人普通小客车与新能源小客车的累计申请量之比就大幅下降到 962 倍。在此之后，北京市政府出台了加大新能源车的指标配额，对新能源车不设出行限制、增加纳入北京市“目录”范围内的车型数量（直至 2018 年彻底取消地方“目录”）等政策，有效引导了个人消费者对新能源汽车的购置选择。到 2018 年末，个人普通小客车累计申请量仅为新能源小客车的 7.3 倍。新能源小客车个人累计申请量 42.15 万个，企事业单位的累计申请量为 0.98 万个，意味着个人用车已完全代替公务用车成为新能源汽车的主要市场力量。

其次，政府补贴在低续航里程车型快速退坡和向高续航里程车型倾斜，引导动力电池产业加快技术进步，配备高能量密度电池的车型不断推向市场。表 2 显示的是 2017 年 1 月至 2019 年 3 月工信部发布的《新能源汽车推广应用推荐车型目录》中的新增车型中，不同电池能量密度范围的车型数量占比。可以看出，配备高能量密度动力电池的车型迅速增加，低能量密度电池的车型逐渐退出市场，有助于缓解消费者的“里程焦虑”，提升消费意愿。

表 2　不同电池能量密度范围的新增车型占比（纯电动乘用车）

单位：%

时间	电池能量密度范围(瓦时/千克)				
	90～115	115～120	120～140	140～160	160 以上
2017 年 1 月	85	3	8	3	0
2017 年 12 月	9	0	50	41	0
2018 年 12 月	0	0	10	66	24
2019 年 3 月	0	2	5	55	38

资料来源：根据公开资料整理。

最后，政府不仅为消费者提供购车补贴，还为企业提供研发补贴、税收返还政策，增加企业资金来源，赋予企业研发和生产能力，驱动产业技术进步。例如，2018 年北汽新能源和北汽福田分别收到政府研发补贴 10.97 亿元和 2.02 亿元，税收返还 1.39 亿元和 7.14 亿元[①]，为企业研发和其他经营活动提供了有力的资金支持。

（二）充电基础设施市场

充电桩的规模和布局是影响新能源车（尤其是纯电动车）市场推广效果的重要因素。全国公共充电桩保有量从 2015 年底的 5 万个增长到 2018 年底的 30 万个。北京市截至 2019 年 3 月的公共充电桩保有量为 50694 个，居

① 资料来源：北汽蓝谷和福田汽车 2018 年公司年报。

全国各省份之首。[①] 不仅如此，截至 2018 年底北京市的车桩比为 5.61∶1，低于全国 7.03∶1 的水平。[②]

中央和北京市政府在充电桩基础设施的规划、布局、建设和运营方面出台了大量政策。从表 3 可以看出，过去 5 年来推动充电桩发展的相关政策呈现如下特征：①从注重数量增长转向重视运营效率。2017 年之前的政策主要集中于推动充电桩数量的增长，包括设定充电桩建设目标，规划公共停车场、公共建筑、住宅小区的充电桩和电动车停车位的配建比例等。2018 年以来，政府开始关注充电桩的技术水平、互联互通、运营质量等。北京市还专门出台了相关的考核奖励政策。②逐渐重视补贴激励。2017 年之前的政策以行政要求为主，2017 年以后的政策开始注重补贴激励。中央政府在 2018 年的补贴政策中明确要求取消地方政府对购车环节的补贴，将地方补贴用于充电基础设施的建设和运营。北京市政府则出台了具体的补贴政策。

政策发挥了目标引导、补贴赋能、协调利益、建立标准等作用，推动了充电基础设施的发展。

表 3　中央和北京市政府关于充电基础设施发展的相关政策

中央政策			
政策类型	出台时间	政策名称	政策主要内容
发展规划类	2015 年	配电网建设改造行动计划(2015—2020 年)	充换电设施配套电网建设与改造
	2016 年	2016 年能源工作指导意见	制定 2016 年充电设施建设规划目标
		电力发展“十三五”规划	建设充电基础设施体系
	2017 年	能源发展“十三五”规划	适度超前建设电动汽车充电设施

① 资料来源：中国电动汽车充电基础设施促进联盟。

② 根据北京市新能源汽车发展促进中心、中国充电联盟、公安部等部门的公开数据，截至 2018 年 12 月，北京市纯电动车保有量为 23.38 万辆，公共充电桩有 4.16 万个；全国纯电动车保有量为 211 万辆，公共充电桩有 29.8 万个。

续表

中央政策

政策类型	出台时间	政策名称	政策主要内容
推进落实类	2014 年	关于加快新能源汽车推广应用的指导意见	充电设施发展规划和技术标准； 停车场预留充电设施建设条件； 完善充电设施用地政策； 公共单位内部停车场充电设施建设； 落实充电设施建设责任
	2016 年	关于加强城市电动汽车充电设施规划建设工作的通知	新建城区和住宅小区充电设施建设； 既有停车场改造配建充电设施； 公共服务领域建设充电设施
	2017 年	关于统筹加快推进停车场与充电基础设施一体化建设的通知	停车充电一体化
		加快单位内部电动汽车充电基础设施建设	单位内部停车场充电设施建设
	2018 年	提升新能源汽车充电保障能力行动计划	充电技术； 充电标准体系； 充电设施布局； 充电网络互联互通； 充电运营服务品质； 充电基础设施发展环境和产业格局
补贴优惠类	2014 年	关于新能源汽车充电设施建设奖励的通知	中央财政根据新能源汽车推广数量分年度安排充电设施奖励资金
		关于电动汽车用电价格政策有关问题的通知	2020 年前公用充电桩免收基本电费； 充换电设施经营企业可收取电费及充换电服务费两项费用
	2018 年	关于创新和完善促进绿色发展价格机制的意见	公用充电桩免收基本电费政策延至 2025 年底
		关于调整完善新能源汽车推广应用财政补贴政策的通知	地方补贴取消，转向至充电（加氢）基础设施建设及配套运营服务等
	2019 年	关于进一步完善新能源汽车推广应用财政补贴政策的通知	

北京市政策

政策类型	出台时间	政策名称	政策主要内容
发展规划类	2016 年	北京市地方标准《电动汽车充电基础设施规划设计规程》	新建居住区预留充电桩安装条件； 充电基础设施设计纳入城市规划
		北京市电动汽车充电基础设施专项规划（2016—2020 年）	提出到 2020 年私人自用、社会公用充电桩建设目标和布局规划

续表

北京市政策			
政策类型	出台时间	政策名称	政策主要内容
落实推进类	2017年	关于进一步加强电动汽车充电基础设施建设和管理的实施意见	提出了办公、商业、居住、其他公共建筑的电动车停车位的建设比例
	2018年	关于加强停车场内充电设施建设和管理的实施意见	公共停车场配建公用充电设施; 社会公用充电设施停车场要建设电动车专用泊位
补贴优惠类	2014年	北京市纯电动汽车示范推广市级补助暂行办法	公交车、环卫车电池租赁费用执行标准
	2017年	关于加快推进本市电动汽车社会公用充电设施新国标升级改造工作的通知	对社会公用充电设施进行新国标改造,给予一定的补助政策
		顺义区电动汽车充电设施补贴实施细则(暂行)	补贴在顺义区建设、运营公用充电设施的企业
	2018年	顺义区2018年电动汽车公用充电设施补贴实施细则	
		北京市电动汽车社会公用充电设施运营考核奖励暂行办法	对运营公司充电费用、充电总量、设施故障率等指标考核,给予考核奖励
		关于组织好2019年新能源小客车公用充电设施项目建设投资补助资金申报工作的通知	对北京市已建成并投运的社会公用充电设施提供补助

（三）电池回收市场

电池回收市场的建立和完善，关乎新能源汽车产业的可持续发展，是新能源汽车产业链不可或缺的环节。北京市的纯电动车保有量在全国各城市居首，动力电池即将进入大规模报废阶段。经过调研访谈，笔者了解到北京市主要的新能源汽车生产企业已建立了电池回收点。北汽集团下属的北汽鹏龙、北汽新能源、北汽福田还与国内最大的动力电池回收利用企业格林美合资成立公司，探索动力电池回收利用的新型商业模式；北汽新能源在2017年发布“擎天柱计划”，旨在通过换电和电池再利用技术将新能源汽车、动力电池、换电站、光伏发电进行深度融合，实现新能源汽车全生命周期能源资源高效利用和可持续发展。

尽管电池回收尚未大规模展开，但相关政策已经提前布局。自2014年以来涉及电池回收利用市场发展的主要政策如表4所示。从表4可以看出，电池回收领域的政策主要起到“规范”的作用，如要求汽车生产企业和电池生产企业承担动力电池回收利用的主体责任，规范电池拆解企业资质，2018年更是要求通过溯源信息管理平台对动力电池的生产、使用、回收、拆解等全过程进行信息采集，监测各环节履行回收利用责任情况。

表4　动力电池回收利用相关政策

出台时间	政策名称	政策主要内容
2014年	国务院办公厅关于加快新能源汽车推广应用的指导意见	研究电池回收政策，探索回收利用方式
2015年	关于2016—2020年新能源汽车推广应用财政支持政策的通知	汽车生产企业、动力电池生产企业应主动承担动力电池回收利用的主体责任
2016年	电动汽车动力蓄电池回收利用技术政策(2015年版)	电动汽车动力电池的设计、生产和回收利用，建立动力蓄电池回收利用体系
	新能源汽车废旧动力蓄电池综合利用行业规范条件	提出废旧动力蓄电池综合利用企业的规范条件
	关于加快推进再生资源产业发展的指导意见	开展新能源汽车动力电池回收利用试点，完善废旧动力电池资源化利用标准体系，推进废旧动力电池梯级利用
	废电池污染防治技术政策	建立废旧新能源汽车动力蓄电池的收集、运输、储存、利用、处置过程的信息化监管体系
2017年	关于促进储能技术与产业发展的指导意见	拓展电动汽车等分散电池资源的储能应用
	新能源汽车生产企业及产品准入管理规定	新能源汽车生产企业实施新能源汽车动力电池溯源信息管理，跟踪记录动力电池回收利用情况
	生产者责任延伸制度推行方案	电动汽车及动力电池生产企业应建立废旧电池回收网络，统计并发布回收信息，建立动力电池全生命周期追溯系统
	促进汽车动力电池产业发展行动方案	扶持回收领跑企业，完善电池回收产业环境
	车用动力电池回收利用拆解规范	废旧电池回收拆解企业资质，规范拆解管理
	电动汽车用动力蓄电池产品规格尺寸/编码规则回收利用余能检测三项国家标准	规范动力电池产品规格尺寸、编码规则和回收利用余能检测

续表

出台时间	政策名称	政策主要内容
2018 年	新能源汽车动力蓄电池回收利用管理暂行办法	确立了电池生产企业、汽车生产企业、综合利用企业在电池回收利用方面的责任、要求与合作
	新能源汽车动力蓄电池回收利用溯源管理暂行规定	建立"新能源汽车国家监测与动力蓄电池回收利用溯源综合管理平台",实现动力蓄电池全过程信息采集,监测各环节履行回收利用责任情况
2019 年	"无废城市"建设试点工作方案	落实生产者责任延伸制,2020 年基本建成废弃产品逆向回收体系

三　北京市新能源汽车市场发展存在问题分析

（一）整车消费市场

1. 补贴退坡太快导致企业承压

随着新能源汽车整车制造成本的下降以及鼓励企业摆脱补贴依赖，我国新能源汽车购车补贴自 2013 年以来一直呈下降趋势。然而，补贴额并未与整车成本下降速度保持相同趋势。

动力电池成本通常占到纯电动整车成本的 40%。从图 2 可以看出，动力电池成本下降呈递减趋势，而补贴退坡速度则呈现递增趋势。

企业为保持产品竞争力无法大幅提价，在成本下降趋缓和补贴迅速退坡的影响下，整车企业乃至产业链上游的电池企业承受了较大的成本压力。笔者选择新能源整车和动力电池制造业中最大的 6 家企业为样本，对比分析其在 2018 年营业收入、经营利润和毛利率的变化情况。从表 5 可以看出，在各类政策的推动下，新能源汽车市场持续增长，2018 年各新能源整车和动力电池制造企业的营业收入均有大幅增长（宇通客车除外），然而经营利润却均有不同程度的下降（宁德时代除外），而毛利率均呈下降趋势。补贴退坡是其中的重要影响因素，宇通客车、国轩高科、比亚迪、北汽蓝谷均在其 2018 年年报中提及补贴退坡是影响业绩的重要因素，或对公司经营产生不

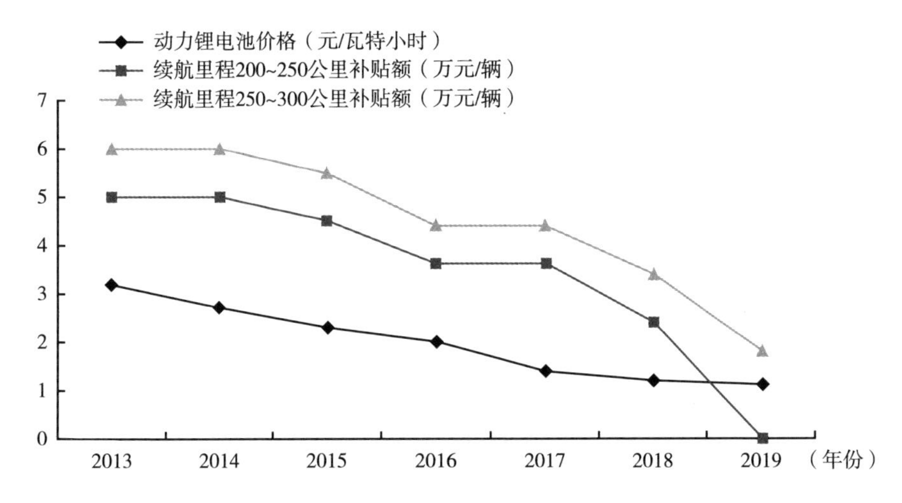

图2　动力锂电池价格与纯电动乘用车补贴额变化（2013～2019年）

资料来源：潘永乐：《深度报告：特来电跨过盈亏平衡，业绩弹性凸显》，东方财富网，http：//data. eastmoney. com/report/20181128/APPIScs84hGnASearchReport. html，最后访问日期：2019年9月1日。

利影响。

补贴退坡有助于加速行业优胜劣汰，倒逼企业技术产品升级。然而，退坡过快将使企业面临较大的成本压力和业绩压力，对产品质量控制、资本市场融资等方面将带来不利影响。

表5　新能源整车和动力电池制造企业收入和利润变化

公司名称	营业收入(亿元)		经营利润(亿元)		毛利率(%)		主要产品
	2018年	2017年	2018年	2017年	2018年	2017年	
北汽蓝谷	164.4	114.9	-5.9	0.05	11.8	13.4	纯电动乘用车
比亚迪	1217.9	1026.5	49.2	58.5	14.8	17.4	纯电动乘用车、客车、动力电池
宇通客车	317.5	332.2	23.7	36.6	25.3	26.3	纯电动客车
宁德时代	296.1	200.0	48.6	33.7	32.8	36.3	动力电池
国轩高科	61.5	48.4	9.7	10.1	29.2	39.1	动力电池
亿纬锂能	43.5	29.8	2.13	2.8	23.7	29.2	动力电池

注：经营利润=营业收入-营业成本-税金及附加-销售费用-管理费用-研发费用-财务费用。
资料来源：各公司年报。

2. 商用车、出租车、公交车领域纯电动车的市场渗透率不高

北京市出租车、公交车、商用车领域纯电动车 2017 年末的市场渗透率如表 6 所示。2017 年，全国城市公交车保有量为 72 万辆，其中新能源公交车 26 万辆，占公交保有总量的 36.1%（赛迪顾问，《2018 年中国新能源公交车城市推广研究报告》）。深圳市在 2017 年已经实现公交车 100% 电动化，太原市则实现了出租车 100% 电动化。可见，北京市在公交、出租等领域推广新能源汽车尚有较大空间。

表 6　北京市各类车辆的纯电动车市场渗透率（2017 年）

类别	总量(万辆)	纯电动车数量(万辆)	市场渗透率(%)
公交车	3.10	2.45	24.60
出租车	6.80		
私人汽车	467.20	12.40	2.65
商用车(公交车除外)	113.80	2.65	2.33
机动车总量	590.90	17.50	2.96

资料来源：北京市统计局：《北京统计年鉴（2018）》，中国统计出版社，2018；才丽媛：《北京私人电动乘用车保有量达 12.4 万辆》，汽车之家，https://www.autohome.com.cn/news/201806/919200.html，最后访问日期：2019 年 9 月 1 日。

（二）充电基础设施市场

尽管北京市充电桩数量近年来增长很快并居全国各城市之首，然而依然存在以下问题。

1. 充电桩利用效率较低

笔者考察北京单个充电桩的平均充电量，并与广东、江苏、山东等新能源汽车市场发展较快的省份相比较，评估北京充电桩利用效率。

经过比较发现，尽管北京市公共充电桩数量居全国各省市之首，但每桩平均充电量却位居上述三省之后，表明充电桩利用效率低于上述三省（见图 3）。

同时，笔者借助全国最大的充电设施服务管理平台 e 充网 App、全国最大的充电桩运营服务商——特来电和星星充电的 App，选择北京市 8490 个

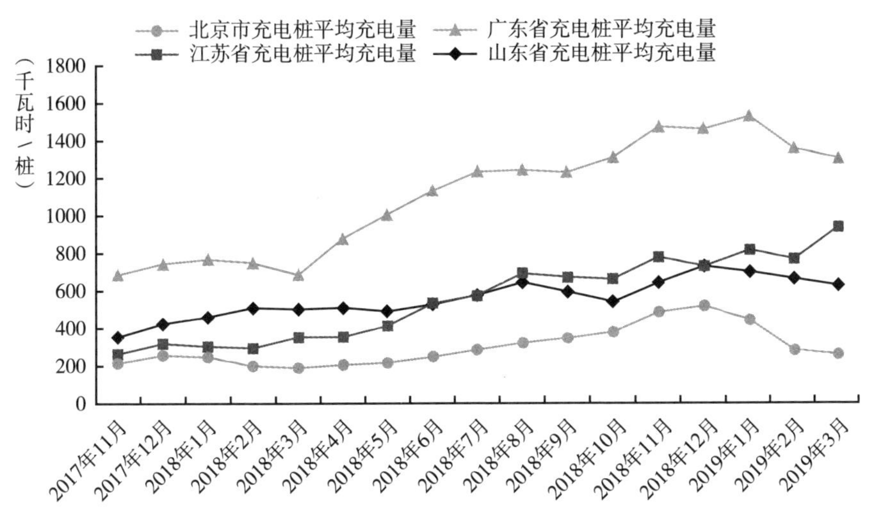

图 3　北京、广东、江苏、山东充电桩平均充电量对比
（2017 年 11 月至 2019 年 3 月）

资料来源：中国充电联盟。

充电桩样本，在工作日和非工作日的上午、下午、晚间分 8 个时间段线上收集这些充电桩的闲置和故障状态信息。经统计，各时间段样本充电桩的平均闲置和故障率合计高达 90.0%。

2. 车桩比并未下降

笔者根据公开数据测算了北京 2017 年 1 月至 2019 年 2 月连续 26 个月的纯电动车保有量与公共充电桩比值。从图 4 可以看出，2019 年 2 月的车桩比与 2018 年和 2017 年同期相比有所提升，表明市场的“充电焦虑”问题并未得到缓解。

3. 充电基础设施投资考验企业资金能力

笔者根据公开资料测算了北京市充电桩投资运营的平均投资回收期和投资报酬率。根据表 7 数据可计算出，北京市充电桩投资总额约为 21.68 亿元，充电服务费约为 1.172 亿元/年。如果仅依靠充电服务费收入，充电桩的投资回收期约为 18.5 年，远大于充电桩的正常经营年限（6 年）；投资报酬率仅为 0.4%。可见，由于现阶段充电桩利用率尚不理想，导致巨额投资的回收期长、回报率低，对企业的资金能力要求极大。

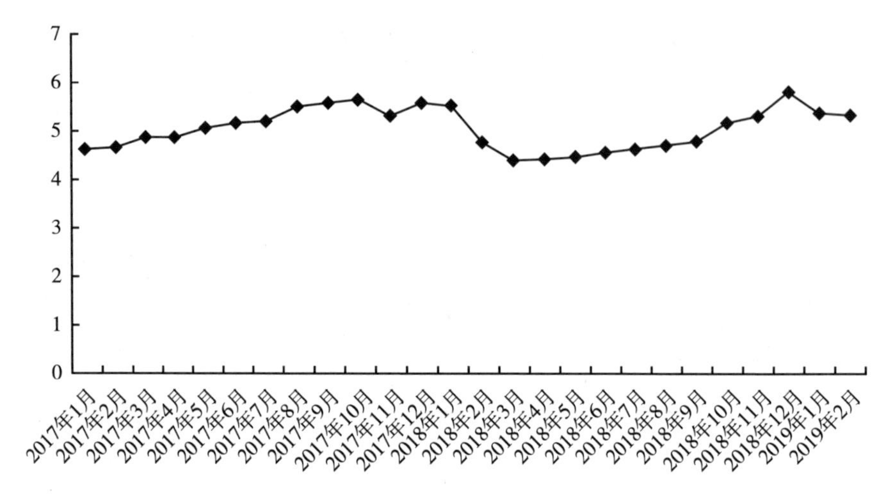

图 4　北京市新能源汽车与公共充电桩车桩比（2017 年 11 月至 2019 年 3 月）

资料来源：根据公开资料计算整理。

表 7　北京市充电桩平均投资报酬率和投资回收期测算

项目	数值	备注
2018 年底北京市公共充电桩总数(个)	41644	—
2018 年北京市公共充电桩累计充电量(万度)	14648. 3	—
北京市慢桩数量占比(%)	54	根据 2018 年全国快桩、慢桩数量占比假设
北京市快桩数量占比(%)	46	
充电桩折旧期(经营期限)(年)	6	—
北京市充电服务费(元/度)	0. 8	—
慢桩平均投资额(万元/个)	1. 55	包含设备成本、安装成本
快桩平均投资额(万元/个)	9. 50	

资料来源：中国充电联盟；中国电动汽车百人会项目组、自然资源保护协会清洁电力项目组：《中国充电服务市场如何健康发展研究报告》，知识库，https：//www. useit. com. cn/thread－23092－1－1. html，最后访问日期：2019 年 9 月 1 日；宽禁带半导体技术联盟：《快充桩与慢充桩的对比以及快充桩的发展 150～240 千瓦直流输出是未来趋势》，电子论坛网，http：//www. elecfans. com/d/613741. html，最后访问日期：2019 年 9 月 1 日。

（三）电池回收市场

尽管整车厂商或其经销商（如 4S 店）按照政策要求建立了废旧电池回

收点，但是北京市乃至全国的退役动力电池回收体系远未成熟。通过调研访谈，笔者认为回收体系存在的问题主要表现在以下几个方面。

1. 不具备电池回收的技术条件

由于动力电池尚未进入大规模退役期，整车制造商、经销商并无动力或压力投资建设专业电池存放仓库并配备专门管理人员，也缺乏专业的电池余能检测手段，难以准确判断电池的余能状况，从而无法根据电池余能判断回收价格。

2. 公开的回收价格体系尚未形成

由于当前废旧动力电池交易量不大，公开、活跃的交易市场尚未形成，缺少电池回收的公开市场价格体系。加之电池余能信息不充分，导致整车制造商、经销商即使回收电池，往往也无法对废旧电池进行合理估价。

3. 废旧电池的回收率难以保证

工信部自 2018 年开始推出“新能源汽车国家监测与动力蓄电池回收利用溯源综合管理平台”，要求对动力蓄电池生产、销售、使用、报废、回收、利用等全过程进行信息采集，对各环节主体履行回收利用责任情况实施监测。该制度正处于运行初期，对各环节主体上传信息的义务尚未建立强有力的监管问责机制，不能保证废旧电池一定进入正规的回收渠道。例如，整车制造商或经销商即使建立了回收网点，但无权强制车主将废旧电池回售给原厂家或原经销商；整车商或经销商甚至不掌握电池在报废时的产权归属（也许该车已经进行了二次销售）。

四　北京市新能源汽车市场发展的政策建议

（一）整车消费市场

1. 拓展纯电动车的市场应用

加大出租车、公交车、租赁汽车、专用车、物流车等公用、商用车辆在增量和存量替换时的电动化率，提高纯电动车辆在市场的渗透率。例如，通

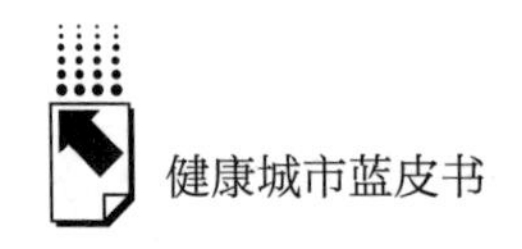

过增加路权通行等措施，引导物流运输企业在新增、更新车辆决策中更多考虑电动物流车，同时鼓励企业自建充电基础设施，从用地、审批等环节给予支持，缓解“充电焦虑”。在出租车运营领域，一方面通过采购高续航里程产品，契合北京城区地理面积大、单次行驶里程远的运营特征；另一方面通过合理规划布局换电站和快速充电桩，满足出租车随时补电、快速补电的需求。

2. 推动氢燃料电池车的市场应用

纯电动车的发展路径和政策效应为氢燃料电池车的发展提供了非常有价值的借鉴。在氢燃料电池车的市场应用初期，政府也应给予较大力度的采购补贴，后期逐步退坡。同时研究氢燃料电池成本下降曲线，补贴退坡应当与产品成本下降的趋势保持一致，从而减轻企业的资金压力。氢燃料电池车在短期内将主要应用于使用频率较高的城市公交车、城市环卫车、城市物流车等商用或公用领域，可鼓励并适度补贴企业自建或联合建设加氢站，满足运营需求。

（二）充电基础设施市场

1. 建运分离，政策支持

充电基础设施投资额大，投资回收期长，且大规模、大功率的充电桩建设将涉及电网改造等专业工程，因此建议由国家电网、南方电网等资金雄厚的大型国有企业承担大规模的充电基础设施建设。一方面普及小区慢充桩，规划充电停车位，满足对充电时间要求不高、兼有停车需求的车辆；另一方面大规模建设公共快充桩，满足有临时充电需求、要求短时间内快速充电的车辆。政府对充电桩建设给予用地及融资方面的优惠政策。充电桩普及之后，可以由民营企业进行运营管理。民营企业机制灵活，市场响应速度快，充电设施能够得到较好维护和较高效运行。

2. 统一标准，互联互通

应统一充电设施的建设标准，并推动统一标准的实施，提升设施通用性和服务规范性，同时，积极推进不同充电服务平台实现互联互通，方便用户查询和支付。2018 年国家电网公司、南方电网公司、特来电和万邦公司这四家国内最大的充电桩建设和运营商签署协议，成立河北雄安联行网络科技股份有限公司，将极大推进充电设施网络的互联互通。

（三）回收体系

1. 建立专业渠道

电池回收涉及余能检测、退役电池定价、电池保管以及对接协调下游梯次利用场景等，无论是整车厂还是电池企业并不具备这样的专业能力，需要由专业的电池回收企业建立专业渠道，回收退役的动力电池。整车企业可以与电池企业、梯次利用企业、电池回收拆解企业等成立合资公司，利用整车企业的经销网点或自建网点，专业从事电池回收。

2. 建立退役动力电池回收问责机制，将车主的电池处理行为纳入诚信体系

尽管我国已经开始实施动力电池的溯源管理，监测动力电池生命周期中的每一个流通环节，但该系统并不能保证每一块退役动力电池均能够回到正规的回收体系，进行后续合法的梯次利用或拆解利用。无论是整车企业、电池企业还是电池回收企业，对车主（尤其是个人车主）的退役电池处理行为均没有约束力。因此，需要出台相应政策法规，对退役动力电池的处置建立问责机制，纳入诚信体系管理，从而提高退役电池的回收率。

3. 建立信息共享机制，追踪电池去向

应建立公安部门的车辆登记信息与溯源管理系统的信息共享，对已处于退役期但未在溯源管理系统登记回收的动力电池，溯源系统可通过车主信息追踪电池去向，从而对车主进行问责或处罚。

五　结语

新能源汽车产业属于新兴产业，在产业发展之初具有技术不成熟、价格较高、配套体系不完善等特征，导致企业不愿意生产、消费者不愿意购买的“市场失灵”状态，因此政策对产业的发展至关重要。通过研究笔者认为，

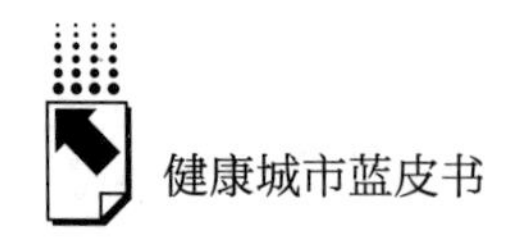

政策的作用主要体现在以下四个方面：①引导。一方面，通过采购补贴、增加路权、税收优惠等政策引导市场消费，另一方面通过设置产业目标、产品积分、补贴导向等引导企业的生产行为，从而消解“市场失灵”。②赋能。通过对企业的研发补贴、投资补贴、运营补贴、税收优惠等，提高企业竞争力和新能源汽车产品竞争力。③协调。充电基础设施、电池回收体系的建设需要多方配合，政策的协调有助于促进这些配套产业的快速发展。④规范。政府组织制定行业标准（如充电桩互联互通标准）、管理规范（如电池溯源管理系统）、产品质量标准等，为产业持续发展提供必要保障。

B.15

北京再生水利用产业发展分析*

马东春　唐摇影　于宗绪**

摘　要： 北京市自2003年开始大力推进再生水在工业、农业、环境及市政杂用等领域的应用，其设施建设和产业化程度日益提高。通过法规约束、政策支持、工程规划和市场化建设运营改革，北京基本形成了城乡统筹的产业宏观发展格局，有效吸引了社会资本及专业化力量参与再生水建设，再生水产业逐步向法制化、规范化、专业化方向大步迈进。存在的主要问题是：产业发展的管理法规有待完善，相关激励政策不足，缺乏监督和应急管理制度。基于此，需要建立健全地方再生水相关产业法规及制度；强化行政强制和经济激励措施，推广利用再生水；完善政策引导和市场激励措施，加强再生水开发利用；严格供水企业安全监管和风险管控，保证再生水供水安全。

关键词： 北京　再生水利用　水资源

---

* 国家重点研发计划课题“京津冀非常规水安全利用技术研发示范”（2016YFC0401405）。

** 马东春，北京市水科学技术研究院副总工，博士，教授级高工、高级经济师、注册咨询工程师、水利部发展研究中心特约研究员，研究方向：生态经济、公共政策与水资源管理、水务发展战略等；唐摇影，北京市水科学技术研究院技术骨干，工程师，研究方向：水资源、水环境管理、水务发展战略；于宗绪，河海大学水利水电学院在读硕士研究生，研究方向：水资源规划与水利经济。

一　北京市再生水现状

1. 北京市污水处理及再生水利用发展历程

从20世纪80年代开始，北京污水处理及再生水利用发展经历了四个主要阶段。

第一阶段（20世纪80年代）。北京市再生水利用由建筑中水起步。20世纪80年代，随着北京市环保所污水处理设施的修建，再生水成为北京市新水源之一，主要用于冲厕所和庭院绿化等市政杂用。随后，《北京市中水设施建设管理试行办法》出台，要求全市2万平方米以上的宾馆、饭店和3万平方米以上的其他公共建筑开始配套建设中水设施，建筑中水应用得到推广。

第二阶段（1990~2002年）。为提高再生水利用率，扩大再生水利用范围，从20世纪90年代开始北京市逐步将再生水建设的主要方向转移到发展集中式供水，修建了高碑店、酒仙桥等大型再生水厂，并配套建设输送管线。在这一阶段，水厂尾水大部分未经深度处理，直接排入下游河道，不能作为工业用水、河湖景观用水、城市杂用水的替代水源，城市污水处理厂尾水中氮磷营养物质、色度和臭味等制约了污水再生利用的范围和推广。①

第三阶段（2003~2011年）。2003年北京开始再生水回用。随着水资源的进一步紧缺，北京市加快推进了污水处理厂的升级改造和再生水厂的建设，使其排水均能满足《城镇污水处理厂污染物排放标准》（GB 18918－2002）一级B限值要求，北京市进入了再生水设施建设的高峰。

第四阶段（2012年至今）。北京市颁布的污水排放地方标准——《城镇污水处理厂水污染排放标准》（DB11/890－2012）总体严于国家标准，对推进城镇污水处理厂的技术水平提升、污水处理设施的升级改造提出了强制要

---

① 李鑫玮：《北京市污水再生利用的现状分析与展望》，载中国土木工程学会水工业分会排水委员会《全国排水委员会2012年年会论文集》，中国土木工程学会水工业分会排水委员会，广西南宁，2012。

求。为提升全市污水处理能力和水资源循环利用水平，北京市先后制定了《北京市加快污水处理和再生水利用设施建设三年行动方案（2013—2015年）》（以下简称“第一个三年行动方案”）、《北京市进一步加快推进污水治理和再生水利用工作三年行动方案（2016年7月—2019年6月）》[①]（以下简称“第二个三年行动方案”），先后完成了北小河、吴家村、清河、肖家河、小红门等再生水厂的升级改造，建设了槐房再生水厂、清河第二再生水厂等水厂，高品质再生水生产能力随着污水处理能力的提升而逐年增强，再生水成为南水北调通水后北京市的“第二水源”，对缓解“水荒”、保障城市用水起到了积极作用。

在对再生水设施的大力推广建设下，全市再生水利用量从2005年的2.60亿立方米上升至2017年的10.51亿立方米，占全市总用水量的比例由7.5%上升至26.6%（见图1）。

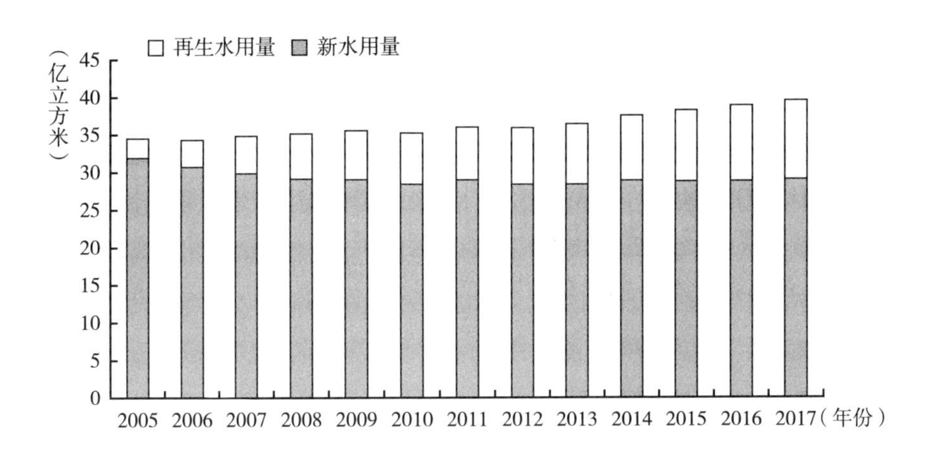

图1　2005～2017年北京市再生水利用状况

资料来源：北京市水务局发布的相关年份《北京市水务统计年鉴》。

① 北京市人民政府：《北京市进一步加快推进污水治理和再生水利用工作三年行动方案（2016年7月—2019年6月）》，北京市人民政府网站，http://www.beijing.gov.cn/gongkai/guihua/2841/6590/6630/1700290/1532710/index.html，最后访问日期：2019年9月1日；北京市人民政府办公厅：《北京市“十三五”时期水务发展规划》，首都之窗，http://zhengwu.beijing.gov.cn/gh/dt/t1442244.htm，最后访问日期：2017年9月1日。

2. 北京市再生水利用的主要途径

2015年以前，工业、农业和环境用水是再生水利用的主要途径。工业再生水利用从2005年的1.06亿立方米上升到2014年的1.59亿立方米，但从2015年起逐年下降。农业再生水在2005～2010年逐年上涨，2011～2014年稳中下降，到2015年起逐渐不再使用。环境用再生水量多年来迅猛增长，从2005年的0.24亿立方米上升到2017年的9.70亿立方米（见图2），成为再生水利用的主要途径，主要用于河湖补水和环卫绿化。此外，市政杂用再生水利用量2005～2017年保持在均值0.21亿立方米左右，主要用于冲厕、小范围内道路的喷洒降尘，用量保持相对稳定。

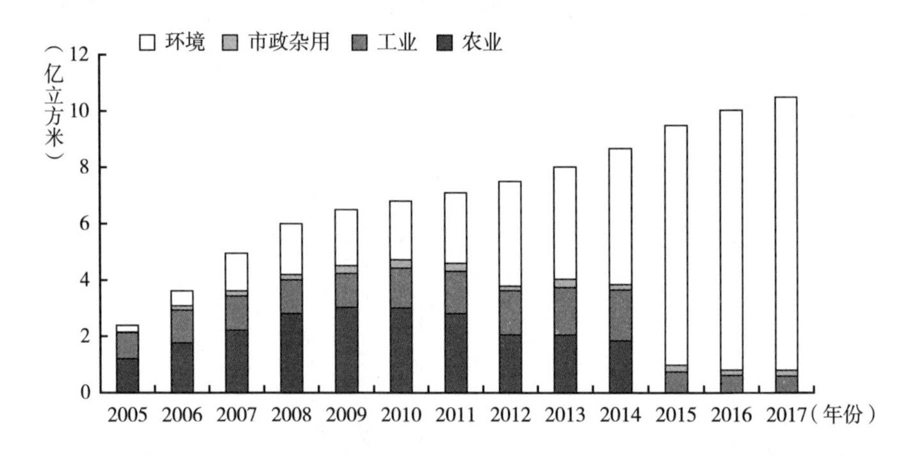

图2　2005～2017年北京市再生水利用途径分布

资料来源：北京市水务局发布的相关年份《北京市水务统计年鉴》。

3. 北京市再生水管网建设情况

随着北京市再生水厂的大力建设，再生水输配管线和再生水泵站也配套修建，不断扩大服务范围，再生水的利用范围从单一的环境补水，扩大到工业、农业灌溉、市政杂用等其他领域。2017年，北京市共建成再生水管线1598.38千米，较2008年的593千米增长了62.9%，其中中心城区892.32千米，郊区706.06千米（见图3）。

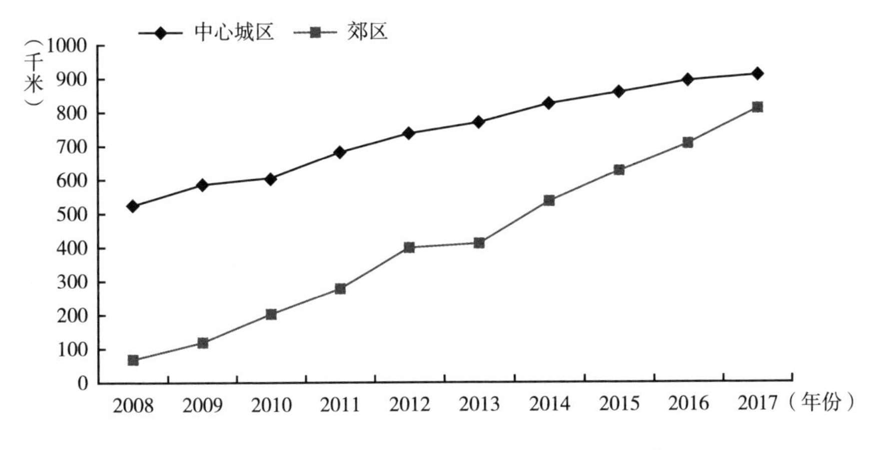

图3　2008～2017年北京市再生水管线建设情况

资料来源：北京市水务局发布的相关年份《北京市水务统计年鉴》。

4. 北京市再生水管理情况

北京市再生水的管理涉及水务局、发改委、财政局、规划委和生态环境局等多个部门。

北京市水务局是再生水的行业主管部门，负责本市污水处理和再生水利用行业管理，其职责包括制定并组织实施城乡污水处理和再生水利用发展规划、年度计划、政策、标准、规程规范，组织再生水利用和污泥处理处置与资源化和污水处理和再生水利用行业特许经营，并对污水处理和再生水利用设施运行安全开展监督管理。其中，北京市节约用水管理中心作为市水务局下属单位，负责对建筑中水设施建设情况、中水设施的生产运行情况、水质达标情况进行监管。市建委下属的物业管理部门，负责对住宅小区建筑中水的建设及运行情况进行管理。北京市规划委负责对水务局上报的再生水规划进行审查。北京市发改委负责对上报的再生水厂建设申请进行审批并对再生水进行市场定价。北京市财政局根据再生水的公益性质，负责对再生水设施运营进行财政补贴。

再生水管理还涉及较多的协助管理部门。其中，北京市环保局负责对污水处理厂和再生水厂出水水质进行监测管理，北京市工商局负责再生水终端市场的准入、交易等管理，北京市质监局负责再生水出水安全的管理，北京市城管局负责监督终端用户使用再生水。

二 北京市再生水产业发展政策

北京市高度重视再生水利用及其产业发展，通过法规约束、政策支持、工程规划和市场化建设运营改革，基本形成了城乡统筹的产业宏观发展格局，有效吸引了社会资本及专业化力量参与再生水建设，再生水产业逐步向法制化、规范化、专业化方向大步迈进。

1. 以国家政策为纲，制定地方法规，强化约束引领

（1）国家层面。2006 年出台的《城市污水再生利用技术政策》对再生水利用的目标和原则、规划、设施建设、设施运营与监管、安全保障、技术创新、保障措施等方面做了详细的规定，对再生水的利用和再生水设施的运行管理提出了明确要求，并在融资和资金补助上提供了宽松的政策环境。[①] 2015 年施行的《水污染防治行动计划》明确要求，到 2020 年京津冀区域再生水利用率达到 30% 以上。[②] 2017 年《水利部关于非常规水源纳入水资源统一配置的指导意见》要求，到 2020 年京津冀地区非常规水源配置量超过 20 亿立方米。[③]

（2）北京市层面。《北京市中水设施建设管理试行办法》要求建筑面积 2 万平方米以上的旅馆、饭店、公寓等，建筑面积 3 万平方米以上的机关、科研单位、大专院校和大型文化、体育等建筑，按规划应配套建设中水设施的住

---

① 中华人民共和国建设部、中华人民共和国科学技术部：《关于印发〈城市污水再生利用技术政策〉的通知》，中华人民共和国住房和城乡建设部网站，http：//www. mohurd. gov. cn/wjfb/200611/t20061101_ 158500. html，最后访问日期：2019 年 9 月 1 日。

② 国务院：《水污染防治行动计划》，中国政府网，http：//www. gov. cn/gongbao/content/2015/content_ 2853604. htm，最后访问日期：2019 年 9 月 1 日。

③ 安徽省水利厅：《转发关于非常规水源纳入水资源统一配置的指导意见》，安徽省水利厅网站，http：//www. ahsl. gov. cn/openness/detail/content/5a4adbf0fd6f36b446000000. html，最后访问日期：2019 年 9 月 1 日。

宅小区、集中建筑区等均按规定配套建设中水设施。[①]《北京市排水和再生水管理办法》明确了对损害排水和再生水设施行为的处罚力度，设定了运营单位未履行维护管理职责的法律责任。[②]《北京市节约用水管理办法》鼓励绿化使用雨水和再生水，逐步减少使用自来水。住宅小区、单位内部的景观环境用水和其他市政杂用用水，应当使用雨水或者再生水，不得使用自来水。[③]

2. 制订再生水发展方案，完善政策支持

北京市结合污水治理和再生水利用阶段发展实际，坚持点面结合、建管并重、政策集成、政企协同、创新驱动的工作原则，制订并实施了第二个三年行动方案。[④] 方案明确到2019年底，全市污水处理率达到94%，再生水利用量达到11亿立方米的具体目标，并制定了一系列支持政策：将污水处理和再生水利用设施建设项目相关审批权限由市级下放至区级，优化了再生水利用项目审批流程；鼓励探索利用农村集体建设用地开展污水处理和再生水利用设施建设的新模式；推动制定自建污水处理和再生水利用设施运营经费补贴政策，建立自建设施运营经费保障机制。北京市在环境治理上的决心和工程建设力度，以及对再生水利用的补贴扶持政策，为涉及污水处理、污泥处理、管网建设等环保类企业和产业发展带来了一定的发展机遇。

3. 实行特许经营政策，推动产业发展

北京市通过分区授权、区域与流域相结合的形式，推行了不同的特许经营模式，不断推进再生水利用设施市场化建设、专业化运营改革。

---

① 北京市水务局：《北京市中水设施建设管理试行办法》，北京市水务局网站，http：//www.bjwater.gov.cn/bjwater/300747/300754/300760/306784/index.html，最后访问日期：2019年9月1日。

② 北京市水务局：《北京市排水和再生水管理办法》，北京市水务局网站，http：//www.bjwater.gov.cn/bjwater/300747/300754/300760/306760/index.html，最后访问日期：2019年9月1日。

③ 北京市水务局：《北京市节约用水管理办法》，北京市水务局网站，http：//www.bjwater.gov.cn/bjwater/300747/300754/300760/306757/index.html，最后访问日期：2019年9月1日。

④ 北京市人民政府：《北京市进一步加快推进污水治理和再生水利用工作三年行动方案（2016年7月—2019年6月）》，北京市人民政府网站，http：//www.beijing.gov.cn/gongkai/guihua/2841/6590/6630/1700290/1532710/index.html，最后访问日期：2019年9月1日。

中心城区由北京排水集团作为特许经营主体，开展中心城区污水处理和再生水利用服务，由市政府固定资产投资和特许经营主体筹资共同解决项目征地、工程建设资金及50%的拆迁资金。中心城区稳定的特许经营模式，理顺了再生水运行管理体制，经营主体机组设计处理能力充裕，设备运行保证率高，出现紧急情况时污水处理厂和再生水厂可以实现协调响应，极大提高了中心城区再生水的供应和保障能力。其他区域通过公开招标、竞争性谈判等方式确定各区域特许经营主体，采用政府与社会资本合作（PPP）、委托运营等模式开展污水处理和再生水利用设施建设、运营。①

排水系统特许经营政策使北京排水、污水处理、再生水利用设施管理体制和运行模式逐渐向市场化、专业化转变，城市排水系统的建设由政府直接投资转变为政府与社会资本“利益共享、风险共担”的共同体关系，明确了回报机制与盈利模式，既减轻了政府的财政负担，又很大程度地降低了社会主体的投资风险，提升了再生水企业的投资积极性，广泛吸引了社会资本的投入，有效推动了再生水相关产业的发展。

三　再生水产业特点分析

1. 再生水特性决定其产业发展特殊性

同自然水资源相比，再生水作为新开发的水源具有特殊性（见图4）。

从其来源来看，再生水不是来源于自然界的天然水资源，而是来源于经过使用后的废弃污水，再生利用过程就是将污水资源化的过程，具有重新赋予水的资源属性的特点。

从商品属性来看，再生水具有价格属性，从再生水厂出厂后，可以直接进入供应市场进行交易，不同于天然水资源存在并直接取用于公共水域内的

① 北京市人民代表大会常务委员会：《北京市水务局关于〈中华人民共和国水法〉、〈中华人民共和国水污染防治法〉、〈北京市水污染防治条例〉、〈北京市河湖保护管理条例〉实施情况的报告》，北京市人大常委会门户网站，http：//www.bjrd.gov.cn/zt/cwhzt1423/hywj/201605/t20160506_ 162840.html，最后访问日期：2019年9月1日。

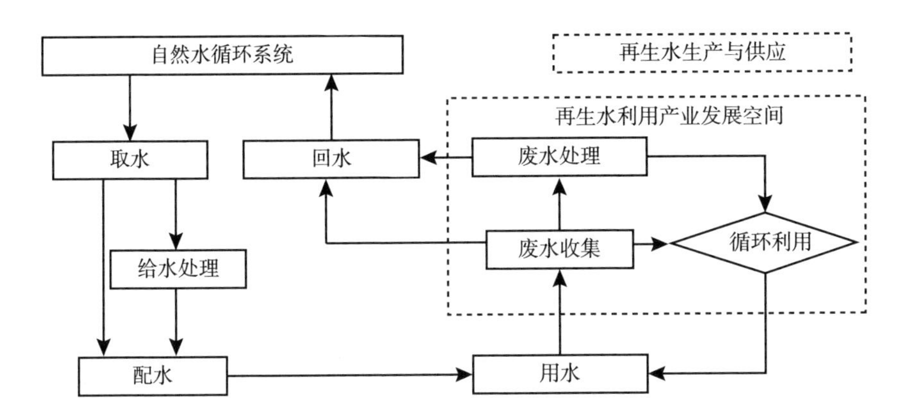

图4　再生水利用与水循环利用关系示意图

形态。

从再生水供应市场的角度来看，具有商品属性的再生水在水资源稀缺的供应市场中的形态可近似于生活必需品。如果把再生水视为天然水资源的可替代品，那么再生水的使用必须具有优于天然水资源产品之处，这种优势可体现在水量、水质、使用成本、应用便利程度等方面。

应用实践表明，再生水的生产成本高于天然水资源，再生水应用便利程度滞后于天然水资源。从污水到再生水的过程是赋予再生水资源特性和商品价值的过程，污水经过污水处理企业净化加工处理后形成再生水产品，再生产品水具有同自然水源处理后的产品水相同的可被销售的商品化特性，再生产品水限定具体的使用用途与使用用户，但是符合使用标准的高品质的再生产品水可以通过再生水供水管线对不同的用户或根据不同的用途形成多种商品水，如景观环境、市政杂用、工业和农业等用水。

2. 再生水产业的主要特点

再生水特性决定了其产业发展的特殊性。

一是公益化特性。再生水利用是污水资源化利用，具有公益性、社会性的特点，因此决定了其产业发展应以政府为主导，制定合理的政策，通过引导和规范污水回用的经济运作方式，提高污水资源化利用的发展速度，让公

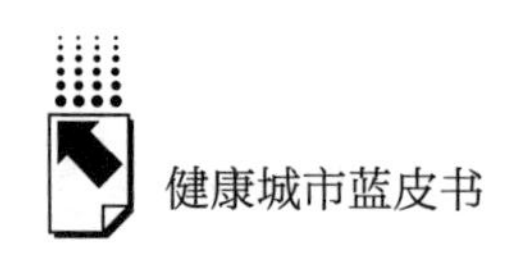

众在尽可能少支付的情况下得到优质的产品和服务，实现公众利益和社会利益，同时满足环境保护的要求。

二是具有可持续性。再生水利用即污水资源化利用的政策目标在根本上符合可持续发展的基本原则，污水资源化能满足当代人的一部分用水需要，尽可能多地保存现有水资源；既实现当代人类经济发展的目标，又保护人类赖以生存的资源，促进人水和谐发展。

三是需求差异化特性。再生水存在不同使用用户和不同使用用途的需求，这种需求可以通过市场化，即再生水成为水产品并通过交易而得到满足。

四是微利性。再生水可以通过规模生产来实现，再生水成为产品水可交易并存在一定的获利空间，但由于其公益性，利润很低。

四 北京市再生水产业发展中存在的主要问题

1. 产业发展的管理法规有待完善

北京再生水利用产业发展的专项管理法规缺失，特别是缺少对再生水生产行业准入、行业监管、安全运营服务等相关的管理规定。对再生水的部门管理是多部门管理，各主管部门缺乏综合协调机制。

2. 相关激励政策不足

科学合理再生水水价体系尚未形成，难以刺激再生水利用规模提升。不同类别（原水、自来水、再生水等）差额水价对水资源利用结构影响很小，再生水的价格优势难以体现，无法发挥市场机制有效配置资源的作用。目前实施的非常规水利用优惠政策缺乏具体措施，减免有关税费的政策没有明确执行方式，可操作性弱，优惠扶持政策受益范围较小。

3. 缺乏监督和应急管理制度

再生水生产监督管理薄弱，出水水质不稳定，若出水水质不达标则在生态与景观环境用再生水、农业灌溉用再生水、地下回灌时会存在一定的安全隐患。在使用建筑中水时，入户中水水质不稳定会影响用户感受，并存在极大的卫生隐患，入户后管线错接导致使用不安全。对于出现来水超过再生水厂的设计处理能力等原因引起的再生水出水水质不达标、再生水使用过程出现的安全隐患缺少相应的应急管理制度等。

五　政策建议

1. 建立健全地方再生水相关产业法规及制度

建立再生水相关产业发展的法规，研究拟定与再生水产业有关的管理办法及政策文件，完善再生水产业制度标准，形成法规与制度双重约束，促使再生水相关产业监督管理水平、服务管理水平、依法行政水平不断提高。

在地方层面，积极探索再生水相关产业的立法，增强地方的立法积极性，鼓励再生水相关产业发展较为迅速的地区各级政府积极开展本地区的再生水相关产业的立法工作，明确本地区促进再生水相关产业健康发展的重要因素和关键点，从地方层面为再生水相关产业发展提供法制保障，同时也为国家层面再生水相关产业立法提供实践基础。

2. 强化行政强制和经济激励措施，推广利用再生水

在需求端，从行政强制和市场激励两方面着力推动，提高相关企业使用再生水的积极性，增加有效需求。京津冀缺水地区、地下水超采区，以及水污染严重区，要按照“能用尽用”的原则，优先配置再生水；工业生产、城市绿化、道路清扫、生态景观、洗车等行业要优先推广使用再生水。

实施可操作性鼓励优惠政策，优化再生水与外调水、地表水、地下水的比价关系，维持再生水的供水价格低于自来水水价的价差优势，引导用户积极使用再生水。在工业、洗车、市政环卫、城市环境绿化等用水行业探索建立再生水利用量与水资源费征缴挂钩机制，对有条件使用再生水的用户，按照再生水利用量的一半减征或免征常规水源利用量的水资源费。

3. 完善政策引导和市场激励措施，加强再生水开发利用

在再生水生产企业实行激励扶持政策方面，政府给予一定财政支持，提升企业的生产积极性，从生产端加强再生水的开发和利用技术。完善用电扶

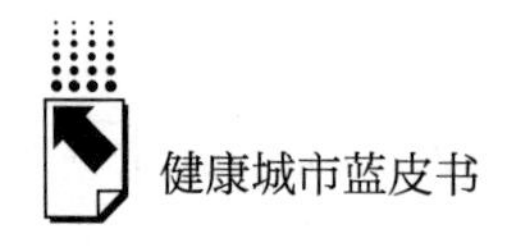

持政策，对再生水生产用电不执行峰谷电价政策，部分再生水处理设施执行居民生活用电价格；对再生水企业继续实行免征增值税政策，再生水生产经营企业在运营初期亏损时，可向税务机关申请减免相关税额；实施再生水管网建设“以奖代补”政策，逐步形成财政补助同再生水用量、再生水利用率挂钩的长效激励机制。

充分发挥社会资本参与再生水相关产业工程建设的作用，拓宽再生水利用管网建设的投融资渠道，鼓励社会资本参与工程建设，对列入 PPP 项目库的项目给予支持；在统一规划的基础上，按照“多筹多补、多干多补”的原则，补助与奖励相结合，加大财政奖补力度，充分调动社会各方面参与再生水产业建设的积极性。

4. 严格供水企业安全监管和风险管控，保证再生水供水安全

加强政府的安全监管，建立涵盖再生水分类、再生水厂进出水水质、再生水工艺流程、再生水生产技术监测等内容的再生水相关产业的标准体系；实现再生水厂出水实时监测，建立再生水水质不定期巡检机制以及第三方检测机构对再生水水质的定期抽检制度；采取特许经营制，保障再生水设施安全运营。

增强对供水企业的风险防控，建立日常水质监测制度，实现环保部门对再生水厂出水的实时监测；制定供水突发事件应急预案，避免再生水利用发生重大风险，将风险降低至可接受水平；设置完整的应急管理指挥系统并提升应急救援人员的综合能力，保证再生水水源水量稳定、水质安全。

健康人群篇

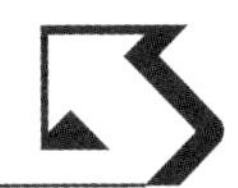

Healthy Population

B.16 工作场所职工身心一体化健康管理模式探索

闫焱 师宁*

摘　要： 工作场所是职业人群从事生产活动的场所，也是开展健康管理和促进的重要场所。工作场所健康管理就是健康生产力管理，是现代健康管理的一种重要途径。以身心一体化的理念开展工作场所的职工健康管理，职工、企业、社会均可受益，效果显著。打造工作场所健康管理和促进的典型案例，将对我国工作场所健康促进起到积极推动作用。目前存在的主要问题是认知程度不足、广泛性不足、资金来源渠道受限、专业健康管理人才短缺、模式尚未成熟。工作场所健康管理与促进工作是一项

* 闫焱，研究生学历，主任医师，北京电力医院院长助理、健康管理部主任，主要研究方向：职业人群健康管理；师宁，博士研究生，北京电力医院健康管理部主治医师，主要研究方向：中医健康管理。

长期系统工程，需要政府支持、企事业单位重视、职工广泛参与。专业医疗机构或健康管理机构要不断探索实践，综合运用现代医学发展的新技术、新成果，通过多种方法和手段赢得企业的支持和职工的认可，使健康促进工作由被动变为主动。

关键词： 工作场所　健康管理　身心一体　职业人群

一　背景

（一）健康管理的出现和发展

自20世纪50年代以后，人类的主要疾病谱由传染性疾病向心脑血管疾病、糖尿病、肿瘤等慢性非传染性疾病转变。世界卫生组织发布的《2002年世界健康报告》显示，慢性非传染性疾病已造成全球大于60%的死亡，且预计到2030年将上升至75%，已严重危害人类的身心健康。慢性病的致病因素非常复杂，是不健康的生活方式（不合理膳食、吸烟、体力活动不足）、遗传、社会因素、精神因素等多个因素相互综合作用的结果，其中生活方式与慢性病的发生发展关系密切。全球慢性非传染性疾病呈井喷式增长的现状，促使以疾病为中心的传统医学模式向以健康为中心的大健康模式转变，健康管理应运而生。

健康管理通过对个体或群体生活方式和慢性病危险因素的连续全面管理，可以阻断、延缓甚至逆转慢性非传染性疾病的自然进程，从而达到维护健康的目的。

（二）工作场所开展健康管理的历程

工作场所健康促进理论产生于20世纪90年代中后期欧美发达国家，自20世纪五六十年代这些国家就开始大力开展职业卫生工作，并开展了很多工作场所健康促进项目。通过几十年发展，建立了相应的法律、标准体系，创立了专业组织和机构，取得了丰富的实践经验，并形成了一些较为成熟的职业健康促进模式。工作场所健康促进在我国起步较晚，长期以来以职业病防治和卫生宣教为主，80 年代工作场所健康促进理念传入我国。随着经济社会发展，大型国有企事业单位开始逐渐积极探索实践工作场所健康促进的试点项目，根据不同职业人群的工作特点，开展具有行业特色的健康管理项目，如航空航天系统、电力系统、石油石化系统、公务员系统，编写了行业健康指导手册，取得了一些积极成果，也积累了一定的经验。但由于企事业单位发展不平衡，目前工作场所健康促进开展主体仍以公共卫生机构为主，与发达国家相比，我国的工作场所健康促进在技术方法、认知程度、资金投入、广泛性等方面还存在差距。2017 年国家卫计委发布了“十三五”全国健康促进与教育工作规划，从国家政策层面对工作场所职工的健康促进活动给予支持，工作场所健康促进工作迎来了新的契机。

（三）身心一体化健康管理模式的形成

“形神一体”观是中国古代哲学、医学的重要学术思想之一。形，即形体；神，即精神。“形神一体”强调身体和精神的统一。身心一体思想由 20 世纪法国哲学家梅洛·庞蒂提出。在疾病的发生与发展过程中，身心因素在相互叠加、相互影响，医学领域关于身心疾病的研究也在不断深入。北京电力医院经过十余年的探索，在工作场所职工健康管理工作中运用中医的整体观，同时关注生理、心理和社会因素对健康的影响，在管理生活方式的同时将心理调适贯穿整个健康管理始终，应用“知信行”模式帮助职工建立健康信念，培养健康生活方式，养成健康生活习惯，调动其参与健康管理的主动性和积极性，开展身心并重、中西并举的身心一体化健康管理。

二　身心一体化健康管理模式

（一）“五师共管”的团队工作模式

身心一体化健康管理采用“五师共管”的团队工作模式，由营养师、

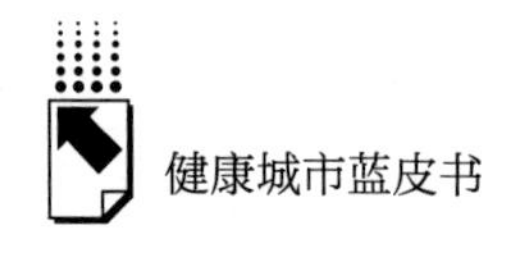

运动管理师、临床医师、健康管理师、心理咨询师组成“五师共管”的健康管理团队，共同完成职工的健康管理工作。

营养师在医学营养评价与干预的基础上，借助于人体成分分析等现代化评估手段，形成评估、诊断、处方、跟踪、评价五步循环管理。运动管理师负责运动处方的制定，进行科学有效的运动指导。临床医师团队负责职工疾病问题的咨询、解答，制订慢性病管理方案并为整个团队提供多学科团队（MDT）专家支持。心理咨询师对职工进行心理健康筛查、压力测评、情绪测量、人际关系测评、职业发展测评等多维度全面的心理体检，开展生物反馈放松、箱庭治疗、电话咨询等多种减压、心理支持手段。在身心一体化健康管理工作中持续关注职工的心理状态，借助于心理学专业手段激发职工的心理动力。健康管理医师借助于远红外热成像检测仪、中医经络检测仪等中医现代化设备，开展中医体质辨识、中医体质调理、亚健康调理和慢性病的中医干预工作，将推拿、导引、中医适宜技术融入职工的健康管理工作之中。

（二）“四部曲”的工作流程

身心一体化健康管理按照健康信息收集、健康信息汇总分析、干预方案的实施、健康管理效果评估四个基本步骤开展（见图 1）。

1. 健康信息收集

对管理的职工群体中每个个体既往体检、就诊等健康信息进行收集整理，包含生理生化检查、身体功能检查、生活方式和膳食回顾评估等健康相关信息，重点关注其疾病相关异常指标、各器官系统功能状态和营养素摄入水平及膳食习惯等内容。

2. 健康信息汇总分析

由营养师、运动管理师、临床医师、健康管理师、心理咨询师组成“五师共管”的健康管理团队，对已经收集的健康信息进行汇总分析，进行小组讨论，以“健康会诊”的方式对健康问题进行“诊断”，找出出现健康问题的原因，以此作为制订干预方案的依据。将个体职工看成一个有机的整体，综合制订营养、运动、心理、中医干预方案，协同开展健康干预。

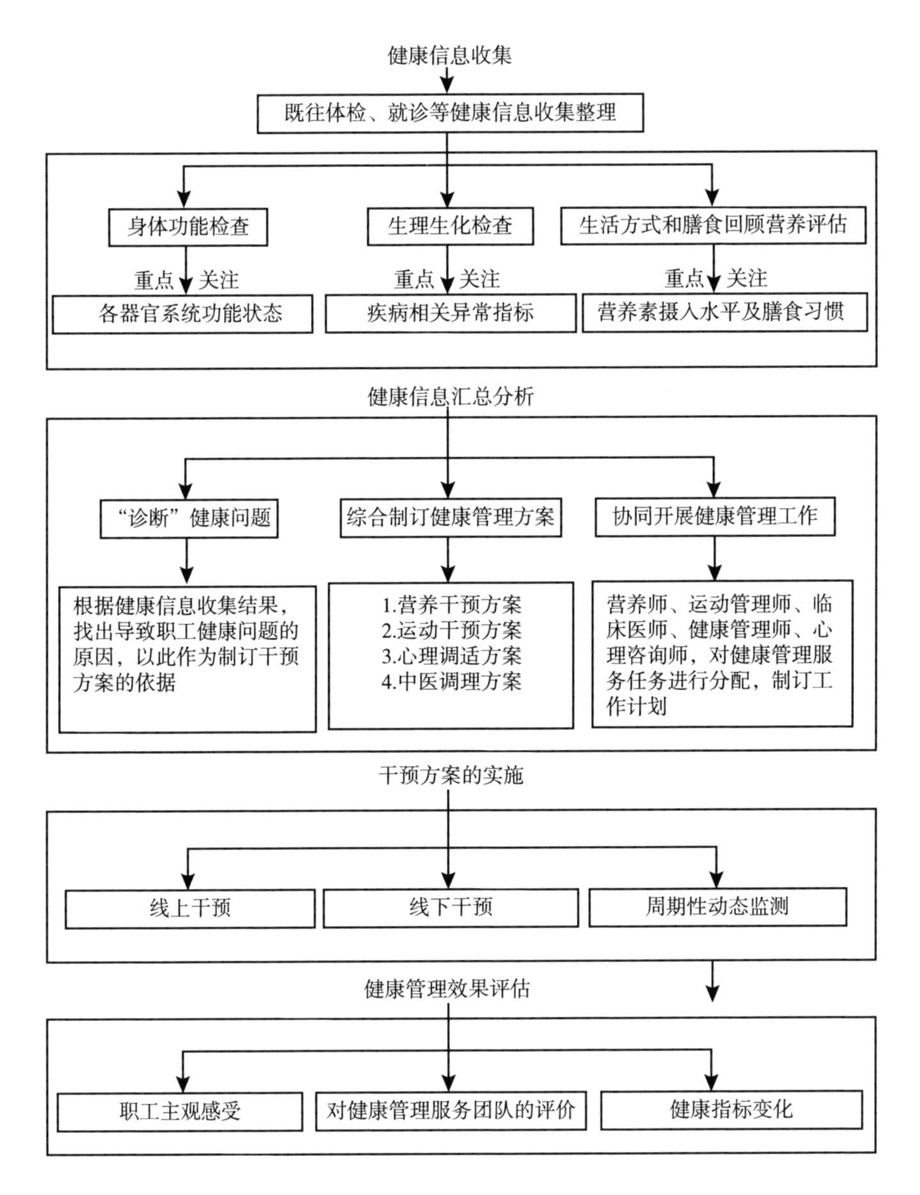

图 1　身心一体化健康管理流程

3. 干预方案的实施

干预以医学营养评价和干预、体适能评估和运动指导为两大主要抓手，采取营养指导、运动指导、心理调适、中医调理等多种手段，通过线上干预与线下干预相结合的形式，对职工进行周期性动态管理和阶段性的方案调整。

4. 健康管理效果评价

在健康管理的效果评价中重点关注三个维度，一是职工的主观感受，二是健康指标的变化，三是职工对健康管理服务团队的评价。

（三）身心一体化健康管理模式的特点

1. 坚持“身心并重”的管理模式

运用中医学“天人合一”的整体观，将职工看做一个有机的整体。每一位职工都不是一个孤立的个体，其健康状况受自然环境、社会环境、工作环境、家庭环境的综合影响，应同时关注其身体和心理双重因素对健康的影响，采取多种手段身心并重地改善其健康状况。

2. 突出个性化干预

在健康干预中采用“群体 + 个体”相结合的模式，在群体管理中突出对职工个体的个性化管理。在健康管理的开展过程中应遵循中医学“三因制宜”的原则，因人制宜、因时制宜、因地制宜，为职工制订个性化的健康管理方案。

3. 注重个体参与性

职工是健康管理和健康促进的对象和直接受益者，职工的参与情况是健康管理和促进成败的关键因素。身心一体化健康管理注重个体的参与性，让职工参与到健康问题的讨论和健康干预方案的制订过程中，自始至终与“五师团队”共同面对健康问题，携手解决健康问题。

4. 发挥组织的优势

组织的支持是工作场所健康管理与促进顺利进行取得成效的关键因素之一。健康管理工作启动之前与归口管理部门就工作内容、形式、流程和需要对方配合的环节进行充分的沟通，相互理解，达成共识。同时，以培训、沙龙等形式宣传贯彻健康管理的理念和方法，营建工作场所健康促进的组织氛围，取得企业的支持，充分发挥企业在健康促进中的组织优势。

5. 抓住营养和运动两个关键点

世界卫生组织提出健康四大基石：合理饮食、适量运动、戒烟限酒、心理平衡，营养和运动在健康中的作用不言而喻。我们以医学营养评价和干预、体适能评估和运动指导为抓手，开展职工的健康管理工作。对职工进行医学营养评价，出具营养处方和营养干预方案，借助于膳食量化工具，开展膳食指导工作。通过专业的运动体适能检测、体态分析、步态分析等检测手段，结合人体成分分析等医学检查资料，出具个性化运动处方，提供有目的、有计划、科学的运动指导。

6. 注重荣誉体系建设

健康荣誉体系的建设有助于营造组织健康氛围，提高健康管理的成效，同时健康荣誉体系也可以作为企业文化的一部分。在健康管理活动开展过程中，定期对职工的运动、饮食情况进行总结，综合体重、腰围等基础指标，进行评分并树立先进典型。通过荣誉体系的建设，增加趣味性、调动职工参与的积极性，营造“我健康，我快乐”的健康文化氛围。

7. 强调阶段性效果评价

评价是健康管理工作的重要环节。在健康管理的开展过程中，定期开展阶段性的效果评价，注重职工的主观感受和客观指标的变化，同时关注职工对健康管理团队满意度的评价。根据评价结果对下一阶段健康管理方案进行调整和修正，阶段性成果也可以提高职工下一阶段健康管理的依从性。

8. 采取线上线下相结合的互动模式

健康管理师线上推送营养微课堂、运动微视频和其他健康知识以及对职工个体的指导意见。职工可以在线上与健康管理团队互动，进行健康咨询，上传每日膳食、运动等相关信息，并可进行中医体质辨识、焦虑抑郁量表、心理状态测评等量表的自评和健康知识的学习。

线下干预形式主要有面对面的访谈，面对面的指导和干预，小组形式的健康讲座、健康沙龙；深入职工食堂进行现场用餐和营养指导；在工作场所现场进行运动指导以及在工作场所开展箱庭治疗、音乐放松等职业紧张干预活动。

在健康管理信息平台的支撑下，采取线上干预与线下干预相结合的健康管理模式，节省了传统健康管理模式对人力和物力的消耗，提高了健康管理的工作效率，同时增加了职工的体验感和依从性。

9. 践行中西并举的工作理念

中医药文化源远流长，在养生保健中的作用一直深受广大人民群众的欢迎，健康管理“未病先防”的理念与中医学“治未病”思想不谋而合。开展具有中国特色的健康管理，需根植于我国的传统文化。身心一体化健康管理在中医学“治未病”思想的指导下，遵循“天人合一”整体观，辨证论治-个性化原则，发挥中医药的优势，应用中医适宜技术对职工进行健康指导和健康干预，可取得良好效果。例如，中医传统功法八段锦、太极拳、穴位按摩、耳穴按压、刮痧、拔罐等，对于强身健体、改善体质偏颇状态效果显著。同时，可借助于中医现代化设备，将人体功能状态以数字化、图形化的形式展示，作为健康管理效果评估的参照和手段。

三　身心一体化健康管理案例

北京电力医院健康管理部通过对连续7年体检数据的分析，发现职业人群超重和肥胖在历年体检阳性体征检出率方面排名第1位，检出率达61.26%，且是多种慢性病的共同危险因素，遂以体重管理为切入点，开展群体的健康干预工作，改善人群整体健康状况，提高其健康生产力。本文以2016~2017年北京电力医院健康管理部与某单位工会合作开展的职工身心一体化体重管理项目为例，对其开展过程、方案和效果进行介绍。

1. 身心一体化体重管理对象分组

采取方便抽样法，选取该单位所属20家下级单位的500名职工开展体重管理项目，职工自愿报名，按职工所属单位进行分组，每家单位为一组，干预时间为12周。

2. 干预方法和方案

（1）干预前准备工作。①北京电力医院健康管理部准备工作、组织沟通、流程设计和项目组人员前期 SOP 培训。②软硬件的准备，包含监测使用的仪器设备、智能手机、信息平台等。③被管理对象的准备工作，包含心理准备和身体准备，让职工了解生活方式与慢性病之间的关系，对健康管理有一定认识，本着自愿接受管理的原则，做好思想准备，应对管理过程中可能遇到的困难。

（2）组织指导职工填写“膳食回顾调查问卷”“健康风险调查问卷”，进行人体成分分析检测，为其进行生活方式评估，调取体检和就诊信息，建立健康档案。

（3）按职工所属单位进行分组，对每组职工实行集中培训，为其制订健康管理计划和干预方案，开展为期 12 周的体重管理。对职工进行健康风险评估、医学营养评价和体适能评估，形成健康风险评估报告、医学营养干预方案和运动指导方案。

（4）干预方案。干预方案采取群体与个体相结合的方式。群体干预包括集中健康讲座、座谈、宣传和群中推送运动和营养微视频、发放健康干预资料。个体干预包括制订个性化干预方案、面对面健康咨询和健康指导、微信群互动和电话干预等方式。

其一，微信干预管理：将职工按所属单位分组，组建微信群，每组配备固定的运动指导师、营养师、健康管理师、临床医师、中医师进行专业管理。职工按照干预方案要求，每日晨起自测体重和腰围，每日晚间上传运动时间、强度和方式，上传一日三餐配餐照片。健康管理师、临床医师负责对职工的健康问题进行答疑，督促职工每日按时上传运动量、饮食情况，推送健康知识。营养师对职工的一日三餐情况进行点评、指导和饮食宣教。运动指导师根据职工的群体特征结合个人特点进行运动指导，录制运动微视频，推送到微信群。中医师负责从中医角度为职工提出健康管理建议。

其二，现场访谈和随访干预指导：在为期 12 周的干预过程中，开展 8 次现场访谈和现场随访干预指导，面对面进行健康咨询和开展健康问题小组讨论。过程中包含 1 次职工培训，2 次职工的群体现场膳食指导、运动指导和互动交流。

其三，阶段性回访：在干预的第 4 周、第 8 周和第 12 周分别进行阶段性的效果评价，评价干预效果。评价指标包括干预前后职工的体重、基础代谢率、内脏脂肪、体脂百分比、腰臀脂肪比、肌肉量等。同时，关注职工的主观感受和对健康管理团队的评价。

3. 统计分析方法

应用 Epidata3. 1 软件建立数据库，并采用 SPSS 21. 0 软件包进行统计学处理。使用的统计方法包括 t 检验、方差分析、相关分析、卡方检验等。

4. 技术路线

身心一体化体重管理项目的技术路线如图 2 所示。

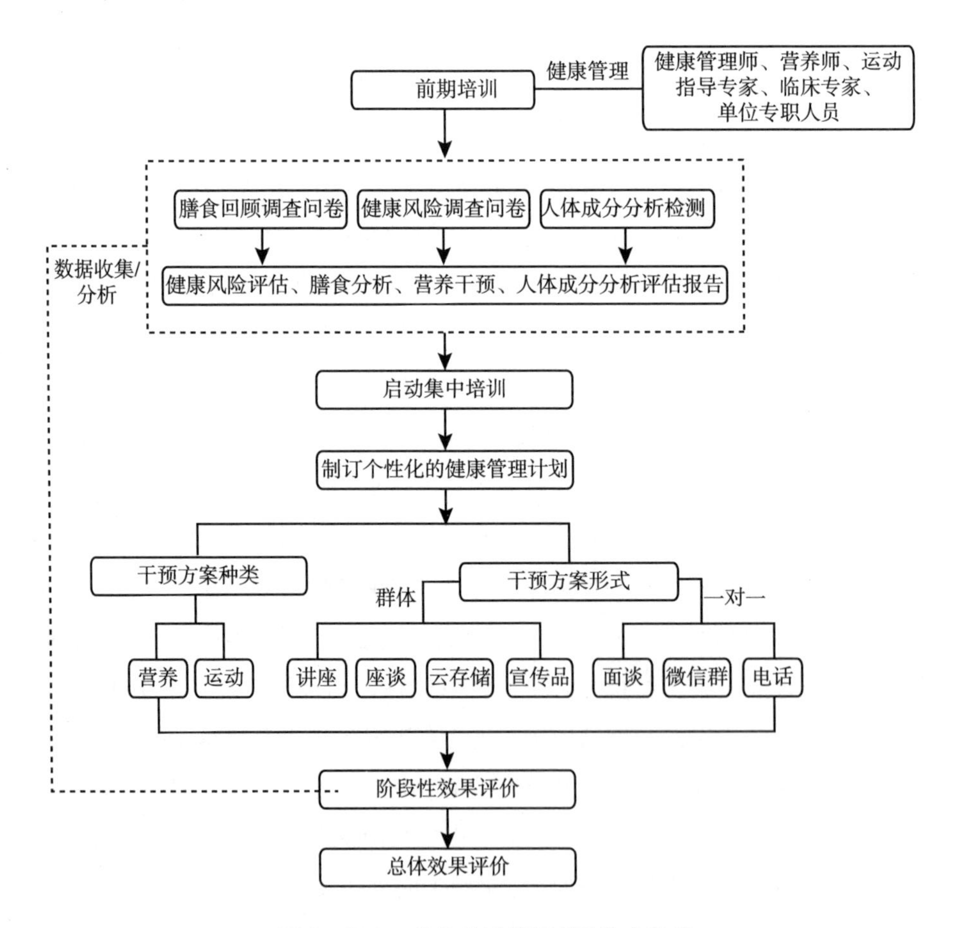

图 2　身心一体化体重管理项目技术路线

5. 干预效果评价

在干预 12 周后，对 500 例职工干预前后的人体成分检测结果进行配对样本 t 检验，以 $p<0.05$ 为差异有统计学意义。结果显示，除左下肢肌肉力量干预前后变化无统计学意义以外，人群在基础代谢率、体重、内脏脂肪、身体质量指数、体脂百分比、腰臀脂肪比、右下肢肌肉力量 7 个指标上在干预前后均有显著差异（$p<0.05$），有统计学意义，具体结果见表 1。

表 1　500 例身心一体化体重管理职工干预前后人体成分检测结果对比

人体成分分析指标	t 值	p 值	平均值差值	差值 95% 置信区间	
				下限	上限
基础代谢率	8.97	0.00	34.95	27.22	42.68
体重	-8.73	0.00	-1.96	-2.41	-1.52
内脏脂肪	-10.96	0.00	-12.72	-15.02	-10.41
身体质量指数	-6.45	0.00	-0.78	-1.01	-0.54
体脂百分比	-9.62	0.00	-2.11	-2.54	-1.67
臀腰脂肪比	-11.10	0.00	-0.03	-0.03	-0.02
右下肢肌肉力量	3.31	0.00	0.07	0.03	0.11
左下肢肌肉力量	-0.99	0.32	-11.02	-33.09	11.05

由以上数据可以看出，经过 12 周以体重管理为切入点的群体 + 个体的身心一体化职工健康管理活动，效果显著，职工的人体成分分析结果变化明显，健康指标好转。通过"互联网 +"的健康管理方式，线上线下互动，人群参与度高，对该人群的健康产生了积极的影响，值得进一步推广。

6. 企业的收益

（1）开展工作场所职工身心一体化健康管理，是企业履行社会责任的体现，彰显对职工的关心关爱，树立企业关爱职工的公众形象。

（2）增加企业的凝聚力，打造和谐的工作环境，提高健康生产力。

7. 职工的收益

（1）改善健康相关指标，减少慢性疾病危险因素，减少慢性疾病的发生。

（2）缓解职业紧张，改善人际关系，提高职业生命质量。

（3）促进职工所在家庭的健康生活方式养成。

四 工作场所职工健康管理存在的问题

目前我国工作场所健康促进活动仍以公共卫生机构和医疗机构为主，某些特定行业和大型企业开展了工作场所职工健康管理的探索和实践，但尚未形成一定的规模，推广有一定难度。

1. 认知程度不足

健康管理“治未病”的观念尚未深入人心；工作场所健康管理与促进对广大企业和职工来说还是一个相对陌生的概念，关注度不高。企事业单位对职业人群的健康问题重视程度良莠不齐，普遍存在资金投入不足的现象。政府方面越来越重视工作场所的健康促进工作，但是配套的政策尚待完善。

2. 广泛性不足

国内一些大型企业和特定的行业积极开展了工作场所职工健康管理的探索和实践工作，但其广度、深度和可持续性均不够。目前世界上各国中小企业的健康管理与促进工作都存在广泛性不足的问题，我国在这方面的问题也同样存在。

3. 资金来源渠道受限

当前企业开展职业健康与促进活动经费无专项列支渠道，中小企业因经营水平限制，更无此项费用的预算。经费的不足，在一定程度上制约了工作场所健康管理促进工作的开展。

4. 专业健康管理人才短缺

目前我国健康管理行业处于起步并蓬勃发展的阶段，多数由体检机构转型而来，从业人员水平参差不齐，对于行业发展而言，需要专业的健康管理人才队伍来支撑。

5. 模式尚未成熟

虽然一些专业机构一直在探索工作场所健康管理工作模式，也积累了一定的经验，但尚未形成行业内公认的成熟工作模式，缺乏行业标准。

五　职业人群健康管理的对策建议

工作场所健康管理与促进工作是一项长期的系统工程，需要政府支持，企事业单位重视，职工的广泛参与。专业医疗机构或健康管理机构要不断探索实践，综合运用现代医学发展的新技术、新成果，通过多种方法和手段赢得企业的支持和职工的认可，将健康促进工作由被动变为主动。

1. 政府层面的建议

（1）从政府层面重视加强职业人群的健康教育，增强职业人群健康防护和维护意识。

（2）逐步出台工作场所健康促进相关配套政策，为企事业单位和开展工作场所健康促进服务的机构提供政策支持。

（3）在政府有关部门的主导下，开展连续性的全国项目或活动，以带动各级政府、组织、企业和学术机构逐步科学地开展健康管理与促进活动。

2. 企业层面的建议

（1）提高工作场所职工健康管理工作重视程度，明确归口管理部门组织开展健康管理和促进相关工作。

（2）在有条件的企业开展工作场所日常健康监护，职工健康素养提升、健康生活方式打造、健康文明工作场所建设和职业紧张综合干预等工作。

（3）在中小企业开展以职业危害和职业卫生防护为主的卫生宣教活动，在具有一定规模和生产水平的企业根据实际情况开展健康教育和健康促进活动。

3. 健康管理行业层面的建议

（1）加强学科建设。重视新技术、新成果在健康管理工作中的应用，开展工作场所职工健康管理工作模式的探索，加大健康管理适宜技术的开发和应用，构建健康管理信息平台，用以支撑健康管理工作开展。

（2）加速健康管理专业人才培养。推进健康管理人才队伍建设，打造专业健康管理团队，提供专业服务。不断加大健康管理师、营养师、运动指导师等培训的覆盖面，规范培训和认证体系，培养更多健康管理专业人才。

（3）动员企业参与。动员企业将健康管理与促进纳入自身发展规划，充分调动企业发挥其主导作用，调动职工参与健康管理与促进活动的积极性，形成自上而下、自下而上的健康工作氛围。

（4）打造典型案例。采取多种有效手段和方法，满足企业和职工多层次的健康需求，打造工作场所健康管理和促进的典型案例，这将对我国工作场所健康管理与促进工作起到积极推动作用。

B.17

2017年北京地区体检人群健康状况分析

张静波　李强　陈硕*

摘　要： 为了分析2017年北京地区体检人群的检测数据，了解体检人群异常指标特征，为首都市民健康促进工作提供参考资料，课题组收集了2017年在全市所有健康体检机构开展健康体检人群的数据资料，对其进行汇总整理，分别按照性别和年龄段进行分组，分析主要异常指标情况，提出健康管理建议。结果显示：男性人群前十位异常指标检出为血脂异常、超重、脂肪肝、甲状腺结节、骨量减少、血尿酸升高、幽门螺杆菌阳性、血压增高、肥胖、颈动脉斑块，女性人群前十位异常指标检出为乳腺增生、甲状腺结节、血脂异常、骨量减少、超重、幽门螺杆菌阳性、脂肪肝、子宫肌瘤、血压增高和颈动脉斑块。综合来看，超重肥胖、血脂异常、脂肪肝、骨量减少、血尿酸升高、血压增高、颈动脉斑块等代谢性指标是影响北京地区体检人群健康的主要风险因素，乳腺增生和子宫肌瘤是影响北京地区女性健康的主要风险因素。

关键词： 体检　健康状况　健康风险

* 张静波，副研究员，北京市体检中心主任，主要研究方向：疾病预防、卫生管理；李强，副研究员，北京市体检中心办公室副主任，主要研究方向：健康管理、卫生管理；陈硕，高级工程师，北京市体检中心科教信息科科长，主要研究方向：健康管理信息化。

一 背景

随着经济的发展和社会的进步，人民生活水平不断提高，居民的生活方式、饮食习惯发生了巨大的变化。人群疾病谱也发生了明显变化，高血压、糖尿病、肥胖和超重、高血脂以及恶性肿瘤等慢性非传染性疾病成为影响人类健康的主要疾病，给家庭和社会带来沉重负担。[①] 随着居民的健康保健意识大幅增强，健康体检行业在近年得到快速发展。截至 2017 年底，北京地区共拥有健康体检机构 229 家，较 2013 年增长了 17.4%。2017 年全年健康体检人群规模达 374 万人次，较 2013 年增长了 15.7%。健康体检能够及时检测出常见慢性病的高危因素，应用合适的健康评估工具对体检数据进行分析，能够提示体检人群罹患重要慢性病的风险，从而进行有效的健康干预，进而改善人群的健康状况，提高人群健康水平。

本文汇总了 2017 年全市健康体检机构的体检数据，通过统计分析，针对前十位重大异常指标，组织相关专家进行了科学分析，并结合相关领域学科研究结果提出了有针对性的预防措施。研究结果对了解北京地区体检人群健康状况以及促进首都居民健康水平具有积极作用。

二 研究方法

1. 资料收集

通过信息平台集中收集体检信息。2017 年，共收集到北京地区 229 家体检机构全年所有 18 岁以上健康体检人群的数据信息，共计 3741798 人。

---

① Yang G., Wang Y., Zeng Y., et al., “Rapid Health Transition in China, 1990 - 2010: Findings from the Global Burden of Disease Study”, *Lancet* (2013), pp. 1987 - 2015; Wang H., Naghavi M., Allen C., et al., “Global, Regional, and National Life Expectancy, All-cause Mortality, and Cause-specific Mortality for 249 Causes of Death, 1980 - 2015: A Systematic Analysis for the Global Burden of Disease Study 2015”, *Lancet* (2016), pp. 1459 - 1544.

2. 资料整理

将229家体检机构来源的体检数据统一合并，对所有检测指标的检出率进行排序，结合城市慢性病流行情况，针对检出率较高的指标进行分析。

3. 质量控制

北京市体检质量控制和改进中心已经形成成熟的专业质控管理体系，每年组织开展质控管理、飞行检查、专业培训等工作，保证体检机构的服务质量。由科教信息科专业人员对整理好的数据进行详细筛查审核，筛选出单项指标检测极值和高于预期检出率平均值的指标，专人负责与责任体检机构电话沟通确认。

4. 资料分析

所有指标分析按照性别分为男性组和女性组，按照年龄段分为18～29岁年龄组、30～39岁年龄组、40～49岁年龄组、50～59岁年龄组、60～69岁年龄组、70～79岁年龄组和80岁及以上年龄组。

三　研究结果

1. 体检人群总体健康风险

代谢异常是体检人群的主要健康风险。血脂异常在男性人群中检出率居第一位，高达34.83%，超重和脂肪肝检出位居第二和第三位，骨质疏松/骨质减少检出率居第五位。女性人群中除乳腺增生外，血脂异常、骨质疏松/骨质减少和超重分别居第三位、第四位和第五位（见表1）。

表1　2017年全市健康体检前十位异常指标检出率

单位：%

男性			女性		
序号	异常指标	检出率	序号	异常指标	检出率
1	血脂异常	34.83	1	乳腺增生	38.28
2	超重	31.17	2	甲状腺结节	27.06
3	脂肪肝	27.21	3	血脂异常	24.04

续表

男性			女性		
序号	异常指标	检出率	序号	异常指标	检出率
4	甲状腺结节	23.71	4	骨质疏松/骨质减少	21.89
5	骨量疏松/骨质减少	21.05	5	超重	18.36
6	血尿酸升高	18.05	6	幽门螺旋杆菌阳性	17.01
7	幽门螺旋杆菌阳性	17.69	7	脂肪肝	15.03
8	血压增高	17.58	8	子宫肌瘤	12.02
9	肥胖	17.05	9	血压增高	10.32
10	颈动脉斑块	15.29	10	颈动脉斑块	10.09

2. 主要异常指标情况

（1）血脂异常。2017 年，全市总体人群、男性人群及女性人群血脂异常检出率分别为：29.90%、34.83% 和 24.04%，男性人群血脂异常检出率明显高于女性。在 60 岁及以上人群中，女性血脂异常检出率高于男性（见图 1）。

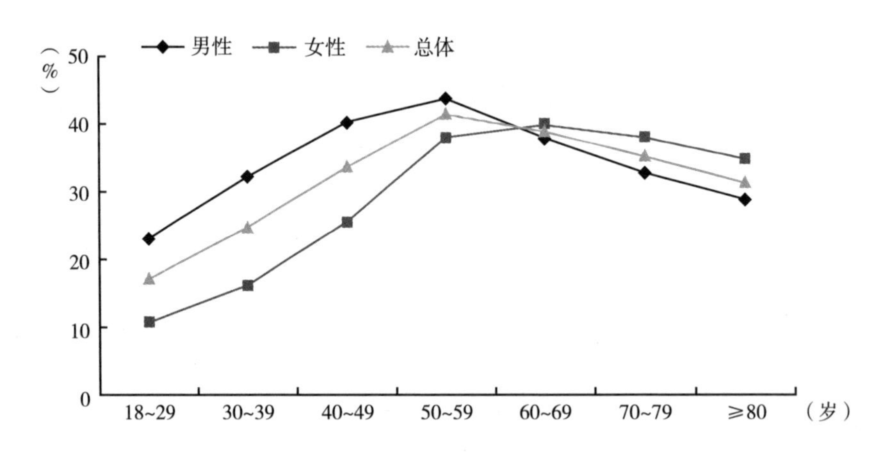

图 1　2017 年全市各年龄段人群血脂异常检出情况

（2）超重和肥胖。2017 年，2017 年全市各年龄段超重和肥胖的总体检出率为 25.32% 和 13.15%，超重的检出率为肥胖的检出率近一倍，体重超标率（超重 + 肥胖）为 38.47%，超过总体检人数的 1/3。男性超重检出率为 31.17%，女性超重检出率为 18.36%。男性肥胖检出率为 17.05%，女性肥胖检出率为8.57%。不同年龄段男性人群超重、肥胖检出率均高于女性（见图2和图3）。

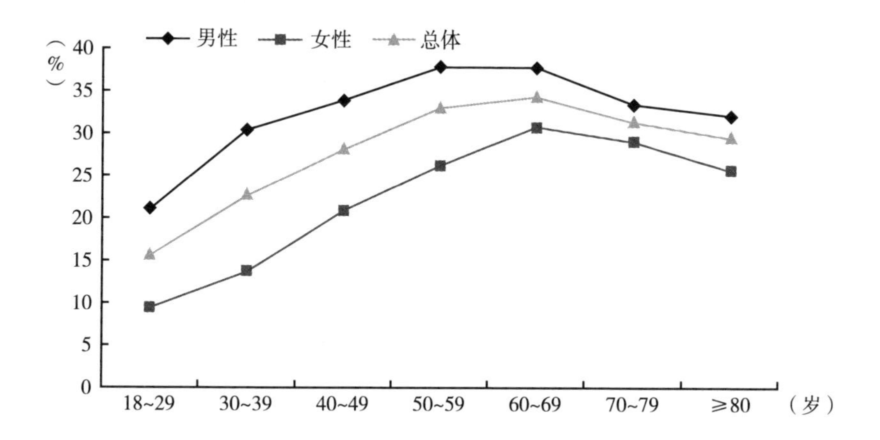

图2　2017年全市各年龄段人群超重检出情况

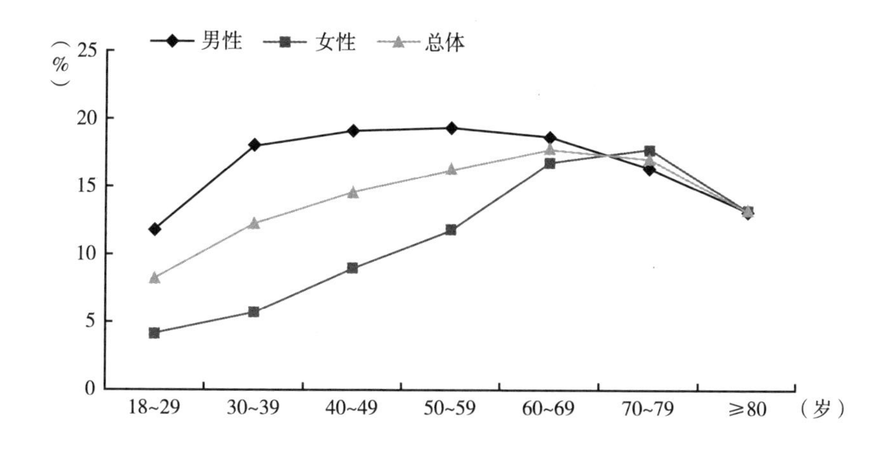

图3　2017年全市各年龄段人群肥胖检出情况

（3）脂肪肝。2017年北京市体检人群脂肪肝检出率21.56%，在前十项重大异常指标检出率中排在第三位。其中男性脂肪肝的检出率为27.21%，占男性异常指标的第三位，女性脂肪肝检出率为15.03%，占女性异常指标的第七位。同一年龄组男性检出率均高于女性，在70岁及以上人群中，检出率逐年下降（见图4）。

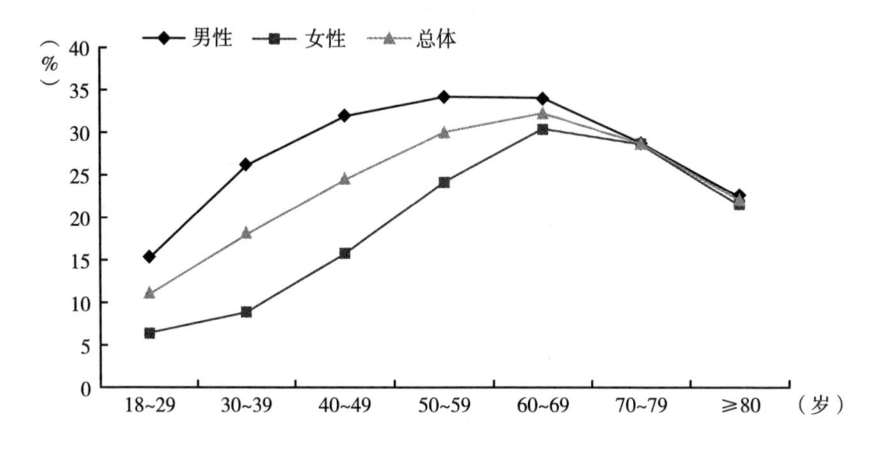

图4 2017年全市各年龄段人群脂肪肝检出情况

（4）骨质疏松/骨质减少。2017年，全市开展骨密度检测人数为943635人，骨量减少总体检出率为12.99%。男性人群骨量减少检出率（13.82%）高于女性人群检出率（11.98%）。骨质疏松总体检出率为8.44%，女性骨质疏松检出率（9.91%）高于男性（7.23%）（见表2和表3）。

表2 2017年全市各年龄段人群骨质减少检出情况

单位：%

年龄	总体检出率	男性检出率	女性检出率
18~29岁	4.82	5.10	4.51
30~39岁	7.77	8.62	6.71
40~49岁	14.26	16.44	11.68
50~59岁	19.19	19.25	19.12
60~69岁	20.29	20.07	20.55
70~79岁	19.99	20.68	19.09
≥80岁	14.61	15.17	13.57
合　计	12.99	13.82	11.98

表3　2017年全市各年龄段人群骨质疏松检出情况

单位：%

年龄	总体检出率	男性检出率	女性检出率
18～29岁	1.45	1.21	1.72
30～39岁	2.78	2.84	2.69
40～49岁	6.11	6.63	5.50
50～59岁	11.16	10.24	12.38
60～69岁	19.30	13.73	25.83
70～79岁	25.35	18.03	34.79
≥80岁	25.53	17.57	40.42
合　计	8.44	7.23	9.91

（5）血尿酸升高。2017年，血尿酸升高总体检出率为12.98%，在男性前十位重大异常指标中排在第六位，检出率达18.05%，而血尿酸升高未列入女性前十位异常指标排名（检出率为6.76%），男性人群检出率明显高于女性人群（见表4）。

表4　2017年全市各年龄段人群血尿酸升高检出情况

单位：%

年龄	总体检出率	男性检出率	女性检出率
18～29岁	11.64	18.23	4.32
30～39岁	13.50	20.47	5.23
40～49岁	12.74	18.85	5.22
50～59岁	12.94	15.61	8.91
60～69岁	13.14	15.03	11.06
70～79岁	14.16	14.51	13.75
≥80岁	17.59	17.36	17.96
合　计	12.98	18.05	6.76

（6）幽门螺杆菌阳性。2017年全市总体人群（男＋女）幽门螺旋杆菌阳性检出率、男性人群幽门螺旋杆菌阳性检出率及女性人群幽门螺旋杆菌阳性检出率分别为17.39%、17.69%和17.01%。男性人群各年龄组幽门螺杆

菌阳性检出率普遍高于女性。女性 40 岁后幽门螺杆菌阳性检出率呈下降趋势（见表 5）。

表 5　2017 年全市各年龄段人群幽门螺杆菌阳性检出情况

单位：%

年龄	总体检出率	男性检出率	女性检出率
18～29 岁	11. 81	13. 11	10. 46
30～39 岁	17. 56	17. 27	17. 91
40～49 岁	20. 09	19. 35	21. 03
50～59 岁	19. 31	19. 69	18. 76
60～69 岁	18. 85	19. 63	17. 92
70～79 岁	19. 58	21. 07	17. 44
≥80 岁	17. 03	17. 21	16. 66
合　计	17. 39	17. 69	17. 01

（7）血压增高。2017 年，全市总体人群、男性人群及女性人群血压增高检出率分别为 14. 22%、17. 58% 和 10. 32%，男性人群血压增高检出率明显高于女性。男性、女性人群检出率随年龄增长而呈上升趋势（见图 5）。

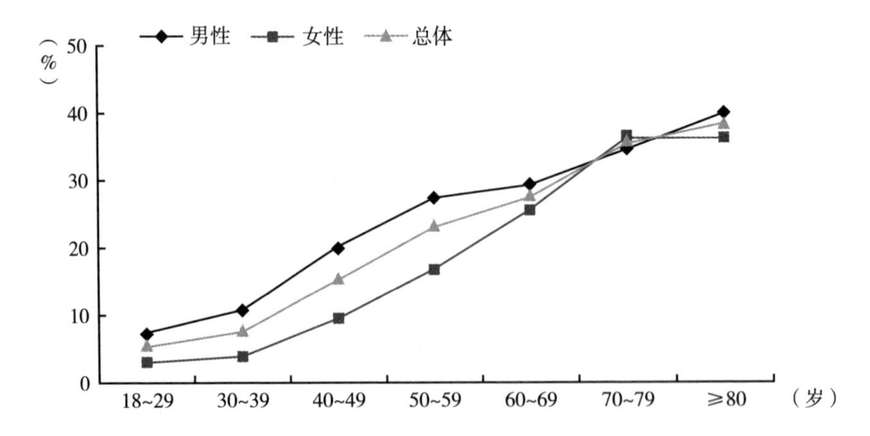

图 5　2017 年全市各年龄段人群血压增高检出情况

（8）颈动脉斑块和硬化。2017 年，总体人群、男性人群及女性人群颈动脉斑块检出率分别为 12.93%、15.29%、10.09%。男性人群检出率明显高于女性；男性、女性人群检出率均随年龄增长呈上升趋势（见图 6）。

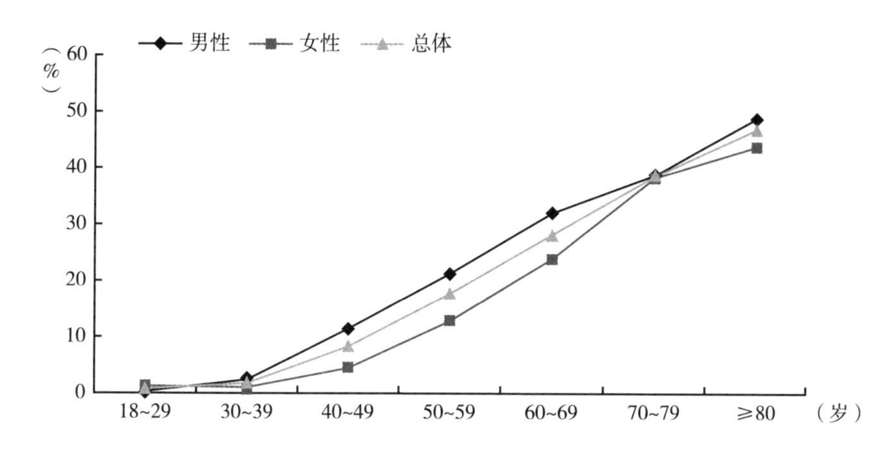

图 6　2017 年全市各年龄段人群颈动脉斑块检出情况

总体人群、男性人群及女性人群颈动脉硬化检出率分别为 5.98%、7.28%、4.42%，男性人群检出率明显高于女性；男性人群检出率随年龄增长呈上升趋势，女性 30 岁以后人群检出率随年龄增长呈上升趋势（见图 7）。

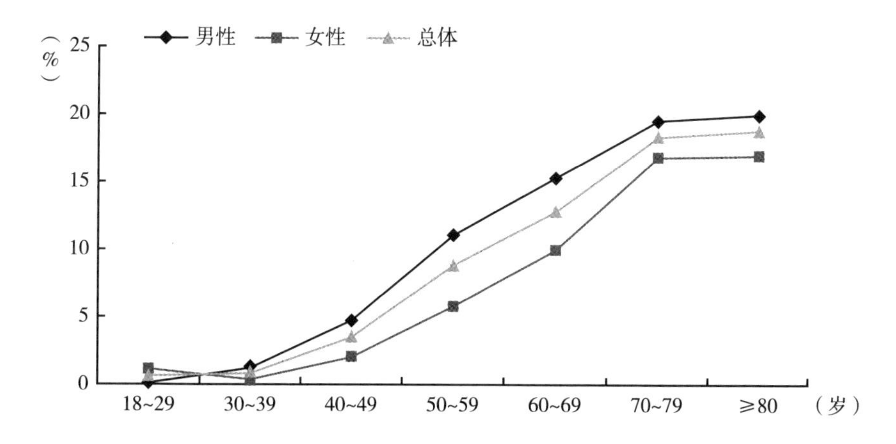

图 7　2017 年全市各年龄段人群颈动脉硬化检出情况

3. 女性人群相关主要疾病风险情况

（1）乳腺增生。2017 年，全市女性人群共检出乳腺增生 404777 人，检出率为 38.28%。女性从婚育期开始，乳腺增生检出率随着年龄增长呈上升趋势，在 40～49 岁达到高峰，以后随着年龄的增长逐渐下降（见图 8）。

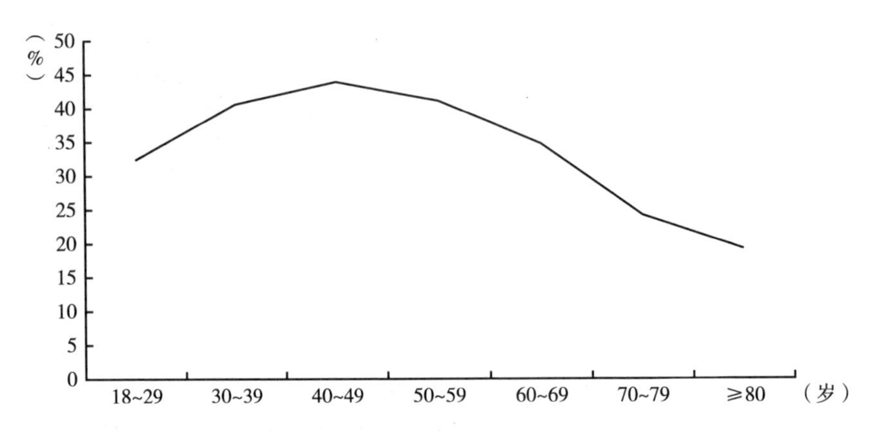

图 8　2017 年全市各年龄段女性乳腺增生检出情况

（2）子宫肌瘤。2017 年北京市共对 1104041 名女性进行了妇科超声检查，检出子宫肌瘤 132701 例，检出率为 12.02%。女性从生育期开始，子宫肌瘤检出率逐渐升高，在 60 岁及以上人群中，子宫肌瘤检出率开始下降（见图 9）。

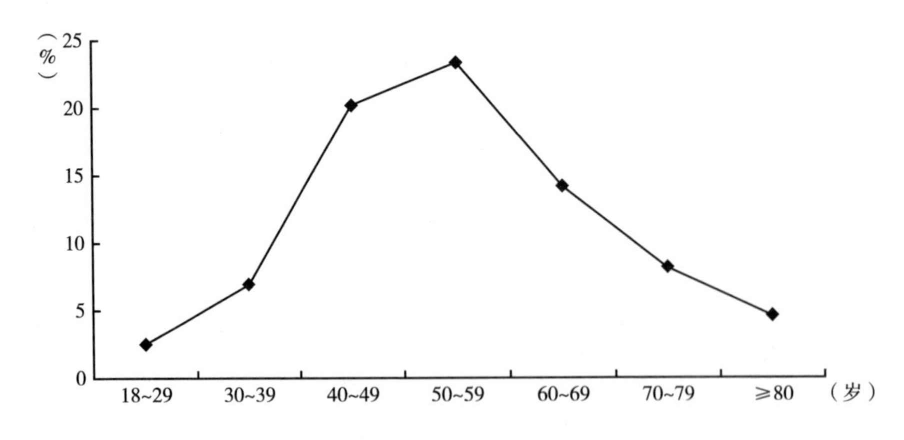

图 9　2017 年全市各年龄段女性子宫肌瘤检出情况

四 讨论

1. 体检人群慢性病危险因素

代谢相关的指标异常是北京地区体检人群的主要特征。血脂异常、超重肥胖、脂肪肝、幽门螺杆菌阳性、血压增高、血尿酸增高以及颈动脉斑块等这些与慢性非传染性疾病密切相关的指标在体检人群中检出率高，是影响当前北京市居民健康的重要风险因素。

血脂异常可直接引起一些严重危害人体健康的疾病，如动脉粥样硬化、冠心病、胰腺炎等。[①] 研究显示，在早发性冠心病患者中，血脂异常的患病率高达 75% ~85%。[②] 2017 年，北京地区体检人群血脂异常检出率为 29.90%，在男性人群异常指标中排第一位，在女性人群中排列第三位。男性人群检出率（34.83%）明显高于女性人群检出率（24.04%），$p<0.001$。男性在 60 岁之前，血脂异常随年龄增长逐渐升高，可能与此年龄段工作压力大、社会应酬过多、吸烟饮酒过度、高脂饮食及生活不规律等因素有关，而 60 岁后血脂异常检出率逐渐下降。女性在 60 岁之前，血脂异常随年龄增长逐渐升高，但检出率明显低于男性，60 岁之后检出率明显高于男性，考虑与女性雌激素水平降低有关，因雌激素可以增加低密度脂蛋白受体活性，起到降低胆固醇和低密度脂蛋白的作用。60 岁以后，女性进入绝经期，失去雌激素对于血脂较低水平的保护作用。血脂异常是威胁人类健康的头号杀手之一，是心脑血管疾病的主要危险因素之一。建议血脂异常人群除药物治疗以外，进行生活方式干预，每周进行适度中等强度运动和肌肉力量训练，成人采用低热量饮食。

肥胖是一种多因素引起的慢性代谢性疾病，随着肥胖的患病率不断升高，由肥胖引发的各种疾病及死亡风险也不断增高，已成为我国严重的公共

① 陈灏珠、林果为：《实用内科学（第 13 版）》，人民卫生出版社，2012。

② Genest J. J. Jr.，Martin-Munley S. S.，McNamara J. R.，et al.，“Familial Lipoprotein Disorders in Patients with Premature Coronary Artery Disease”，*Circulation*（1992），p. 2025.

卫生问题。[①] 2017 年全市超重、肥胖总体检出率仍处于较高水平，总体人群体重超标率（超重和肥胖）为 38.47%，超过总体检人数的 1/3。超重和肥胖的体重问题总体呈现随年龄增长而逐步增高的趋势，体重问题呈现显著年轻化倾向，近 1/4 的年轻人存在体重问题。男性在超重和肥胖的总检出率上都显著高于女性，在各年龄段分段统计上也较同年龄段女性的超重肥胖检出率显著增高。越年轻差距越大，18～29 岁男性超重检出率已达到 21.08%，为该年龄段女性超重检出率（9.44%）的 1 倍多；至 30～39 岁年龄段，男性肥胖检出率已达到 17.96%，为同年龄段女性肥胖检出率的 3.1 倍，提示该人群应成为体重管理的重点人群。单一的干预措施往往由于减重者依从性差等原因而减重效果不明显，倡导这部分人群实施有利于体重控制的多动少坐健康生活方式和低脂低盐低糖低卡的膳食模式。

非酒精性脂肪性肝病（NAFLD）是全球最常见的慢性肝病，普通成人非酒精性脂肪性肝病患病率介于 6.3%～45%，包括中国在内的亚洲多数国家非酒精性脂肪性肝病患病率处于中上水平。[②] 2017 年，北京市体检人群脂肪肝检出率 21.56%，排在第三位。其中男性脂肪肝的检出率为 27.21%，占男性异常指标的第三位，女性脂肪肝检出率为 15.03%，占女性异常指标的第七位。同一年龄组男性检出率均高于女性。研究证明，非酒精性脂肪性肝病与肥胖、代谢综合征（MS）、遗传因素密切相关，对于肝硬化、原发性肝癌、冠心病、慢性肾病和结直肠肿瘤等的产生具有促进作用。提倡非酒精性脂肪性肝病人群严格控制体重，定期体检监测，积极开展有氧锻炼，修正不良行为的生活方式，健康饮食。

骨质减少是临床骨质疏松症发生前的必经阶段，最严重的危害就是骨折。而且，骨质疏松性骨折的医疗和护理，需要投入大量的人力、物力和财

---

① James W.，“Obesity：A Global Public Health Challenge”，*Clinical Chemistry*（2018），p. 24；Wu J.，Xu H.，Yuan Y.，et al.，“Six-year Changes in the Prevalence of Obesity and Obesity-related Diseases in Northeastern China from 2007 to 2013”，*Scientific Reports*（2017），p. 41518.

② Younossi Z. M.，Koenig A. B.，Abdelatif D.，et al.，“Global Epidemiology of Nonalcoholic Fatty Liver Disease-Meta-analytic Assessment of Prevalence，Incidence，and Outcomes”，*Hepatology*（2016），pp. 73－84.

力，造成沉重的家庭和社会负担。因此，骨质减少和骨质疏松的早期筛查和健康干预具有重要意义。2017 年，北京地区体检人群中，骨质减少/骨质疏松检出率在男性和女性任重分别排列第五位和第四位，男性人群骨质减少检出率高于女性人群，而女性人群骨质疏松检出率高于男性。骨质减少和骨质疏松检出率均随年龄增长呈上升趋势，不同年龄组的男性骨质减少检出率均高于女性，50 ~59 岁年龄段检出率最高。不同年龄组的女性骨质疏松检出率均高于男性。女性 50 岁前，骨质疏松检出率很低，50 岁后，骨质疏松检出率迅速升高，明显高于同年龄组的男性，80 岁以上女性骨质疏松检出率高达 40. 42% ，结果与北京地区其他研究一致。[①]

尿酸是体内嘌呤物质的终极代谢产物，含嘌呤食物摄入过多或排泄出现问题都会导致血液中尿酸含量升高。血液中尿酸水平升高，不仅会引起痛风和关节损害，还会引起血管内皮和肾脏的慢性损害，与代谢综合征、糖尿病和高血压等心血管危险因素关系密切[②]，甚至显著增加心血管死亡风险。[③] 2017 年，血尿酸升高检出率在北京地区男性人群中排第六位，男性人群检出率明显高于女性人群。男性 18 ~49 岁人群血尿酸升高检出率高于其他年龄段人群，可能与男性人群 18 岁后逐步进入社会，开始饮酒，社会生活较多，饮食不规律有关。女性 50 岁后，血尿酸升高检出率急剧增长，可能与女性体内激素水平急剧变化有关。提倡血尿酸升高人群改变生活方式，定期检测，控制高尿酸血症，预防痛风发作，防止尿酸结晶引起的器官损害。

---

① 王淑兰、张郡：《北京地区正常成年女性定量 CT 骨密度测量与骨质疏松相关性分析》，《浙江预防医学》2016 年第 28 期。

② Hamadou B. , Boombhi J. , Kamdem F. , et al. , "Prevalence and Correlates of Chronic Kidney Disease in a Group of Patients with Hypertension in the Savanah Zone of Cameroon: A Cross-sectional Study in Sub-Saharan Africa", *Cardiovasc Diagn Ther* (2017), pp. 581 -588; Mahbub M. H. , Yamaguchi N. , Takahashi H. , et al. , "Association of Plasma Free Amino Acids with Hyper Uricemia in Relation to Diabetes Mellitus, Dyslipidemia, Hypertension and Metabolic Syndrome", *Scientific Reports* (2017), p. 17616.

③ Stack A. G. , Hanley A. , Casserly L. F. , et al. , "Independent and Conjoint Associations of Gout and Hyperuricemia with Total and Cardiovascular Mortality", *Quarterly Journal of Medicine* (2013), pp. 647 -658.

幽门螺杆菌感染与慢性胃炎、消化性溃疡、胃黏膜相关淋巴组织淋巴瘤以及胃癌的发病密切相关。[①] 2017 年，北京地区幽门螺杆菌阳性检出率在男性和女性人群分别排第七位和第六位。幽门螺杆菌的检出率随年龄增长上升，40 ~49 岁年龄段检出率最高，且男性的阳性检出率高于女性，提示 30 岁以后尤其是 40 岁左右男性人群是重点关注人群。幽门螺旋杆菌主要经口腔进入人体，因此碗筷消毒、分餐、口腔卫生、定期换牙刷是预防该菌感染最关键的措施。[②]

高血压在我国和世界范围内的患病率都非常高，非妊娠成人就诊及使用处方药的最常见原因是高血压，是心脑血管疾病最主要的危险因素之一。[③] 2017 年，北京地区人群血压增高检出率为 14.22%，低于全国平均水平。[④] 男性人群血压增高检出率明显高于女性，男性、女性人群检出率随年龄增长而呈上升趋势。高血压发病的重要危险因素是年龄、肥胖、家族史、种族、肾单位数减少、高钠饮食、过量饮酒、锻炼不足。建议所有 18 岁或以上个体均进行血压升高的筛查，对有降压药物适应症的患者进行药物治疗，非药物治疗包括限制盐的摄入、进食含钾食物、减重、阻止高血压膳食法、运动、限制酒精摄入等。

颈动脉粥样硬化作为观察全身血管粥样病变的窗口，可以反映整体动脉硬化负荷。颈动脉狭窄和斑块形成是颈动脉粥样硬化的临床标志，与缺血性卒中的发生关系密切。[⑤] 2017 年，北京地区人群颈动脉斑块检出率在男性和女性人群中均排第十位。颈动脉硬化和斑块检出率随年龄增长呈上升趋势，男性人群检出率明显高于女性。颈动脉硬化斑块的形成是脑血管疾病和冠心

① 谢川、吕农华：《中国幽门螺旋杆菌感染现状与根除治疗的利弊》，《中华内科杂志》2017 年第 56 期。

② 李金存：《幽门螺旋杆菌感染的预防和治疗》，《中国保健营养》2017 年第 31 期。

③ Egan B. M., Zhao Y., Axon R. N., "US Trends in Prevalence, Awareness, Treatment, and Control of Hypertension, 1988 - 2008", *The Journal of the American Medical Association* (2010), p. 2043.

④ 王陇德：《中国居民营养与健康状况调查报告之一》，人民卫生出版社，2005。

⑤ 栗静、石正洪：《颈动脉易损性斑块的研究进展》，《中风与神经疾病杂志》2017 年第 1 期。

病等共同的病理基础，严重危害中老年人的身心健康和生命安全。预防颈动脉硬化斑块应注意调整生活、饮食习惯，多参加健身活动，少吃油炸食品、动物内脏、油腻食物，禁烟限酒，降低血脂，保持良好的血压水平。

2. 女性体检人群健康危险因素

乳腺增生发病率呈逐年上升的趋势，影响着女性的身心健康。乳腺增生症在乳腺疾病中最为常见，是乳腺癌的危险因素。[①] 乳腺增生的检查对于乳腺增生症的早期发现和早期干预具有重要意义。2017 年北京地区女性乳腺增生检出率为 38.28%，在女性体检人群异常指标中排名首位。女性乳腺增生在 30 岁开始出现明显升高，40～49 岁女性乳腺增生发病率达到高峰。可能因为此年龄段女性处于性腺机能旺盛期，雌孕激素分泌旺盛，以及受婚姻、工作影响，思想和情绪变化较大，内分泌功能异常有关。[②] 生理性乳腺增生不需要治疗，加强综合预防措施，发现乳腺增生症后应及早治疗。

子宫肌瘤好发于生育年龄，是女性最常见的良性子宫肿瘤。大部分肌瘤无明显症状，多在体检时发现。2017 年，北京地区女性体检人群子宫肌瘤检出率为 12.02%，略高于全国平均水平。[③] 绝经前的育龄期女性检出率较高，与子宫肌瘤的激素依赖性有关。50～59 岁年龄组女性检出率最高，其次是 40～49 岁年龄组女性。全市女性人群子宫肌瘤的总检出率连续多年稳定在 12% 左右。子宫肌瘤的发生与雌激素水平升高关系密切，任何原因引起的激素分泌失调，导致生殖系统功能紊乱，都有可能导致子宫肌瘤的发生。女性婚育期开始需注意合理膳食，保持良好生活习惯，控制不良情绪，降低环境污染等，减少子宫肌瘤的发病。

五　总结

随着人们生活方式的改变，超重（肥胖）、高血压、高血糖、高血脂人

① 赵迪：《影响女性乳腺增生发病率的相关因素研究》，《中国医学工程》2016 年第 24 期。

② 李玲：《女性乳腺增生风险因素分析及干预措施》，《中国医学工程》2016 年第 24 期。

③ 刘丽、许艳瑾、尹伶：《我国子宫肌瘤的流行病学特征》，《现代预防医学》2014 年第 41 期。

群比例逐步上升，也就是通常所说的代谢综合征的组分，这些不良的机体代谢异常随着时间的推移将会在一定程度上导致动脉硬化、心绞痛、心肌梗死、脑梗死等，是心血管系统疾病的独立抑或交叉相关危险因素，对人类健康有着潜在的严重威胁。存在超重或肥胖、高血压、高血糖、高血脂的人常常无明显的自觉疾病症状，大多是在体检中被发现，应该及时进行健康干预，实现早期防治，恢复身心健康。

北京地区2017年体检人群检查结果显示，血脂异常、超重肥胖、脂肪肝等代谢性相关的异常指标排列靠前，应当引起全社会的重视。研究表明，适度的减重可以有效改善肥胖患者的糖脂代谢。持续减重3%～5%，可以使机体血糖和血脂水平得到具有临床意义的改善。通过控制饮食，限制机体能量摄入能够提高机体胰岛β细胞功能，改善胰岛素抵抗，降低机体血糖、血脂水平。① 适宜的低碳水化合物饮食对于降低体重及血糖、血脂水平，改善糖脂代谢效果显著。适宜地增加运动量可以提高患者机体的新陈代谢率，增强机体对自由基的清除能力，降低自由基对胰岛细胞的损害作用，改善胰岛素抵抗②；可以增加机体骨骼肌细胞摄取和利用血糖的能力，降低血糖水平；还可以增强脂肪酶的活性，降低低密度脂蛋白水平，提高高密度脂蛋白水平。③ 长期坚持有氧运动有利于超重及肥胖患者降低体重，改善糖脂代谢。

体检机构应通过各种形式开展健康教育，使大众得到健康教育，普及医学知识，在健康体检中做到防患于未然。主检医师全面评估受检者存在的危害健康的行为及潜在的健康问题，开出健康教育处方，定期随访，互动交

---

① Baumeier C., Kaiser D., Heeren J., et al., "Caloric Restriction and Intermittent Fasting Alter Hepatic Lipid Droplet Proteome and Diacylglycerol Species and Prevent Diabetes in NZO Mice", *Biochimica et Biophysica Acta* (2015), pp. 566－576.

② 魏梅、陈焕娣、谭静等：《延续性护理干预对2型糖尿病患者生活质量的影响》，《广东医学》2013年第34期。

③ Hou X., Lu J., Weng J., et al., "Impact of Waist Circumference and Body Mass Index on Risk of Cardiometabolic Disorder and Cardiovascular Disease in Chinese Adults: A National Diabetes and Metabolic Disorders Survey." *Public Library of Science* (2013), p. 57319.

流，改变不健康的生活行为，养成良好的生活习惯，建立健康的生活方式，提高自我保健能力。

随着国民健康意识的增强和防病理念的转变，我国健康体检行业由最初的被动体检转变为全面健康检测、健康评估与健康指导的主动健康体检及检后管理服务，从单纯体检服务转变为涵盖了健康风险干预、连续检测、健康促进、慢病管理的健康管理综合服务。健康管理服务机构与健康产业持续增长，已成为我国公共卫生与医疗保健服务的重要组成部分，在防控慢病、促进公众健康、促进新兴产业增长中发挥着重要作用。①

① 白书忠、武留信、陈刚等：《中国健康管理创新理论与实践》，《中华健康管理学杂志》2014 年第 8 期。

B.18

北京市成年肥胖居民健康状况分析报告

高 杨　郑志浩*

摘　要： 基于2011年中国健康与营养调查数据的分析结果显示，北京市成年居民的平均体重指数、超重率、肥胖率均超过中国健康与营养调查样本省份均值，是中国健康与营养调查样本省份的“亚军”；低收入群体的肥胖率和中心肥胖率显著高于其他群体；谷物、食用油和酒精饮品消费量较多、动物性食品和水果消费量较少的膳食模式，更易导致超重肥胖问题；年龄偏大、受教育程度偏低、体力活动强度偏高、膳食知识认知水平较低的低收入群体，选择不均衡膳食模式的概率更高，其超重肥胖的概率也更大。提高居民收入水平、强化营养知识的传播与普及以及相应的营养干预，是抑制北京市成年居民超重肥胖蔓延的主要措施。

关键词： 膳食模式　超重肥胖　健康北京

一　背景

改革开放以来，随着经济社会的迅速发展和人民生活水平的快速提升，中国人以令人惊讶的速度迅速“胖”了起来。国家卫计委2015年发布的

* 高杨，中国农业大学经济管理学院在读博士研究生；郑志浩，中国农业大学经济管理学院教授，研究方向：食物消费与营养健康、农村土地政策、粮食安全。

《中国居民营养与慢性病状况报告》显示，中国成年人和儿童青少年的超重肥胖增长幅度都显著高于发达国家。相关研究显示，美国成年人肥胖率由1976～1980年的15.1%上升至2007～2010年的35.3%[①]，中国成年人肥胖率由2002年的7.1%上升至2012年的11.9%[②]，中美两国成年人肥胖率年均增长速度相似。另据非传染性疾病危险因素协作组织（NCD-RisC）发表在《柳叶刀》（*Lancet*）的研究报告，2014年中国已经超越美国成为全球超重肥胖人数最多的国家。[③] 在全国31省份中，北京市为国内成年人“最胖地区”，2012年，北京市的肥胖率高达25.9%，超过全国肥胖率（11.9%）。[④]

超重肥胖的迅速蔓延对国民的身体健康、生活质量、社会生产力以及医疗费用带来负面影响。超重肥胖是造成高血压、糖尿病、心血管疾病等慢性病发生的重要危险因素，超重肥胖人群患病率的不断上升，使预防、诊断、治疗相关慢性疾病的直接医疗费用逐年增加。据赵文华等估算，2003年中国归因于超重肥胖的高血压、糖尿病、冠心病、脑卒中的直接经济负担分别是89.7亿元、25.5亿元、22.6亿元、73.3亿元，4种病的直接经济负担合计高达211.1亿元，占4种病直接疾病负担合计的25.5%，分别占2003年中国卫生总费用和医疗总费用的3.2%和3.7%；当超重与肥胖率比值达到1.1∶1时，超重肥胖导致4种病的直接经济负担将达到3699亿元，将比2003年上升75.2%。[⑤] 因此，超重肥胖蔓延趋势若得不到有效

---

① Cawley, J., “An Economy of Scales: A Selection Review of Obesity's Economic Causes, Consequences, and Solution”, *Journal of Health Economics*, 43 (2015), pp. 244－268.

② 张兵：《中国居民的营养与健康状况》，中国农业大学经济管理学院学术报告，2015。

③ NCD Risk Factor Collaboration, “Trends in Adult Body-Mass Index in 200 Countries from 1975 to 2014: A Pooled Analysis of 1698 Population-based Measurement Studies with 19.2 Million Participants”, *The Lancet*, 2016, 387 (2016), pp. 1377－1396.

④ 王京钟：《慢性病及其危险因素监测数据》，中国疾病预防控制中心网站，http://www.chinacdc.cn/mtbd_8067/201707/t20170710_147556.html，最后访问日期：2019年9月1日。需要说明的是，该结果源于原卫生部于2012年进行的中国居民营养与健康状况调查，与本文采用的中国健康与营养调查数据结果稍有出入。

⑤ 赵文华、翟屹、胡建平、王建生、杨正雄、孔灵芝、陈春明：《中国超重和肥胖造成的相关慢性疾病的经济负担研究》，《中国流行病学》2006年第7期。

遏制，庞大的医疗开支将给公共财政带来沉重负担。从个人角度而言，由于慢性疾病多为终身疾病，除了巨大的经济负担外，还经常伴有并发症，会严重影响患者的生活质量。另外，由超重肥胖引发的心理压力，实际存在的就业、择偶歧视，以及现实中随时随地可以感受到的诸多不便，将会影响甚至改变个人的命运。从国家的宏观经济角度来说，由于中国经济结构的主体尚处在劳动力密集型阶段，超重及肥胖率的上升对中国社会的整体劳动效率构成巨大威胁。① 因此，超重肥胖问题已经不只是个人的外貌和健康问题。超重肥胖的迅速蔓延已经使其成为亟待解决的公共健康问题。如何抑制超重肥胖的蔓延已经成为欧美发达国家政府关注的重点，也将会成为中国和其他发展中国家政府关注的重点。

人体的超重肥胖归根结底是能量摄入量与消耗量不均衡的反映。能量摄入量变化受饮食行为及膳食结构的直接影响。随着国民经济的高速增长和人民生活水平的迅速提高，中国居民的饮食结构发生了显著变化，从传统的以植物类食物为主的膳食结构向以动物性食物为主的西方饮食结构转变，油脂、畜禽肉、甜食以及加工食品的消费量快速上升，豆制品、谷物特别是杂粮的消费量则快速下降，由此导致的居民能量摄入过剩问题日益凸显。能量消耗量变化则与生活和工作方式相关。社会经济的快速发展和技术进步，不仅仅降低了人们在工作、交通、日常生活中的体力活动强度和体力消耗，而且致使职业偏向于“静态”类型，最终导致人们能量消耗量的大大降低。然而，国内外大量数据和相关研究结果表明，成人超重肥胖更多地源于与饮食行为及膳食结构关联的过多能量摄入量而非与生活和工作方式关联的过少能量消耗量。例如，相对于美国居民，讲究饮食健康的法国、日本成人肥胖率较低，分别为 14.4% 和3.6% 。② 过去十年来，中国儿童和老人的体力活动量变化很小，但他们的超重及肥胖率同样呈现迅

① 倪国华、郑风田：《西式快餐、肥胖与公共健康危机——基于行为经济学偏好理论的实证分析》，《中国农村经济》2009 年第 9 期。

② 根据经济合作与发展组织数据，2012 年美国、英国、法国、日本的肥胖率分别为 35.3% 、24.7% 、14.4% 、3.6% 。

速上升的态势。

基于上述认识，本文旨在描述分析北京市成年居民超重肥胖状况，探讨居民饮食偏好与其超重肥胖的因果关系。开展成人超重肥胖问题研究对推动合理饮食、促进国民营养健康有重要的意义。2016 年，中共中央、国务院印发并实施的《“健康中国 2030”规划纲要》提出，把健康摆在优先发展的战略地位，并将引导合理膳食、塑造自主自律的健康行为作为解决营养不足及超重肥胖问题的重要手段。2017 年，国务院办公厅印发《国民营养计划（2017—2030 年）》，强调以“吃动平衡行动”作为全民健康生活方式的重要落脚点，倡导平衡膳食的基本原则，坚持食物多样、谷类为主的膳食模式，致力于推动国民健康饮食习惯的形成和巩固，并对成人超重、肥胖者进行饮食和运动干预。在此思想的指导下，北京市实施《“健康北京 2030”规划纲要》行动计划，提出建设北京市运动促进健康服务平台，将医学体检、体质测定、运动能力评估、膳食营养、科学健身指导等服务进行全面整合，并针对儿童提出推进“营”在校园平衡膳食行动，推进建设中小学校健康食堂，改善学生营养健康状况。同时，北京市卫生计生委、北京市教委、北京市体育局还共同制定了《北京市儿童营养均衡计划》。

二　北京市成年居民超重肥胖现状

（一）超重肥胖定义

超重肥胖是指体内累积了损害健康的异常或过量的脂肪的状况。国际上通常以体重指数（BMI，即“体重/身高的平方”，单位：千克/平方米）和腰围判别成人是否处于超重或肥胖的状态。世界卫生组织将成人体重指数值等于或大于 25 定义为超重，等于或大于 30 定义为肥胖。由于体质差异，中国的肥胖诊断标准不同。2011 年《中国成人肥胖症防治专家共识》制定的判断标准为：体重指数值小于 18.5 为体重过轻，体重指数值为 18.5～23.9 为体重正常，体重指数值大于等于 24 为超重，等于或大于 28 则为肥胖。腰

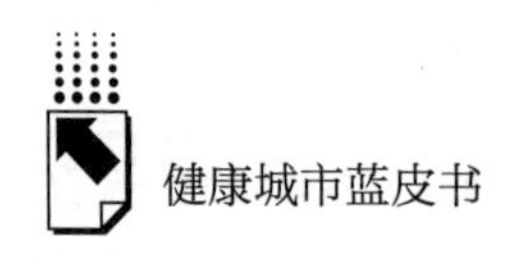

围是反映脂肪分布的重要指标，内脏脂肪堆积于腹部的情况称为中心性肥胖，脂肪分布于臀部及大腿部位的情况则称为周围性肥胖，其中，中心性肥胖的健康危害更大。对于中国成年居民，男性腰围大于 90 厘米、女性腰围大于 85 厘米，即可视为中心性肥胖。脂肪的分布状况也可以腰臀比值（腰围/臀围）来衡量，男性的腰臀比大于 0.95，女性大于 0.85 可被诊断为中心性肥胖。

（二）北京市成人超重肥胖现状描述

本文使用的数据来源于中国健康与营养调查项目，该调查是北卡罗来纳大学教堂山分校卡罗来纳州人口中心与中国疾病预防控制中心国家营养与健康研究所之间合作进行的项目。该调查自 1989 年以来，共进行了 10 轮，其中，1989 ~2009 年的 8 轮调查涉及辽宁、黑龙江、江苏、山东、河南、湖北、湖南、广西、贵州 9 个省份，2011 年及 2015 年两轮调查在保留原有样本省份的基础上，加入了北京、上海、重庆 3 个直辖市。由于 2015 年中国健康与营养调查只公布了部分指标数据，与本文相关的身高、体重、腰围、臀围、食物消费和营养指标数据尚未公布，本文因此基于 2011 年数据开展研究。为避免极端值的影响，本文将体重指数值超过 5 个标准差的样本剔除，最终使用的 2011 年北京成年居民样本为 1079 个。

图 1 展示了 2011 年北京市、上海市、其他中国健康与营养调查项目样本省份成年居民的体重指数均值和中位数以及腰臀比均值和中位数情况。北京市成年居民的平均体重指数值为 24.769，超过了超重的低限阈值；腰臀比均值为 0.884，也超过了女性中心性肥胖的低限阈值。北京市成年居民的平均体重指数显著高于上海市和其他中国健康与营养调查项目样本省份均值，腰臀比值虽然稍高于上海市居民均值，但与其他中国健康与营养调查项目样本省份均值相等。北京市、上海市及其他中国健康与营养调查项目样本省份的体重指数均值皆大于相应的中位数，表明体重指数值偏高的居民比例高于体重指数值偏低的居民，即超重肥胖问题较体重不足问题更为严重。

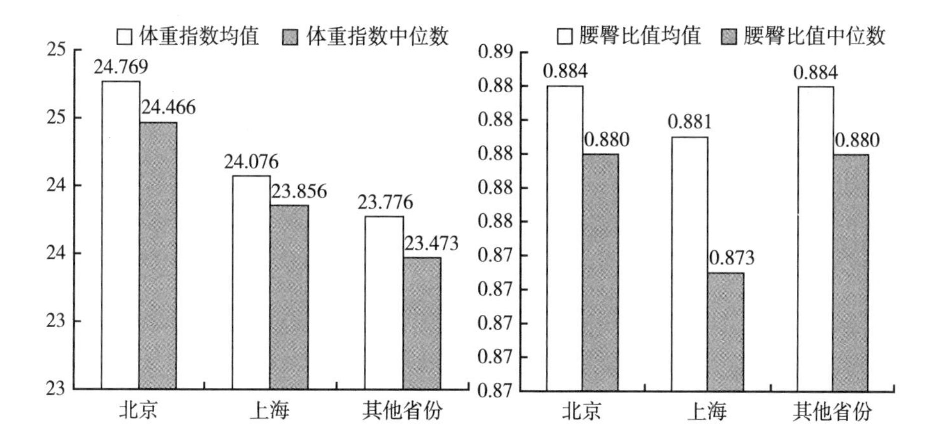

图 1　北京、上海和其他中国健康与营养调查项目样本省份成年居民体重指数及腰臀比状况

资料来源：2011 年中国健康与营养调查。

图 2 展示了北京市、上海市和其他中国健康与营养调查项目样本省份成年居民肥胖及中心性肥胖的状况。图 2 显示，北京市居民处于正常体重的比例最低，只有 42.4%，比上海市低 6.5 个百分点，比其他中国健康与营养调查项目省份低 9.3 个百分点；北京市居民超重和肥胖的比例则均远高于上海市和其他中国健康与营养调查项目省份均值，分别高出 6.5 个百分点和 5.8 个百分点。另外，北京市和上海市成年居民体重过轻的比例均低于其他中国健康与营养调查项目省份。全国成人肥胖人口中，中心性肥胖人口占比接近或超过 2/3，北京市居民中心性肥胖比例高于上海市，但略低于其他中国健康与营养调查项目省份。

图 3 显示，北京市男性与女性的肥胖及中心肥胖状况差别很大，男性超重肥胖比例都高于女性，其中，超重比例比女性高 7.1 个百分点，肥胖比例高 1.6 个百分点。但是，在肥胖人群中，男性中心性肥胖率远低于女性，即虽然男性超重肥胖率更高，但其肥胖对身体的危害性相对较低。

虽然中心性肥胖主要体现在肥胖人群中，但体重指数值较低、未归类为肥胖人群中的许多样本也存在腰臀比值过高的情况。如表 1 所示，北京市居民体重过轻、正常和超重的样本中，分别有 17.2%、26.9% 和 40.6% 的成

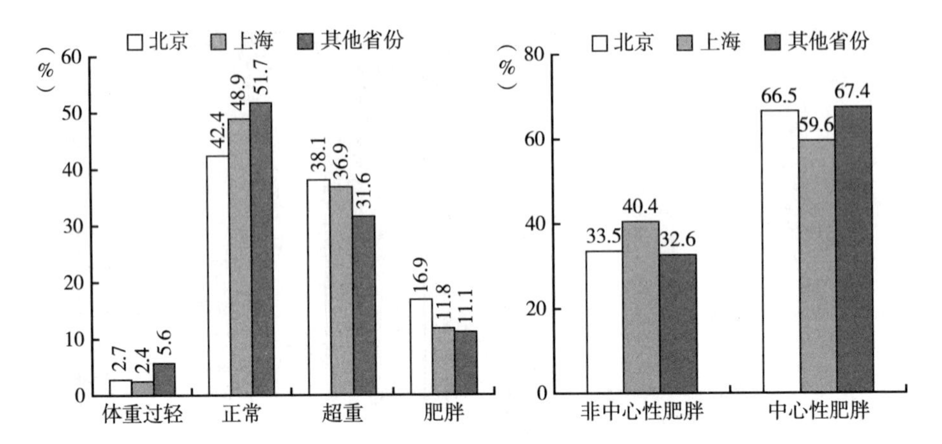

图 2　北京、上海和其他中国健康与营养调查样本省份成年居民肥胖及肥胖人群中心性肥胖状况

资料来源：2011 年中国健康与营养调查。

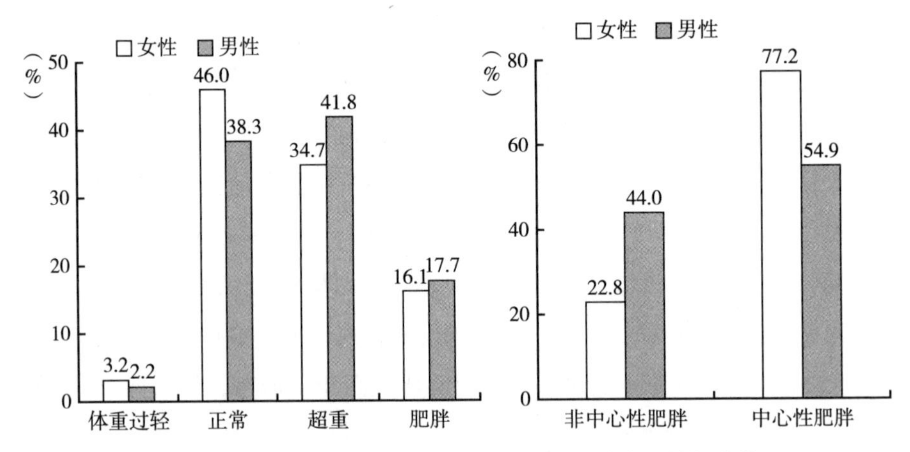

图 3　北京市分性别成年居民肥胖及肥胖人群的中心性肥胖状况

资料来源：2011 年中国健康与营养调查。

人居民存在中心性肥胖问题。除体重过轻的人群外，其他人群的中心性肥胖比例皆表现出女性高于男性的特点，即体重指数显示不存在肥胖问题的女性，仍然有较大一部分人面临腰臀比值过高的中心性肥胖问题。因此，后面的分析中所关注的中心性肥胖问题，不仅限于肥胖人群，而是针对全部人群。

表1　北京市分性别成年居民肥胖及中心性肥胖状况

单位：%

体重状况	全部样本		男性		女性	
	非中心性肥胖	中心性肥胖	非中心性肥胖	中心性肥胖	非中心性肥胖	中心性肥胖
体重过轻	82.8	17.2	81.8	18.2	83.3	16.7
正　　常	73.1	26.9	87.2	12.8	62.6	37.4
超　　重	59.4	40.6	73.2	26.8	44.4	55.6
肥　　胖	33.5	66.5	44.4	55.6	22.8	77.2

资料来源：2011年中国健康与营养调查。

为进一步探究北京市成年居民肥胖状况与收入的关系，我们将北京市居民按家庭收入由低到高均等分为5组。表2显示，随着收入水平的上升，北京市成年居民超重比例先增加后下降，肥胖比例则呈下降态势，但在收入最高处有明显转折，肥胖率大幅上升。在不同收入组中，较低收入组居民的超重状况最为严重，而最低收入组居民的肥胖状况则最为突出，表明低收入居民是最易受到超重肥胖问题困扰的群体，应予以重点关注。中心性肥胖的情况也是如此，在各收入组中，最低收入组居民中心性肥胖的比例最高，接近半数，较低收入组居民则仅次于中等收入组，比例接近40%。

表2　北京市成年居民肥胖及中心性肥胖的收入分布状况

单位：%

收入分组	超重肥胖情况				中心性肥胖状况	
	体重过轻	正常	超重	肥胖	非中心性肥胖	中心性肥胖
最低收入组	2.3	43.1	32.4	22.2	50.9	49.1
较低收入组	3.8	35.2	44.1	16.9	60.1	39.9
中等收入组	1.4	42.8	39.5	16.3	59.5	40.5
较高收入组	2.8	44.9	39.8	12.5	70.4	29.6
最高收入组	3.3	45.5	34.1	17.1	67.3	32.7

资料来源：2011年中国健康与营养调查。

三　饮食偏好对超重肥胖的影响

（一）膳食模式的分类——因子分析和聚类分析

为研究饮食偏好对北京市居民超重肥胖的影响，本文借鉴何宇纳等的方法，采用因子分析和聚类分析相结合的方法将居民依据饮食偏好进行分类。[①] 因子分析是根据原始变量相关矩阵内部的依赖关系对原数据进行降维处理，并通过旋转，使因子变量具有较强的可解释性。聚类分析则是将样本根据其相似程度划分为不同类别。在进行数据分类前，本文将居民日均食物消费量按照五分位计分：消费量低于总体 20 分位的居民的消费水平表示为“1”，第 20 ~40 分位表示为“2”，第 40 ~60 分位表示为“3”，第 60 ~80 分位表示为“4”，消费量超过 80 分位的居民的消费水平表示为“5”。因此，“1”表示消费量最低，“5”表示消费量最高。

具体来说，第一步，采用因子分析法减少食物类别，利用特征值碎石图将 22 种食物类别转换为数量较少的综合因子。第二步，将因子分析中获得的综合因子及因子得分应用于分层聚类分析，并根据树状图确定分类数。在第一步中，根据因子分析碎石图确定的综合因子数为 9。[②] 在第二步中，聚类分析树状图结果显示，消费者应被分为 5 个类别，并且每个类别样本量的分布较为均匀，比例分别为 28.3%、20.1%、14.7%、17.8%、19.1%。不同类型居民的食物消费水平见表 3。

---

① 何宇纳等：《食物消费与肥胖——基于食物特点的消费者分层研究》，《中国农村观察》2008 年第 4 期；Zhang, X., Huang, J., Qiu, H., and Huang, Z., “A Consumer Segmentation Study with Regards to Genetically Modified Food in Urban China”, *Food Policy*, 35 (5) (2010), pp. 456 -462.

② 因子分析结果显示，KMO 值为 0.577，巴特利特球形度检验 p 值为 0.000，表明该数据适合进行因子分析。碎石图显示，从第 9 个变量后，特征值小于 1，且变化的趋势趋于平稳，因此因子数确定为 9。

表3　成年居民不同膳食模式食物消费水平及肥胖状况

食物类别	北京市					上海市
	膳食模式1	膳食模式2	膳食模式3	膳食模式4	膳食模式5	膳食模式
大米及制品	2.869	2.862	2.038	3.484	3.456	4.126
面粉及制品	2.472	2.452	3.157	3.589	3.316	1.715
其他粮食	2.085	2.608	3.799	1.969	2.830	1.299
薯类	2.711	2.742	1.692	3.474	2.883	2.307
干豆类	3.328	2.336	2.252	2.688	3.563	2.796
蔬菜	3.390	2.083	2.736	3.036	3.422	3.031
菌菇	1.879	1.949	2.566	1.682	3.243	2.914
水果	3.489	2.774	2.730	2.016	3.199	2.362
猪肉	3.374	2.078	2.962	3.026	3.282	4.168
牛羊肉	2.725	2.834	1.818	2.078	2.223	2.329
禽肉	2.085	2.963	1.767	2.078	2.175	3.124
牛奶及制品	3.511	2.539	2.560	1.542	2.364	2.475
蛋类	2.911	2.585	3.107	2.469	3.689	2.424
水产品	2.338	2.613	1.811	2.089	2.951	4.382
婴幼儿食品	0	0.046	0	0.191	0	1.016
小吃和民俗食品	2.469	1.995	3.509	2.729	1.451	2.118
饮料	1.603	2.014	1.453	1.313	1.563	1.395
酒精饮品	1.105	1.221	1.377	1.792	1.272	1.230
糖类	1.446	1.129	1.453	1.063	1.097	1.262
食用油	2.672	2.419	3.604	3.516	3.121	3.071
调味品	2.570	2.304	3.440	3.427	3.612	2.886
速食食品	3.866	2.899	2.943	1.703	2.180	2.400
样本量(份)	305	217	159	192	206	1237
超重率(%)	37.0	34.6	45.2	36.4	39.3	36.9
肥胖率(%)	14.1	15.2	16.4	24.5	16.0	11.8

注：上海市的食物消费水平根据北京市的五分位分类法确定的食物消费量分类边界划分。以大米及制品的消费量为例，将北京市居民日均食物消费量按照五分位计分后，确定不同消费水平对应的食物消费量的上下边界，并以此作为上海市食物消费水平的划分标准。

资料来源：2011年中国健康与营养调查。

表3显示，膳食模式1以蔬菜、水果、动物性食品为主，其食用油及调味品消费水平较低。膳食模式2与膳食模式1的主食消费模式类似，但其干豆类、蔬菜、水果及动物性食品消费水平低于膳食模式1；膳食模式2的动

物性食品消费较为均衡，水产品消费较高，而猪肉消费水平则显著低于其他组别。膳食模式 3 的主食消费以面粉制品为主，其动物性食物的消费水平相对较低，民俗食品、食用油及调味品消费水平则高于其他各组，速食食品消费水平也很高。膳食模式 4 的谷物消费水平很高，其蔬菜消费水平居中，但水果及动物性食品消费水平都很低，酒精饮料消费水平在各组中是最高的；与膳食模式 3 相同，膳食模式 4 的食用油及调味品消费水平也很高。膳食模式 5 谷物、蔬菜消费水平皆为各组中最高，其水果及动物性食物消费水平则仅次于膳食模式 1，民俗食品消费水平为各组中最低，但其食用油消费水平显著高于膳食模式 1 和膳食模式 2。总体来看，膳食模式 3 和膳食模式 4 的食物均衡程度最低，这两组均存在食用油及调味品过量问题，酒精、民俗食品消费水平也很高，水果及动物性食品消费水平则偏低；膳食模式 1、膳食模式 2、膳食模式 5 的食物消费模式相对较为均衡，但同时也存在各自的问题：膳食模式 1 的畜禽肉及水产品消费不均衡，小吃和民俗食品、速食食品消费过多；膳食模式 2 的各类食物消费水平总体偏低；膳食模式 5 则刚好相反，各类食物消费水平总体偏高。

上海市成年居民的膳食模式与北京市居民总体差别较大，在各类消费模式中，上海市成年居民的消费模式与膳食模式 1 最为相似。首先，其谷物类食品消费总量较低，且大米及制品消费水平远高于面粉及制品；其次，上海市居民动物性食品消费水平很高，且其动物性食品的消费较膳食模式 1 更为均衡，水产品及禽肉消费水平都很高；再次，上海市居民的蔬菜消费水平很高，但其水果消费水平则低于膳食模式 1；最后，其食用油及调味品消费水平略高于膳食模式 1，但速食食品消费水平则相对较低。

膳食模式的均衡状况与超重肥胖状况一致，较为均衡的膳食模式 1 和膳食模式 2，超重和肥胖率为 5 组中最低，其中，消费偏低的膳食模式 2，超重率最低，而膳食模式 1 则肥胖率最低；整体消费水平较高的膳食模式 5 超重和肥胖率在 5 组中居中；均衡程度最差的膳食模式 3 和膳食模式 4 的超重和肥胖率最高，其中，主食消费过量的膳食模式 4 肥胖率显著高于其他各组。结合居民的肥胖状况，比较不同膳食模式下各类食物的消费水平可以发现，谷物、小吃和民俗食品以及食用油、调味品消费过量，水果及动物性食品消费水平较低，是引起北京市成年居民超重肥胖的重要原因。

不同膳食模式人群的人口特征、体力活动强度、膳食知识认知水平以及家庭人均收入状况差异较大（见表4）。膳食模式4人群中男性比例最高，膳食模式2则刚好相反，女性比例最高；食物均衡程度最差的膳食模式3、膳食模式4平均年龄最大，受教育程度最低，其家庭人均收入也最低，但膳食模式3的劳动强度最低，膳食模式4的劳动强度则最高；均衡程度较高的膳食模式1和膳食模式2平均年龄最小，且受教育程度最高，膳食模式1的家庭人均收入为5组中最高，膳食模式2的家庭人均收入水平则仅次于膳食模式5。总体来看，年龄较低、受教育程度较高、家庭人均收入较高的成年居民更偏好于膳食模式1和膳食模式2，即食物消费适量且更为均衡的膳食模式。

表4　不同膳食模式人群基本特征

变量	变量解释	膳食模式1	膳食模式2	膳食模式3	膳食模式4	膳食模式5
性别	1=男;0=女	0.462	0.378	0.415	0.635	0.476
年龄	周岁	45.799	43.405	49.569	46.71	46.552
受教育程度	0=未上过学或小学未毕业;1=小学;2=初中;3=高中;4=中等技术学校或职业学校;5=大专或大学;6=硕士及以上	3.967	3.525	3.214	3.37	3.471
体力活动强度	1=极轻体力或轻体力;2=中度体力;3=重体力或极重体力	1.495	1.696	1.459	1.88	1.524
膳食知识认知水平	膳食知识问题答案分数	46.197	45.853	46.642	45.479	46.068
家庭人均收入（元）	按照2011年CPI平减	22281.8	18997.9	15761.1	16770.4	20350.4

注：“膳食知识认知水平”变量来自受访者对12个膳食知识提问答案得分的综合汇总。具体来说，12个提问中的每个提问由“极不赞同”“不赞同”“中立”“赞同”“极赞同”“不知道”6个选项构成，根据提问的正确答案将受访者对提问的回答选项转化为1~5连续有序变量，1表示认知程度最低，5则表示认知程度最高，将“不知道”选项归为1。然后，再将12个题目的得分加总，数值越高，表示其认知程度越高。该问题只针对成年居民。

资料来源：2011年中国健康与营养调查。

（二）膳食模式的选择及其对超重肥胖影响的实证分析

居民人口特征、体力活动强度、膳食知识认知水平以及家庭人均收入状况是否影响了居民的膳食模式选择，还需要基于计量经济学模型加以验证。上文分析中膳食模式4的食物均衡程度最差，因此以膳食模式4作为基准组，与其他膳食模式分别进行比较。二元Logit模型的回归结果显示（见表5），男性更偏向于选择最不均衡的膳食模式4，女性则更偏向于选择其他的膳食模式，其中女性选择膳食模式2的概率最高。相对于膳食模式2，年龄越大的居民，选择膳食模式4的概率越高；相对于膳食模式1，受教育程度越低的居民，选择膳食模式4的概率越高；相对于膳食模式3，膳食知识水平越低的人越倾向于选择膳食模式4。此外，日常体力活动强度越高、收入水平越低的成年居民选择膳食模式4的概率越大。总体来看，年龄偏大、受教育程度偏低、日常体力活动强度偏高、膳食知识认知水平偏低、家庭人均收入偏低的成年男性居民，选择膳食模式4——最不均衡的膳食模式——的概率最高。

表5　膳食模式选择的影响因素分析

变量	膳食模式1	膳食模式2	膳食模式3	膳食模式5
性别	-0.730*** (0.197)	-0.984*** (0.210)	-0.824*** (0.227)	-0.575*** (0.211)
年龄	-0.001 (0.008)	-0.022*** (0.009)	0.008 (0.009)	-0.009 (0.009)
受教育程度	0.234*** (0.078)	-0.046 (0.082)	-0.015 (0.087)	-0.045 (0.083)
体力活动强度	-0.343*** (0.111)	-0.159 (0.112)	-0.486*** (0.137)	-0.371*** (0.121)
膳食知识认知水平	0.024 (0.020)	0.018 (0.021)	0.062** (0.026)	0.026 (0.022)
家庭人均收入	0.000*** (0.000)	0.000* (0.000)	-0.000 (0.000)	0.000** (0.000)
样本量	1071			
chi2	135.571			
p值	0.000			

注：①括号内为标准差。②*，**，***分别表示参数在10%、5%、1%的水平上显著。

资料来源：2011年中国健康与营养调查。

为了了解不同膳食模式对超重肥胖的影响，本文使用不同的回归模型进行验证。表6中的OLS模型结果显示，膳食模式1和膳食模式2人群的体重指数值显著低于膳食模式4的人群；有序Logit模型结果显示，选择膳食模式1与膳食模式2有助于控制超重、肥胖趋势；二元Logit模型结果表明，选择更为均衡的膳食模式有助于降低肥胖发生率，但对于控制超重情况作用不大。正如上文所述，膳食模式3与膳食模式4对体重的影响差别不大，选择膳食模式5虽然对体重指数值影响不显著，但其肥胖发生率显著低于膳食模式4。此外，表6结果显示，性别、年龄、受教育程度都显著影响成年居民的肥胖发生率。更为具体地说，年龄越小、受教育程度越高的女性，其体重指数值越低，其超重肥胖发生率也越低。家庭人均收入、体力活动强度和膳食知识认知水平并不直接影响居民的超重肥胖发生率，而是通过影响居民的膳食选择来影响其体重。

表6　不同膳食模式对超重及肥胖的影响

因变量	OLS模型	有序Logit模型	二元Logit模型(以正常体重为基准)		
	体重指数值	体型分类	体重过轻	超重	肥胖
膳食模式1	-0.653* (0.352)	-0.366** (0.180)	-0.059 (0.597)	-0.067 (0.222)	-0.596** (0.268)
膳食模式2	-0.725* (0.374)	-0.322* (0.192)	-0.567 (0.670)	-0.118 (0.236)	-0.634** (0.284)
膳食模式3	-0.592 (0.405)	-0.183 (0.205)	0.329 (0.684)	0.242 (0.255)	-0.378 (0.314)
膳食模式5	-0.304 (0.378)	-0.269 (0.193)	-0.416 (0.703)	0.009 (0.237)	-0.528* (0.286)
性别	0.474** (0.234)	0.291** (0.119)	-0.176 (0.413)	0.362** (0.145)	0.296 (0.185)
年龄	0.028*** (0.009)	0.016*** (0.005)	-0.049** (0.019)	0.025*** (0.006)	0.004 (0.008)
受教育程度	-0.266*** (0.093)	-0.152*** (0.047)	-0.026 (0.182)	-0.068 (0.058)	-0.269*** (0.073)
体力活动强度	-0.079 (0.139)	-0.063 (0.072)	0.190 (0.228)	-0.004 (0.086)	-0.104 (0.112)

续表

因变量	OLS 模型	有序 Logit 模型	二元 Logit 模型(正常体重为基准)		
	体重指数值	体型分类	体重过轻	超重	肥胖
膳食知识认知水平	-0.038 (0.025)	-0.013 (0.013)	0.051 (0.045)	0.006 (0.016)	-0.018 (0.019)
家庭人均收入	-0.000 (0.000)	-0.000 (0.000)	0.000 (0.000)	-0.000 (0.000)	0.000 (0.000)
样本量(份)	1071	1071	1071		
F/chi2	5.318	61.296	96.520		
p 值	0.000	0.000	0.000		

注：①*，**，***分别表示参数在10%、5%、1%的水平上显著；②0~3分别表示体重过轻、正常、超重不肥胖、肥胖；③括号内为标准差。

资料来源：2011年中国健康与营养调查。

四　推动合理膳食控制超重肥胖的对策建议

随着经济社会的快速发展，中国成人超重肥胖率迅速蔓延，开始成为威胁全体国民的公共健康问题。本文基于2011年中国健康与营养调查数据的研究结果显示，北京市成年居民的平均体重指数、超重率、肥胖率均超过中国健康与营养调查样本省份均值，是中国健康与营养调查样本省份的“亚军”；低收入群体的肥胖率和中心肥胖率显著高于其他群体；谷物、食用油和酒精饮品消费量较多、动物性食品和水果消费量较少的膳食模式，更易导致超重肥胖问题；年龄偏大、受教育程度偏低、体力活动强度偏高、膳食知识认知水平较低的低收入群体选择不均衡膳食模式的概率更高，其超重肥胖的概率也更大。

北京市成年居民的超重肥胖问题远高于其他省份，因此探讨如何通过合理膳食推动北京全民健康迫在眉睫。基于本文的研究结果，相应的抑制超重及肥胖蔓延的对策建议如下。

第一，加快经济发展，提高居民收入水平。本文的研究结果显示，北京市低收入成年居民的肥胖率和中心肥胖率最为突出，表明北京市低收入居民是最易受到超重肥胖问题困扰的群体。居民收入是影响居民饮食方式、提高居民营养均衡水平的最重要手段。[①] 随着收入水平的提升，居民会减少谷物类食品消费量，增加肉类、乳制品、水产品、水果等高质量食品的消费量，改善营养结构，降低超重肥胖的发生率。

第二，强化营养知识的传播与普及，形成健康的饮食模式和饮食习惯。收入增长是改善低收入群体营养均衡状况的必需途径，但对于大多数已解决温饱问题的城乡居民来说，健康的饮食方式和文化，有助于改善营养均衡状况，促进身心健康，从根本上消除营养失衡带来的肥胖问题。因此，政府相关部门应加强营养健康教育及膳食营养知识宣传，树立居民健康意识和健康风险意识，增强其改变不健康生活方式的自觉性。

第三，对重点人群进行不同类型的营养干预。国家统计局《2014 年国民体质监测公报》显示，老年肥胖患者的比例逐年升高，超重率为 41.6%、肥胖率为 13.9%，比 2010 年分别增长了 1.8% 和 0.9%。肥胖是老年多种慢性病患病率增高的一个显著危险因素。[②] 因此，应着重研究开发适合老年人健康需求的食品，重点控制加工食品的油、盐含量，并开发营养强化食品。对老年人进行营养监测和膳食指导，科学引导老年人补充所需营养，合理膳食，提高老年人的健康水平。改善农民工的饮食条件，加强对外出就餐居民和新型城镇化地区的饮食指导，提倡文明生活和合理饮食，控制高能量、高脂肪、高盐饮食，降低营养相关疾病发生率。

---

① 郑志浩、高颖、赵殷钰：《收入增长对城镇居民食物消费模式的影响》，《经济学（季刊）》2015 年第 10 期。

② 孙怡婕、冯强、李红、张栩：《肥胖与老年人慢性疾病的相关性》，《老年医学与保健》2018 年第 12 期。

B.19
后　记

本书由中国医药卫生事业发展基金会、北京市健康促进工作委员会、首都社会经济发展研究所、北京市健康城市建设促进会、北京民力健康传播中心、北京健康城市建设研究中心等单位共同研创和组织编写完成。中国医药卫生事业发展基金会原理事长、中国城市报中国健康城市研究院名誉院长王彦峰，北京市卫生健康委员会党委书记、主任雷海潮担任编委会主任。中国城市报中国健康城市研究院院长、北京健康城市建设促进会理事长、北京健康城市建设研究中心主任王鸿春，北京市卫生健康委员会副巡视员刘泽军，中国医药卫生事业发展基金会秘书长王丹，北京民力健康传播中心理事长、北京健康城市建设促进会监事长李小峰担任编委会副主任。王鸿春、盛继洪任主编。本书的整个研创工作是由王彦峰、雷海潮、王鸿春、刘泽军和盛继洪集体策划组织实施完成的。

首都社会经济发展研究所经济处处长鹿春江、北京健康城市建设促进会副秘书长兼办公室主任范冬冬和北京健康城市建设促进会副秘书长兼宣传部主任夏吴雪做了大量的组织协调工作。

感谢社会科学文献出版社社长谢寿光先生、社会政法分社总编辑曹义恒先生在本书的策划和编辑过程中的耐心指导，以及在沟通协调方面给予的大力支持。本项目为中国社会科学院创新工程学术出版项目、北京市社会科学基金研究基地重点项目。感谢北京市社科联北京市哲学社会科学规划办公室在立项、研究过程中给予的大力支持、具体指导以及帮助。

《北京健康城市建设研究报告（2019）》编辑委员会谨代表本书全体成员，对为本书报告做出贡献、给予支持、提供帮助的各位领导、专家和同仁深表谢忱！

《北京健康城市建设研究报告（2019）》编辑委员会

2019 年 10 月于北京

Abstract

The year 2019 marks the 70th anniversary of the founding of New China, and it is also a crucial year for the final victory in building a well-off society in an all-round way. In order to carry out the healthy China strategy in-depth, the State Council issued a series of documents such as "Opinions on the Implementation of Healthy China Action". In this context, the healthy Beijing construction has entered a period of rapid development.

This book consists of seven parts: General Report, Healthy Environment, Healthy Society, Healthy Service, Healthy Culture, Healthy Industry, Healthy Population. All the reports are based on the authoritative data of relevant functional departments of Beijing, and organize the research force to carry out decision-making application research, which has strong academic theory and decision-making reference value.

The General Report focuses on the "Healthy Beijing Development and Construction Plan" during the "1035" period of Beijing, analyzes and evaluates the completion of the main tasks in the process of the healthy Beijing construction, and puts forward some countermeasures and suggestions for the complete completion of the later stage of the "Thirteen-Five" project.

By constructing the index system of water and social economy system in Beijing, the chapter of Healthy Environment analyzes and evaluates the coordinated development of water and economic society in 2017. Analyzes the status quo of garbage classification in Beijing, and puts forward some suggestions on the problems existing in garbage classification. Investigates and studies the satisfaction degree of landscape greening in the capital in 2018, and puts forward the countermeasures for the next step of landscape greening.

The chapter of Healthy Society studies the feasibility and implementation path of "integrating health into all policies" in Beijing, and puts forward policy suggestions on management system, implementation mechanism, tools and methods, priority areas and so on. This paper analyzes the problems in function orientation, service supply, professional ability and field facilities of community service and puts forward corresponding countermeasures. In view of the problems existing in philanthropy, this paper puts forward some countermeasures and suggestions to construct a healthy society.

The chapter of Healthy Service studies the status of nutrition risk screening and nutritional support therapy in hospitals in Beijing, and puts forward the path of nutrition management. Based on "Internet + sports intervention", summarizes the progress and achievements of the present stage of physical medicine integration in China and gives some thoughts. Investigates the current situation of community public service in Beijing by telephone, analyzes the shortcoming and problems of community service in Beijing from the perspective of "Shichinari" and puts forward some suggestions for improvement. By studying the health status of public health workers in Beijing, we can further improve the health standard management of employees.

The chapter of Healthy Culture uses stratified multi-stage cluster random sampling method to analyze the current health literacy level and change trend of urban and rural residents in Beijing, and draws a conclusion. By studying the relationship between traditional Chinese medicine culture and healthy Beijing, we will further promote the construction of traditional Chinese medicine culture in Beijing, and play an exemplary role for other provinces and cities.

Taking the market of Beijing as the research object, the chapter of Healthy Industry analyzes the present situation, policy effect and existing problems of the new energy automobile, and suggests to promote the sustainable development of the new energy automobile industry from the aspects of guidance, empowerment, coordination and standardization. Analyzes the development course, regeneration way, present situation of pipe network and management of reclaimed water utilization in Beijing, and puts forward some policy suggestions for the development of reclaimed water utilization industry in Beijing.

The chapter of Healthy People explores the health management mode of the integration of physical and mental health of the workers in the workplace. Analyzes the health status of the medical examination population in Beijing in 2017; Researches on the public health problem that threatens the whole people-overweight and obese adults, and puts forward the main measures to restrain the spread of overweight and obesity in adult residents of Beijing.

Keywords: Healthy Beijing; Healthy City; Healthy Action

Contents

I General Report

Abstract: In the more than two years since the implementation of the "Thirteen-Five-Year Plan for Healthy Beijing", the development environment for healthy Beijing has been continuously optimized, the policy system has been gradually improved, the social security system and system have been significantly improved, the coverage rate of old-age insurance and medical insurance for urban and rural residents has been continuously improved, and the construction of healthy Beijing has been effective. First, the "Healthy Beijing" construction work mechanism has been continuously improved; second, through the implementation of health literacy promotion action, the nationwide health promotion action, the health place construction action, the slow disease prevention and control promotion action, the mental health care action, the smokeless environment deepening action, the Chinese medicine health characteristic action, the cultivation of healthy people action to deepen; third, through the optimization of maternal health services, Infant and infant health services, adolescent health services, elderly health services, health service levels have been continuously upgraded; the fourth is through the establishment of a safe and stable food and drug environment, ecological and safe water environment, natural and beautiful garden environment, clean and clean air environment, harmonious and livable urban environment, safe and green transportation environment, healthy and friendly social environment, The efforts to build a healthy environment have been intensified. In the later period of the plan, it is necessary to summarize the experience of successful early stage creation, find the weak links, carry out the main task targets defined in the plan in a targeted way, ensure the overall realization of the plan, improve the long-term mechanism of "Healthy Beijing" construction and management, strengthen the construction of ecological civilization under the framework of the coordinated development of the Beijing-Tianjin-Hebei region, and deepen the reform of the medical and health system to promote the well-being of the people's livelihood, Adhere to the new era health and health work policy to implement the concept of big health, seize the opportunity to make up for the short board.

Keywords: Healthy Beijing; Healthy City; Healthy Environment; Green Development

Ⅱ Healthy Environment

Abstract: In 2018, the public satisfaction rate of urban landscape afforestation reached 78.02% and the satisfaction rate was higher. However, the following problems still exist: the total green space of the park is insufficient, the coverage of the 500-meter service radius of the park is not high; The ecological service function of park green space is not strong, and the biodiversity is not rich. The supporting facilities of the park are insufficient and the service management needs to be strengthened. The fine management level of park green space needs to be improved. It is suggested that "white and green" should be promoted to improve the coverage of 500-meter service radius of park green space. The construction of urban forests will focus on improving the function of urban ecological services and increasing the biodiversity. To carry out fine management and improve the management ability of urban ecological resources; We will improve policies to protect ecological resources and improve urban green development and high-quality development.

Keywords: Gardening and Greening; Public Satisfaction; Park Construction; Ecological Environment

B. 3 Current status, Problems and Suggestions of Garbage Classification in Beijing *Mei Jiawei* / 033

Abstract: The 19 th National Congress of the Communist Party of China (CPC) proposed that the construction of beautiful China, garbage classification action is to implement the new concept of development of important measures. As the capital of the first good, Beijing's experience and practice of garbage classification play an important role in the whole country. From the urgency of Beijing's garbage classification, and telephone questionnaire survey, the current Beijing garbage classification existing problems: waste classification system foundation has not been formed, market mechanism has not been formed, the lack of a strong policy support source reduction, residents habits have not been formed, demonstration film area in the establishment of the work in the system cover promotion, residents living garbage mixed-pack phenomenon coexist, express packaging one-time goods source reduction measures inadequate overall planning. By means of social governance, fiscal policy, modern science and technology, enforcement of law, inspection and assessment, legal guarantee, Beijing's practice of garbage classification should be promoted, and efforts should be made to establish a system of waste classification and reduction, train the habit of garbage classification, improve the market operation mechanism of garbage classification, form a pattern of multi-governance of garbage classification, strengthen the construction of law of garbage classification, guide the way, promote the work of garbage classification and publicity.

Keywords: Garbage Classification; Healthy Environment; Beijing

Abstract: A comprehensive analysis of the coordinated development of water and economic society in Beijing in 2017, especially from the study of the coordinated development of water and economic society in 2005 –2017, shows that the coordinated development of water and economic society in Beijing has undergone a near-V-type process from " mild maladjustment " to " slight maladjustment", and is still in an overall state of maladjustment, but the overall trend has been improving since 2010. With the development of Beijing, the contradiction between water shortage and the rapid development of economy and society will be more acute, not only to solve the problem of historical debt, but also to face the new situation and new demands. Therefore, it is suggested to adapt to the requirements of the new era and accelerate the transformation of the concept of water control; Adhere to the principle of " Si Ding" and promote the fine management of water resources.

Keywords: Water Resources; Coordination Development; Water Carrying Capacity; Beijing

Ⅲ Healthy Society

B. 5 Research on Feasibility and Implementation Path of "Integrate Health in All Policies" in Beijing

Wang Rongrong, Zhang Yuhui, Wang Xiufeng and Wang Hao / 061

Abstract: In recent years, WHO has called on all countries to attach importance to the social determinants of health and to provide organizational and technical support for the implementation of "Integrate health in all policies" strategies. As a capital city, Beijing's main health indicators have reached or come close to the level of developed countries. To promote the implementation of "Integrate health in all policies" in Beijing is to take Xi Jinping's new era of socialism with Chinese characteristics as the guide, to build a healthy and integrated policy and legal system, to promote the implementation of Beijing's urban strategic positioning, to ensure that the capacity of service and guarantee is in line with the strategic positioning of the city, and to coordinate the environment of population and resources with the strategic positioning of the city. From the international point of view, the successful implementation of "Integrate health in all policies" has the experience of constructing legal guarantee system, establishing cross-departmental governance mechanism, stable financial guarantee mechanism and leading role of health and health departments. Based on the domestic and international experience and the municipal situation in Beijing, we suggest that Beijing establish the "Integrate health in all policies" working mechanism, define the scope of "Integrate health in all policies" implementation, etc., focusing on the key issues such as organization and leadership coordination mechanism, law and regulation guarantee, health impact assessment and evaluation system, and public participation mechanism.

Keywords: Integration of Health in All Policies; Health is Preferred; Healthy Society

Abstract: Community service post is an important platform for the government to provide home service for the elderly, from the construction and operation of the situation, has achieved better social benefits, but the function of the service post needs to be further defined, service supply needs to be further strengthened, can be used for the construction of old-age post facilities seriously insufficient, pension service post professional service capacity needs to be improved, the development of the old-age service market is not sufficient, the purchasing power of home service, community service facilities for old-age-care, intelligent development of the status of the main body is not clear, service, service, service level. In the future development, it is necessary to further clarify the development orientation of the seniority service post-station; The site resources are excavated by many ways, such as dredging and retreating, investment leasing and so on. Mobilize more social forces into the construction and operation of old-age post stations; Fusion medical resources, enhance the old-age service station medical support function; Strengthen the service supervision and evaluation of the old-age service post station, and improve the service quality; Strengthen the training of talents, and continuously improve the professional level of the staff in the service industry for the aged; Speeding up information-based construction of old-age services and promoting intelligent old-age care.

Keywords: Community Pension Service Station; Home-based Elderly Care; Pension Service

Abstract: To build a healthy society, we must consider the future, children

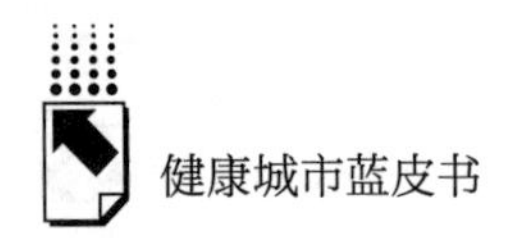

are undoubtedly the core of the future. In this respect, there are some problems as follows: due to disease-induced poverty, disease-related poverty still exists, health care improvement needs to be improved; Certain conditions are still difficult to cure because of inadequate medical skills; Illness propaganda, screening policy encouragement is insufficient, make prevention and cure is not in place, etc. At the same time, problems such as atmospheric environmental pollution and hidden safety problems still threaten the healthy growth of children. Beijing, as the first good district, should make a demonstration role in all aspects of building a healthy society, including strengthening the safety construction, improving the environment, improving the social security system, etc. , close to the starting point and the end point of promoting the well-being of people's livelihood, not only improve the livable degree, but also take into account the problem of sustainable development, and lay a solid foundation for building a healthy society in the future.

Keywords: Healthy Society; Charity; A Serious Disease of Poverty; Child

Ⅳ Healthy Service

B. 8 Clinical Outcome of Patients with Chronic Diseases: A Study of Nutrition Risk Screening and Nutrition Support Therapy

Yu Kang / 095

Abstract: By the 21st century, the use of parenteral and enteral nutrition in China has increased rapidly. On the one hand, it provides safe and effective nutritional support therapy for patients in need of nutrition. On the other hand, the problem of adaptation syndrome of nutritional support therapy is becoming more and more prominent. The data show that the diet of Sanjia Hospital in Beijing is still unable to meet the overall nutritional needs of the patients, so it is necessary to set up and promote a nutrition physician-led hospital dietary management team to provide more comprehensive and reasonable nutritional support for the patients. In order to improve the clinical outcome and improve the quality of life, it is necessary to monitor the effect of nutrition therapy dynamically and periodically, and adjust the nutrition plan accordingly, so as to make the patients get the best and most reasonable management.

Keywords: Business Risk Screening; Nutrition Support; Chronic Disease

B. 9 Practice and Thoughts on the Model of Movement Intervention Based on "Internet Plus" in Medical Body Fusion

Zhang Han, Zou Xu, An Jianghong, Wang Benyu, Yang Miaomiao and Du Bing / 101

Abstract: In recent years, the change of work-life style has made the physique and health status of urban and rural residents change obviously and become a public health problem gradually. Since the emergence of the Internet, the media, communications, retail, finance, education and other industries have had a tremendous impact, in recent years, the impact on the medical and sports sector has gradually increased. In recent years, Beijing has been committed to promoting the effective integration of medical sports under the background of the Internet. In the practice of medical integration, hospitals and sports research institutes have made good cooperation, tried in many ways, and made some progress. In view of the problems existing in social psychology, economy and personnel, it is necessary to infiltrate through network and TV information platform to teach medical sports integration to the masses. Increase the publicity of sports knowledge, let people understand the true meaning of sports; Carry out professional skills training for the staff in relevant positions, and master the knowledge of physical fitness.

Keywords: Medical Body Fusion; Exercise Intervention; Internet Plus

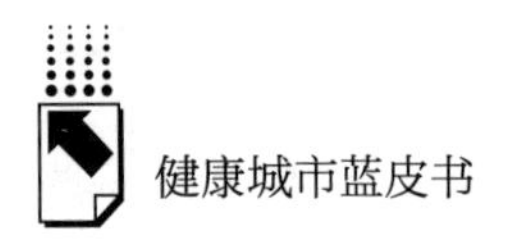

B. 10 The Present Situation, Problems and Suggestions of Community Public Service in Beijing *Mei Jiawei* / 118

Abstract: Community is an important carrier to meet the needs of residents' better life. With the development of Beijing, residents' demand for community public service is more diversified, and more strict quality requirements are put forward for community public service. More than 50% of respondents think that the community public service system should be built by the government, and about 80% of respondents think that the community management and service mainly depends on the community party committee and neighborhood committee. In recent years, the level of community public service in Beijing has improved significantly, but there are still many problems in the aspects of children's education, education, labor, medical care, old age, living and support. To do a good job of community public service in Beijing, we should not only focus on solving the outstanding problems reflected by the residents, but also make great efforts to solve the deep-seated problems that restrict the realization of children's education, education, labor, medical care, old age, living and support.

Keywords: Community Public Service; The Need for a Better Life; Healthy Beijing

B. 11 Research on Health Management and Countermeasures of Public Health Workers in Beijing

Su Ning, Zhao Fanghong, Yu Jianping, Gao Jianhua and Huang Ruogang / 136

Abstract: The health status of public health workers is closely related to the occurrence and prevalence of infectious diseases and food-borne diseases. It is necessary to strengthen the health management of these groups. Employees' health management means include health check-up, health monitoring and health intervention. At present, the problems existing in the health management of employees include the failure of medical examination institutions to carry out standard physical examination according to the requirements of law, the lack of effective supervisory measures for health examination, the inability to trace the information of medical examination, the lack of effective means of daily monitoring, and the low level of health literacy of employees. It is suggested that through formulating the technical standard of preventive health check-up for employees in Beijing, strengthening the whole supervision and information construction of preventive health check-up for employees, strengthening the daily monitoring, establishing the industrial admittance system of employees, etc., the health standard management of employees can be realized.

Keywords: Public Health; Health Management; Health Examination

V Healthy Culture

Abstract: The research group adopted stratified multi-stage cluster random sampling method, and conducted a one-to-one, face-to-face survey on the basis of the survey in 2018, and carried out data analysis in 2012. The results showed that the health literacy level of urban and rural residents in Beijing was 32.3% in 2018, up 4.3 and 7.6 percentage points respectively from 2015 (28.0%) and 2012 (24.7%). The health literacy level of urban residents increased from 29.5% in 2015 to 33.8%, and that of rural residents increased from 19.0% in 2015 to 23.3% in 2018. Both urban and rural areas increased 4.3

percentage points, but the gap remained unchanged. Among the three levels of health literacy, the level of basic knowledge and concept literacy was the highest, 47.0%, and the healthy lifestyle and behavior was the lowest, 31.7%. Health skill literacy was 39.6%. The highest level of safety first aid literacy was 69.3%, and the lowest level of basic medical literacy was 26.6%. Scientific health outlook, infectious disease prevention, chronic disease prevention and treatment and health information literacy were 63.9%, 48.9%, 38.6% and 35.0%, respectively. In general, the level of health literacy of urban and rural residents in Beijing continues to increase, but there is still a gap between urban and rural areas and three aspects and the level of six types of health problems imbalance and other issues, it is suggested that further strengthen the health education and coverage of the city, and continue to carry out health literacy improvement actions.

Keywords: Health Literacy; The Way of Life; Infectious Disease; Chronic Disease

Abstract: With the proposition of "Healthy China", Beijing, as the capital of China, had a great work on enhancing the understanding of policy of TCM, promoting the revolution of public TCR. People are more willing to try TCM compare with the whole country. Students can learn TCR culture in their school. But there are still some problems as follows: the technical of TCM needs to be promoted, less of professional people, over-misunderstanding of TCR and need more financial support. In order to promote the TCM culture in Beijing, it is necessary to improve the market of TCM, make the TCM culture more acceptable, combine the medical and recuperation and train more men for profession.

Keywords: Traditional Chinese Medicine; Culture; Healthy Beijing

Ⅵ Healthy Industry

B. 14 A Study on the Policy Effect and Industrial Development of New Energy Automobile in Beijing *He Lin* / 192

Abstract: New energy vehicle is an important part of urban green transportation. Under the policy impetus, our country new energy automobile industry develops rapidly. The main reason for the rapid growth of market purchasing intention lies in the dual guidance of policy to consumer market and enterprise R & D, and the enabling of enterprises to drive industrial technological progress. The two-stage subsidy policy of the central and Beijing municipal governments has greatly reduced the cost of new energy vehicles for consumers, so that new energy vehicles have a competitive market price with fuel-based vehicles, leading the market to buy new energy vehicles. Government subsidies in the low-range vehicle rapid downhill and to high-range vehicle tilt, guide the power battery industry to speed up technological progress, equipped with high-energy density battery models continue to market. At present, the permeability of commercial vehicles and public transport new energy vehicles in Beijing market is low, the utilization rate of charging piles is low, and the battery recovery system is not perfect. Policies should play a role in guiding, empowering, coordinating and regulating the new energy automobile industry and promote its sustainable development. In the whole vehicle consumption market, we should expand the market application of pure electric vehicles and promote the market application of hydrogen fuel cell vehicles. In charging infrastructure market, it is necessary to build and transport separation, policy support, unified standards, interconnection and interoperability; In the aspect of recycling system, we should set up professional channels, establish the accountability mechanism of retired power battery recovery, bring the owner's battery handling behavior into the credit system, establish the information sharing mechanism, and track the battery's whereabouts.

Keywords: New Energy Vehicle; Charging Pile; Battery Recovery

Abstract: Beijing's reclaimed water has been implemented since 2003, and the application of recycled water in industrial, agricultural, environmental and municipal areas has been vigorously promoted, and its facilities construction and industrialization have been increasing day by day. Beijing attaches great importance to the utilization of recycled water and its industrial development. Through laws and regulations, policy support, engineering planning and market-oriented construction and operation reform, Beijing has basically formed a macro-industrial development pattern of urban and rural co-ordination, effectively attracted social capital and specialized forces to participate in the construction of recycled water, and the renewable water industry has made great strides towards legalization, standardization and specialization. The main problems are: the regulation of industrial development needs to be improved, the relevant incentive policy is insufficient, the lack of supervision and emergency management system. Based on this, it is necessary to establish and improve the laws and regulations of local reclaimed water-related industries. Strengthening administrative enforcement and economic incentives to promote the use of recycled water; We will improve policy guidance and market incentives to strengthen the development and utilization of recycled water. Strict safety supervision and risk control of water supply enterprises to ensure the safety of reclaimed water supply.

Keywords: Beijing; Recycled Water Utilization; Water Resources

Ⅶ Healthy Population

Abstract: Workplace is the place where professional people engage in production activities, and it is also an important place for health management and promotion. Workplace health management is health productivity management, is an important way of modern health management. With the concept of physical and mental integration, the health management of staff and workers in the workplace can benefit workers, enterprises and society with remarkable results. Building typical cases of workplace health management and promotion will play a positive role in promoting workplace health in China. At present, the main problems are the lack of cognitive level, the lack of universality, the limited sources of funding, the shortage of professional health management talents, and the immature mode. Workplace health management and promotion work is a long-term system engineering, which needs government support, enterprises and institutions attention, and the extensive participation of staff and workers. Professional medical institutions or health management institutions should constantly explore the practice, comprehensive use of modern medical development of new technology, new results, through a variety of methods and means to win the support of enterprises and the recognition of workers, health promotion work from passive to active.

Keywords: Workplace; Health Care Management; Physical and Mental Integration; Occupational Groups

B. 17 Analysis on Health Status of Physical Examination Population in Beijing in 2017

Zhang Jingbo, Li Qiang and Chen Shuo / 237

Abstract: In order to analyze the testing data of the medical examination population in 2017 in Beijing, to understand the characteristics of the abnormal indexes of the medical examination population, and to provide reference materials for the health promotion work of the citizens in the capital, the research group collected the data of the health check-up population in 2017 in all the health examination institutions in the city, and collected the data of the health check-up population, divided them into groups according to sex and age, analyzed the prevalence of the main abnormal indicators, and put forward the health management suggestions. The results showed that the ten abnormal indexes of male population were abnormal in blood fat, overweight, fatty liver, thyroid nodule, reduced bone volume, elevated serum uric acid, positive blood pressure, high blood pressure, obesity, carotid plaque, and female population were breast hyperplasia, thyroid nodule, abnormal blood fat, bone loss, overweight, Helicobacter pylori positive, fatty liver, uterine myoma, high blood pressure and carotid plaque. The metabolic indexes such as overweight, obesity, abnormal lipid, fatty liver, bone loss, elevated uric acid, blood pressure and carotid plaque are the main risk factors affecting the health of women in Beijing, and breast hyperplasia and uterine myoma are the main risk factors affecting the health of women in Beijing.

Keywords: Physical Examination; Health Status; Health Risk

B. 18 Analysis Report on the Health Status of Adult Obesity Residents in Beijing

Gao Yang, Zheng Zhihao / 254

Abstract: The results of the 2011 China Health and Nutrition Survey showed that the average body mass index, overweight rate and obesity rate of the adult residents in Beijing exceeded the average of the provinces in the Chinese Health and Nutrition Survey and the "runner-up" of the provinces in the Chinese Health and Nutrition Survey. The obesity rate and central obesity rate of low-income groups were significantly higher than those of other groups. The higher consumption of grain, edible oil and alcoholic drinks, the less consumption of animal food and fruit diet patterns are more likely to lead to overweight and obesity; Low-income groups with older age, lower education level, higher physical activity intensity and lower cognitive level of dietary knowledge are more likely to choose unbalanced diet patterns, and are more likely to be overweight and obese. Raising the income level of residents, strengthening the spread and popularization of nutrition knowledge and corresponding nutritional intervention are the main measures to restrain the spread of overweight and obesity among the adult residents in Beijing.

Keywords: Kashiwade-style Expression; Superheavy Fertilizer; Healthy Beijing

皮书起源

“皮书”起源于十七、十八世纪的英国，主要指官方或社会组织正式发表的重要文件或报告，多以“白皮书”命名。在中国，“皮书”这一概念被社会广泛接受，并被成功运作、发展成为一种全新的出版形态，则源于中国社会科学院社会科学文献出版社。

皮书定义

皮书是对中国与世界发展状况和热点问题进行年度监测，以专业的角度、专家的视野和实证研究方法，针对某一领域或区域现状与发展态势展开分析和预测，具备原创性、实证性、专业性、连续性、前沿性、时效性等特点的公开出版物，由一系列权威研究报告组成。

皮书作者

皮书系列的作者以中国社会科学院、著名高校、地方社会科学院的研究人员为主，多为国内一流研究机构的权威专家学者，他们的看法和观点代表了学界对中国与世界的现实和未来最高水平的解读与分析。

皮书荣誉

皮书系列已成为社会科学文献出版社的著名图书品牌和中国社会科学院的知名学术品牌。2016 年，皮书系列正式列入“十三五”国家重点出版规划项目；2013~2019 年，重点皮书列入中国社会科学院承担的国家哲学社会科学创新工程项目；2019 年，64 种院外皮书使用“中国社会科学院创新工程学术出版项目”标识。

S 基本子库
SUB DATABASE

中国社会发展数据库（下设 12 个子库）

全面整合国内外中国社会发展研究成果，汇聚独家统计数据、深度分析报告，涉及社会、人口、政治、教育、法律等 12 个领域，为了解中国社会发展动态、跟踪社会核心热点、分析社会发展趋势提供一站式资源搜索和数据分析与挖掘服务。

中国经济发展数据库（下设 12 个子库）

基于"皮书系列"中涉及中国经济发展的研究资料构建，内容涵盖宏观经济、农业经济、工业经济、产业经济等 12 个重点经济领域，为实时掌控经济运行态势、把握经济发展规律、洞察经济形势、进行经济决策提供参考和依据。

中国行业发展数据库（下设 17 个子库）

以中国国民经济行业分类为依据，覆盖金融业、旅游、医疗卫生、交通运输、能源矿产等 100 多个行业，跟踪分析国民经济相关行业市场运行状况和政策导向，汇集行业发展前沿资讯，为投资、从业及各种经济决策提供理论基础和实践指导。

中国区域发展数据库（下设 6 个子库）

对中国特定区域内的经济、社会、文化等领域现状与发展情况进行深度分析和预测，研究层级至县及县以下行政区，涉及地区、区域经济体、城市、农村等不同维度。为地方经济社会宏观态势研究、发展经验研究、案例分析提供数据服务。

中国文化传媒数据库（下设 18 个子库）

汇聚文化传媒领域专家观点、热点资讯，梳理国内外中国文化发展相关学术研究成果、一手统计数据，涵盖文化产业、新闻传播、电影娱乐、文学艺术、群众文化等 18 个重点研究领域。为文化传媒研究提供相关数据、研究报告和综合分析服务。

世界经济与国际关系数据库（下设 6 个子库）

立足"皮书系列"世界经济、国际关系相关学术资源，整合世界经济、国际政治、世界文化与科技、全球性问题、国际组织与国际法、区域研究 6 大领域研究成果，为世界经济与国际关系研究提供全方位数据分析，为决策和形势研判提供参考。

法律声明